SCIENCE ET FOI

Alençon. — E. De Broise, imp.

SCIENCE

ET

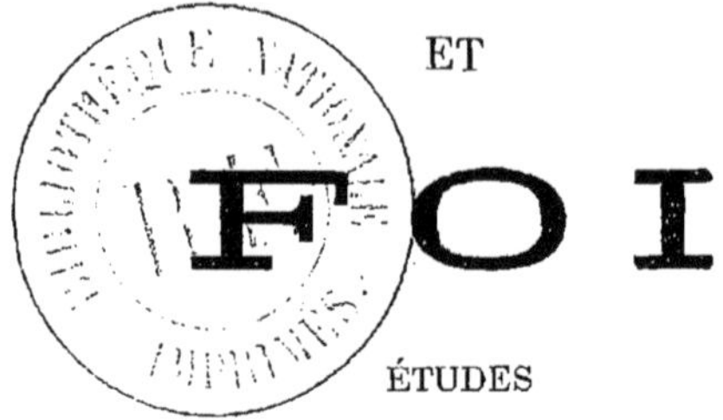

FOI

ÉTUDES

Par le Docteur DAMOISEAU

PRÉSIDENT DE LA SOCIÉTÉ LOCALE DES MÉDECINS DE L'ORNE

QUESTION DE PRIX

posée au collége médical de Saint-Barthélemy, de Londres, en 1872, avec l'assurance qu'elle ne scandalisera aucun médecin du Royaume-Uni. (*Revue médicale*, du 18 mai 1872).

« Etudier les rapports qu'il doit y avoir entre « la Religion révélée et la Science médicale. »

« *Respiratio et arteriarum motus spiritûs nomen « accipit.* » Saint-Thomas, *opus theologicum secundum*, caput IV.)

Ἀλλ' αὐτέων ὅσοι πυρὶ δημιουργεῦνται, τούτου μὴ παρεόντος, ἀεργοί εἰσι.

« Tous ceux qui travaillent à la forge sont sans « ouvrage quand le feu manque. » (Hippocrate, *de l'Art.*)

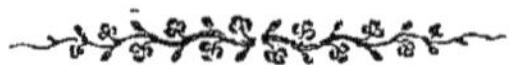

PARIS

CHEZ J.-B. BAILLIÈRE ET FILS,

Rue Hautefeuille, 19.

1873

Très-Saint Père,

Vous avez dit quelque part :

« *Fides et Ratio ab uno et eodem fonte veritatis Deo*
« *optimo maximo oriuntur, atque sibi mutuam opem*
« *ferunt.* »

C'est cette union nécessaire de la foi et de la raison qui inspirait notre Descartes lorsque, sur l'autorité des paroles de l'apôtre saint Paul, à ce sujet, il écrivait dans sa quatrième méditation :

« Et déjà il me semble que je découvre un chemin qui nous conduira de la contemplation du vrai Dieu, *dans lequel tous les trésors de la science et de la sagesse sont renfermés* (1), à la connaissance des autres choses de l'univers. »

Tant l'illustre réformateur était dès lors pleinement dans la voie de la vérité !

C'est par ce même principe que l'humble auteur de ce livre s'est trouvé conduit lui-même, et comme

(1) 4e méditation, 2e paragraphe. (St Paul, aux Colos., ch. 2, v. 3.)

à son insu, dans ses travaux de *médecine* et de *chirurgie,* depuis 1843, à ne considérer jamais le corps humain isolément, et sans le flambeau de l'Homme-Dieu qui seul le rend intelligible.

Cette précieuse lumière ne lui est pas apparue toute entière de prime abord; il y a quelques mois seulement, — la nécessité de réunir toutes ses recherches en un volume lui ayant été démontrée, — que le seul rapprochement de ces deux principes lui a fait voir le lien profond qui les unit.

Il vient donc se jeter à vos pieds, Très-Saint Père, ayant besoin d'un secours tout spécial. Obligé pour ainsi dire de marcher seul et le premier dans une voie scientifique nouvelle, mais essentiellement chrétienne, il a pu commettre bien des erreurs plus ou moins graves et involontaires, au point de vue surtout de l'orthodoxie, ne pouvant, dans ce cas tout particulier, recevoir de conseils utiles que de médecins chrétiens, savants et philosophes tout à la fois, lesquels comme vous ne l'ignorez pas, Très-Saint Père, sont aujourd'hui excessivement rares.

Il supplie donc votre Sainteté d'user d'indulgence à l'égard de ce livre tel quel, afin que dans une autre édition, s'il y a lieu, il puisse profiter des avertissements, pour l'expurger de tout ce qui ne serait pas irréprochable.

Dans ces sentiments de docilité absolue à la sainte Eglise catholique et à son auguste Chef, il s'estime infiniment heureux de pouvoir se dire, prosterné à vos pieds,

Très-Saint Père,

De votre Sainteté,

l'enfant soumis et fidèle,

H. DAMOISEAU.

Alençon, le 29 septembre 1872.

P. S. Vouloir bien prendre connaissance de la lettre au docteur CHAUFFARD, page 379; et de celle au révérend père FÉLIX, page 371.

PRÉFACE

—

Les recherches que je prends la liberté de mettre sous les yeux du lecteur ont été entreprises, poursuivies et achevées sans que je me sois douté pour ainsi dire, si ce n'est dans les dernières années et en quelque sorte dans les derniers mois, de l'étroite et nécessaire relation qu'elles ont entr'elles, et qui consiste en ce que, chacune, à sa manière, manifeste la grande et universelle doctrine de *l'Esprit* (1), dont se sont inspirés d'autre part, mes diverses allocutions, articles et correspondances.

En lisant aujourd'hui même le feuilleton du journal *l'Union médicale*, j'y trouve, dans une citation des plus intéressantes d'un travail de M. le Dr Chauffard, professeur de pathologie générale à la faculté de médecine de Paris, des considérations qui vien-

(1) Voyez, à ce sujet, un remarquable article du docteur Latour (Amédée), dans l'*Union médicale* du 1er janvier 1869.

nent pour ainsi dire d'elles-mêmes justifier ma présomption en ajoutant à cette introduction ce qui lui manquait, et cela avec une autorité qui ne saurait m'appartenir :

« Les affirmations matérialistes de la science ne sont plus destinées à demeurer ensevelies dans le domaine de la spéculation. Les physiologistes qui soutiennent que l'homme est une pure machine régie par les seules forces de la matière, que le cerveau est le substratum ou la substance et la cause réelle de l'âme, que celle-ci est un simple effet de l'organisation célébrale, que la pensée est une fonction du cerveau au même titre que la digestion est une fonction de l'estomac, ces physiologistes n'ont plus seulement pour auditoire les savants qui peuvent les juger, ils parlent à l'immense foule qui prétend s'instruire à leur voix ; ils servent ses passions et des appétits qui voudront s'assouvir. La science n'est plus libre de se considérer comme isolée et comme désintéressée des agitations qui s'emparent des sociétés humaines. Elle a sa part suprême en ces agitations ; elle les affranchit et les légitime dans leur cause, et leur désigne le but.....

« L'Allemagne demeure jusqu'à nouvel ordre préservée des dangers qui nous menacent.....

« L'homme du peuple allemand n'est ébranlé ni dans sa foi ni dans son culte, ni dans ses sentiments de discipline.

« La principale cause de ces différences est dans le caractère de l'éducation nationale.... Le grand Frédéric pouvait admettre Voltaire dans son intimité et affecter pour le génie de la raillerie une admiration empressée. Mais dans son œuvre d'organisation nationale, le souverain prussien n'était pas le disciple de Voltaire; il redevenait l'homme pratique et politique qui sait que les sentiments de discipline et de respect doivent être inculqués à l'enfant de bonne heure, et sous des formes sévères; et que la religion seule peut donner à ces sentiments nécessaires la consécration morale qui les assure et garantit leur durée; aussi, en même temps que l'école prussienne devenait obligatoire, elle demeurait soumise au ministre protestant ou au prêtre catholique; et loin de rêver comme nos démagogues du jour, une instruction laïque, l'instruction était, de par la loi, essentiellement religieuse; avec le respect et l'amour des choses divines, l'école inculquait le respect et l'amour du Souverain. Dieu et le Roi rayonnaient au fond de tous les enseignements par lesquels la Prusse créait sa puissance.....

« Si la science allemande use de sa pleine liberté vis-à-vis des grandes questions qui touchent à l'homme, à son origine, à sa fin, à sa nature; si énervée par l'expérimentation pure, elle incline à un athéisme plus ou moins avoué, elle a du moins profondément respecté les pouvoirs humains, et parmi ceux-ci, le gouvernement royal qui devait faire de la Prusse l'empire allemand..... chez nous, les savants se mettent volontiers au service des passions révolutionnaires, même alors qu'ils les méprisent. L'action de la science, loin d'être conservatrice, a miné ce qui restait de nos vieilles traditions; et elle n'a plus laissé en France: d'un côté, qu'une force matérielle affaiblie, hésitante, parfois défaillante; de l'autre, que des appétits sauvages et des utopies malsaines.....

« La science allemande n'a pas imité la science française. Elle s'est faite gouvernementale. Les universités allemandes sont devenues l'ardent foyer où ont couvé les profonds desseins de la politique prussienne.

« Si l'homme n'est que machine et le monde vivant une matière éternelle increéée, sur quoi se fonderait le droit ?..........

« Avec une telle science, comment établir la prééminence du bien et du vrai sur la puissance matérielle? Celle-ci, c'est-à-dire la force brutale, n'est-elle pas l'*ultima ratio* des choses, et les protestations de la conscience humaine ne sont-elles pas de ces formules dérisoires que la science et la politique allemandes, marchant de concert, apprennent à bafouer pour leur plus grande gloire?

« Qu'opposer au mal qui nous menace et qui a déjà produit de si déplorables résultats? « Faut-il

« frapper la liberté scientifique? » Évidemment non!.. Mais il n'est ni illibéral, ni excessif de demander à ceux qui parlent au nom de la science une réserve et une prudence que la nature même de leurs opinions devrait leur imposer..... Ne doit-on pas demeurer modeste en des affirmations dont, à son propre point de vue, on n'est pas plus l'auteur responsable, que l'organisateur de son propre cerveau?....

« Aux efforts de la science athée et matérialiste nous devons opposer une égale énergie d'action. Il faut que ceux qui repoussent une science funeste et malsaine prennent confiance dans l'action de la vérité, et qu'ils ne craignent pas de se mettre en avant pour elle.

« Il y a là de nobles et utiles travaux à poursuivre qui serviront non-seulement à la science, mais à l'ordre social lui-même. Que tous ceux qui sont aptes à cette œuvre s'y consacrent par l'enseignement et par le livre; que ceux qui reculent devant les difficultés de l'entreprise soutiennent du moins de la voix et du geste ceux qui les affrontent. Il y va de l'intérêt de la science et de leur intérêt propre. Qu'ils ne craignent pas de se compromettre; qu'ils en aient le courage: aujourd'hui, par l'esprit d'intolérance et de violence qui a pénétré jusque dans les milieux scientifiques, il faut souvent du courage pour dire tout haut que l'on repousse de la science de l'homme le caractère athée et matérialiste qui la dégrade.....

« On nous oppose l'éclat de la science allemande. Cet éclat nous trompe ; il ne nous paraît réel que parceque notre vue intellectuelle s'est affaiblie... . vous chercherez en vain un Harvey, un Bichat, un Laënnec en Allemagne..... La science française est destinée à reprendre sa vieille suprématie dans le monde, si elle sait reprendre les traditions spiritualistes, et vivifier ainsi l'immense travail accumulé par l'analyse moderne. C'est là une œuvre glorieuse à poursuivre. Elle ne ranimera pas seulement la science, elle sera bienfaisante au point de vue social, et elle fournira ainsi une preuve nouvelle que *toutes les vérités se touchent, se pénètrent, sont un échange perpétuel et nécessaire.* »

(*Correspondant*, livraison du 10 juin 1872).

Mon très-distingué confrère, le docteur Hamon, de la Rochelle, a tracé parallèlement au mien son sillon dans le même champ, sans en avoir conscience lui-même, et sans s'être douté, par exemple, de l'incomparable beauté de sa découverte obstétricale, qui n'a été comprise de prime abord, il le faut avouer, que par un médecin doublement fils d'Apollon, le docteur Fraissines, de Marseille.

Il nous reste de lui quelques vers qui demeureront comme l'expression du légitime enthousiasme d'un médecin poëte pour l'œuvre d'un médecin praticien. Ces strophes si remarquables, je les ai lues pour la première fois dans une lettre où Fraissines se plaignait amèrement de la maladie cruelle qui, comme un trait fatal (1), devait en si peu de jours briser sa carrière et sa vie. C'est en reproduisant ici l'effort désespéré que j'ai cru devoir tenter en faveur de cette découverte vraiment philanthropique que j'entre en matière sans autre préambule.

(1) Une maladie organique du cœur.

PREMIÈRE PARTIE

UNE ÈRE NOUVELLE

INAUGURÉE PAR

L'INTERVENTION DE L'ÉLÉMENT DYNAMIQUE EN OBSTÉTRIQUE

LE LEVIER, LE FORCEPS ET LE RÉTROCEPS

Allocution adressée à l'Assemblée générale annuelle des Médecins de l'Orne, le 10 août 1870.

CHERS CONFRÈRES,

Je ne puis me dispenser d'appeler ici de nouveau votre attention sur le précieux instrument du Dr Hamon, de la Rochelle.

Il règne à notre époque une telle obscurité sur le sens précis de ces mots : *Levier*, *Forceps* et *Rétroceps*, et sur la valeur relative des instruments qu'ils désignent, que pour échapper quelque peu à l'influence de notre atmosphère intellectuelle si troublée, j'ai eu l'idée d'ouvrir un dictionnaire de médecine, imprimé en 1771, au mot Forceps, et j'y ai lu cette définition:

« Mot latin, retenu en français, qui signifie pince ou « tenette; instrument de chirurgie fort connu; il y en « a de différentes sortes pour les différentes opérations « qu'on a à faire. On s'en sert pour embrasser quelque « chose et le tirer hors du corps, comme, par exemple « la tête d'un enfant mort dans le ventre de sa mère. »

Dans son traité d'accouchements, page 418, M. Jacquemier, à l'article *Levier*, s'exprime ainsi:

« Mais ne devrait-on pas après le placement de la « première branche du forceps, essayer, dans le cas où « la tête n'est pas solidement arrêtée, de la faire avan-« cer, en tirant sur le manche..... et n'appliquer la se-« conde qu'après s'être assuré que ce moyen est peu « sûr ou insuffisant?..... Car un des dangers du for-« ceps..... c'est de serrer la tête trop violemment, et de « l'extraire trop promptement, de sorte que l'enfant est « exposé à perdre la vie, et la mère à avoir le périné « déchiré; avec le levier, il n'y a pas de lésion dange-« reuse à craindre. »

Ce n'est donc pas sans raison que le Dr Marchand est venu, le 11 mars 1869, soutenir à l'Académie de Médecine, les propositions suivantes: « Depuis un siècle, « tous les instruments inventés ont été, comme le for-« ceps, des instruments de traction; la force de traction « est le seul moyen employé en France. Le forceps est « un instrument de traction pure, et pas autre chose: « il remplace la contraction utérine, tout à fait inutile, « lorsqu'il est appliqué; il substitue sa puissance à la « force naturelle qui termine le plus grand nombre des « accouchements. »

« La seconde méthode dont M. Boddaërt père, de

« Gand, a démontré le premier l'efficacité, consiste à « modifier profondément et les présentations et les po- « sitions, de manière à imiter le plus possible la mar- « che de l'accouchement normal, et à mettre les petits « diamètres de la tête en rapport avec les grands dia- « mètres du bassin. »

« Le levier placé sur un point quelconque de la tête « produit sur elle un mouvement de rotation qui a pour « axe le diamètre perpendiculaire à celui à l'extrémité « duquel le levier prend son point d'application. »

« Faut-il d'abord recourir à la traction pure, c'est-à- « dire au forceps? Est-il plus raisonnable de modifier « la présentation et la position pour rendre l'accouche- « ment spontanément possible ?

Poser ainsi la question, c'est la résoudre, alors même que l'on ne pourrait disposer que du simple levier français à une seule branche que voici, et que le Dr Letaillieur tient de son père, ancien chirurgien de l'hôpital d'Alençon ; mais à bien plus forte raison doit-on commencer par aider les efforts de la nature, quand on peut disposer du levier à deux branches associées, auxquelles le Dr Hamon, de la Rochelle, a donné le nom de Rétroceps, et qu'il y a deux ans, nous avons unanimement approuvé

Pour parler convenablement du Rétroceps, il convient surtout de raconter des faits: or, je suis aujourd'hui encore assez heureux pour en posséder deux, qui sous ce rapport, si je ne me trompe, ont quelqu'intérêt pratique.

Le 16 décembre dernier, je fus appelé à 6 heures du matin auprès de la femme X***, de Valframbert, qui est le sujet de ma troisième observation dans notre compte-rendu de 1868 (p. 34). Les eaux ont coulé en abondance depuis une heure. Il faut introduire la main toute entière pour atteindre avec l'index une partie dure que je suppose être la tête. Après deux heures de douleurs violentes et répétées régulièrement, je finis par reconnaître une présentation de la face, en position mento-iliaque droite postérieure. Mais à ce moment les douleurs cessent, et la malade est prise d'un découragement complet. Au bout d'une heure d'expectation, pendant laquelle les douleurs ne se réveillent pas, je prends le parti de chercher d'abord à venir en aide à la nature au moyen du Rétroceps.

Cet instrument s'applique avec sa facilité ordinaire, c'est-à-dire, sans que la malade en souffre plus que du simple toucher.

La femme étant placée sur le bord de sa couche à la hauteur convenable, je l'engage à arquebouter ses pieds contre la traverse du pied du lit qui me sert à moi-même de point d'appui, et toutes les 2 ou 3 minutes, j'exerce des tractions dans le sens de la résistance avec toute la vigueur de mes bras. Les douleurs spontanées ne tardent pas à se réveiller ; et toutefois à 11 heures, après 2 heures d'efforts, la tête n'était pas descendue d'une manière appréciable. Je me désespère, et j'envoie chercher l'un de nos Confrères, le Dr Letaillieur, ici présent.

En attendant je continue mes tractions auxiliatrices de chaque contraction utérine, et j'ai bientôt la satisfaction de voir approcher la face, si bien qu'à midi 1/2, juste un quart d'heure avant l'arrivée de notre Confrère, je puis extraire un énorme enfant, non moins pesant que celui d'il y a 2 ans, et dont la face noirâtre est vraiment monstrueuse. Une anse de cordon très-serrée a déterminé depuis quelques heures la strangulation. Le diamètre mento-bregmatique mesure 16 centimètres. On remarque à la partie moyenne de la branche droite du maxillaire inférieur, une division profonde de la peau au point où la cuiller du Rétroceps a pris son point d'appui sur l'os.

La femme X*** s'est rétablie aussi promptement que de son premier accouchement. Elle n'a pas été mécontente du Rétroceps ; car elle recommandait dernièrement à sa voisine, que j'assistais dans un accouchement spontané, de n'en avoir pas peur, parce que, disait-elle, « *les douleurs aidées* sont beaucoup moins pénibles que les autres. »

A côté de ce succès relatif du Rétroceps, il me paraît convenable de placer un cas d'insuccès complet du même instrument.

Le 4 juin dernier, je suis appelé au village de Rance, en Saint-Denis-sur-Sarthon, auprès d'une femme Poupard, mère d'un enfant vivant, extrait par le Forceps, et de deux autres qui sont morts pendant leur extraction par le même moyen.

La sage-femme du lieu, présente aux accouchements précédents, me raconte l'histoire dramatique des difficultés que rencontre l'application du Forceps au détroit supérieur pour saisir la tête qui est arqueboutée sur le pubis et lui faire franchir ensuite l'angustie pelvienne.

J'envoie immédiatement chercher mon honorable Confrère, le Dr Triboul, mais on ne tarde par à venir m'annoncer qu'il vient de partir pour Alençon, et que l'on ne pouvait préciser l'heure de son retour. Les douleurs de la femme étant très-violentes, je suis obligé de céder aux instances de la famille, et d'assumer sur moi seul la responsabilité de l'opération.

J'ai une telle confiance dans le Rétroceps que bien qu'il ne fût pas indiqué et qu'au contraire la position de la tête en fût une contre-indication formelle, comme son introduction et sa manœuvre sont entièrement inoffensives, je crus devoir faire courir cette chance heureuse à la malade.

Ainsi que je l'avais trop bien prévu, l'action du Rétroceps, loin d'abaisser la tête en la fléchissant comme il fait d'ordinaire, la poussa en avant du pubis ; je fus donc obligé de recourir au Forceps, dont je me plais à reconnaître ici d'ailleurs les bons services qu'il m'a rendus depuis 25 ans.

L'application en fut d'abord plus facile que je ne l'avais pensé ; mais au moment des tractions, je reconnus bien vite que la tête n'était pas saisie convenablement. Je dus pratiquer quelques manœuvres assez douloureuses d'ailleurs. La tête fut enfin embrassée complètement par les cuillers, il me fallut alors déployer toute la puissance musculaire dont je suis capable pour les tractions, et je ne tardai pas à entendre un bruit semblable à celui des os du crâne qui se brisent. A partir de ce moment, l'enfant vint sans difficulté, mais il présentait une dépression assez profonde dans la région frontale et ne donna aucun signe de vie.

Un instrument qui, comme le Rétroceps, n'agit qu'en venant en aide aux efforts de la nature, sans se substituer à elle, et qui par ce principe même qui constitue sa raison d'être, est constamment inoffensif, quoique très-efficace, entre les mains les plus inexpérimentées, est tellement utile à l'humanité, qu'il met celui qui le connaît dans l'obligation morale de faire tous ses efforts pour en répandre partout le bienfaisant usage (1).

(1) Auxiliaire inoffensif de la nature avant tout, le Rétroceps peut encore, dans la plupart des cas, remplacer avec avantage nos meil-

Et voilà pourquoi, il y a deux ans, je considérai comme un devoir de porter ces faits à la connaissance de M. le Préfet, en mettant sous ses yeux les originaux des douze épîtres qui avaient été imprimées dans notre compte-rendu pour en envoyer à Son Exc. le Ministre de l'Instruction publique les copies collationnées et légalisées avec la lettre suivante :

Alençon, le 15 novembre 1869.

« Monsieur le Ministre,

« Les laboratoires de recherches que vous venez de faire décréter pour nos écoles, témoignent de l'importance que vous attachez aux découvertes scientifiques ; mais l'histoire nous apprend, vous le savez mieux que moi, que s'il est difficile de faire une découverte réelle, il ne l'est guère moins de la vulgariser, et que la difficulté est alors exactement proportionnelle à son importance.

« Ayant eu récemment la bonne fortune, comme Président de la Société des médecins de l'Orne et du Congrès médical départemental qui y est annexé, de mettre la main sur une de ces inventions destinées à faire époque dans les annales de la médecine, je considère comme un devoir d'en adresser un rapport à votre Excellence.

« Je n'hésite point, en présence de l'immense importance d'un tel bienfait, à vous préciser en deux mots de quoi il s'agit. La mortalité si considérable qui frappe

leurs Forceps, quand la tête de l'enfant *doit être extraite avec violence;* il a en plus sur ce dernier instrument l'avantage de pouvoir s'appliquer à l'extrémité pelvienne, mais les deux larges doigts d'acier qui le constituent n'agissent comme moyen de préhension que *lorsque le pubis leur fait l'effet du pouce dans la main.*

les malheureuses mères en travail et les enfants naissants, est un problême qui dans tous les siècles a vivement sollicité le génie inventif des médecins philanthropes. C'est à l'anglais Chamberlaine au XVIIe siècle que revient l'honneur d'avoir le premier porté dans ce cas un secours efficace à la nature, au moyen d'une sorte de large pince en forme de tenaille, appelé Forceps, qui saisissant la tête enclavée dans le canal osseux du bassin, l'extrait avec violence, de la même manière que le dentiste arrache avec son davier la dent cariée de son alvéole.

« Il y avait là un progrès réel auquel doivent leur salut un grand nombre de mères et d'enfants, et qui, exploité secrètement pendant un siècle, a donné de gros bénéfices à ses possesseurs égoïstes; mais on comprend à merveille que saisir entre les mors d'une tenaille en fer la tête de l'enfant, et l'extraire par force du sein maternel est une opération qui doit avoir et a réellement ses dangers, et à laquelle un médecin prudent ne se résout en définitive que lorsque l'impuissance des efforts de la nature est parfaitement constatée.

« Frappé de ces graves inconvénients, le Dr Hamon, de la Rochelle, a eu la pensée de venir au secours de la nature en temps opportun, et alors qu'elle ne s'est pas épuisée en efforts superflus; et c'est ce qu'il a exécuté avec un levier simple ou double, qui favorise mécaniquement le mouvement de rotation que la tête de l'enfant accomplit, quand elle est naturellement expulsée.

Son instrument, qu'il a appelé Rétroceps (*retro capio*, je saisis en arrière), est une véritable main mécanique toute d'acier, qui saisit la tête sans la comprimer et sans mettre obstacle à ses mouvements spontanés.

Il est ainsi parvenu, en n'imposant aucune douleur de

plus à la mère, et sans comprimer la tête de l'enfant, à ajouter la force de ses bras à la force insuffisante du muscle utérin, sans entraver en quoi que ce soit d'ailleurs, le salutaire mécanisme de l'accouchement naturel.

« Pour me démontrer l'efficacité de son instrument, le Dr Hamon me mit sous les yeux, il y a 18 mois, un grand nombre de lettres de remerciement, qui lui ont été adressées par les praticiens qui en font usage.

« Chose remarquable, ces médecins qui ne se connaissent pas et sont dispersés sur la surface du monde entier, s'accordent tous dans les louanges qu'ils adressent au Rétroceps; bien plus, il en est dont la reconnaissance s'élève jusqu'à l'enthousiasme poétique.

« Voulant constater par moi-même ces résultats, je me suis procuré le nouvel instrument, et dans le cours d'une année j'ai eu quatre fois l'occasion de le mettre à l'épreuve dans des cas difficiles, et de vérifier complètement tout ce qu'on m'en avait annoncé.

« Plusieurs de nos Confrères du département ayant suivi mon exemple, après la démonstration que M. Hamon nous donna de son instrument, au Congrès d'Argentan en 1867, n'ont pas été moins heureux; et c'est pourquoi ce médecin distingué, à l'occasion de notre avant-dernière assemblée, a été l'objet parmi nous d'une véritable ovation confraternelle, dont le Dr Delaporte, membre correspondant de l'Académie de médecine, et notre doyen d'âge, s'est fait le chaleureux interprète.

« Tels sont, monsieur le Ministre, les résultats que j'ai l'honneur de transmettre à votre Excellence.

RÉPONSE DE M. LE MINISTRE

« Monsieur,

« Vous m'avez fait l'honneur de m'entretenir au mois de septembre dernier d'un nouvel instrument d'obstétrique désigné par M. le Dr Hamon, son inventeur, sous le nom de Rétroceps. Vous exprimez le désir de voir signaler cet appareil à l'attention des hommes de l'art.

« D'après les rapports que j'ai demandés, et qui viennent de m'être adressés, j'ai reconnu qu'il ne m'était pas possible de concourir au but que vous vous proposez. C'est ordinairement à l'Académie impériale de médecine que sont soumises les communications de ce genre. Il appartient à l'auteur du Rétroceps et aux personnes qui prennent intérêt à son œuvre d'apprécier l'opportunité d'un appel direct au jugement de ce corps savant.

« Recevez, Monsieur, l'assurance de ma considération très-distinguée.

« *Le Ministre de l'Instruction publique,*

« V. Duruy. »

En présence de cette réponse, je n'hésitai pas à prendre sur moi de suivre l'indication qui m'était donnée d'en haut, et de m'adresser directement à M. le Président de l'Académie de médecine en ces termes :

« Monsieur le Président,

« Ayant eu occasion, comme Président de l'Association médicale de l'Orne, ainsi que du Congrès départemental qui y est annexé, de prendre connaissance d'une découverte obstétricale du plus haut intérêt pour l'humanité, je m'étais adressé à M. le Ministre de l'Instruction publique, pour le prier de la mettre sous les yeux des savants spéciaux qu'elle concerne, et j'ai reçu dernièrement de Son Excellence une réponse par laquelle il me renvoie devant vous.

« Permettez-moi tout d'abord de me justifier de cette démarche qui, au premier abord, pourrait sembler peu régulière.

« Personne n'est plus que moi persuadé que l'Académie de médecine ne soit aujourd'hui le tribunal suprême de la science médicale. Toutefois, M. le Président, cette juridiction ne saurait embrasser que les points douteux, et dont la vérification est encore à faire ; mais il est possible qu'une méthode thérapeutique propagée dans les journaux soit mise à l'épreuve par les praticiens amis du progrès, et que les résultats qu'elle donne toujours et partout, constituent une démonstration victorieuse et définitive, et que par le suffrage universel de l'expérience, elle échappe au suffrage privé des élus de nos sociétés savantes.

« Tel est précisément le cas du Rétroceps, qui reçu partout avec enthoûsiasme, ainsi que le témoignent un grand nombre de lettres que j'ai eues sous les yeux, a été discuté au Congrès départemental d'Argentan en 1867, expérimenté par plusieurs d'entre nous pendant les années 1867 et 1868, et enfin unanimement approuvé au Congrès départemental tenu à Alençon le 5 août 1868.

« Je ne crains pas de l'avancer ici, jamais peut-être découverte médicale ne s'est présentée avec un tel caractère d'irréfragable certitude, la vérité seule partout et toujours conforme à elle-même étant capable de produire l'accord unanime d'observateurs inconnus les uns aux autres, et répandus sur la surface du monde entier.

« J'ose donc espérer, M. le Président, que vous ne refuserez pas la publicité académique à la communication que j'ai l'honneur de vous faire, d'où dépend la vie d'un nombre incalculable de personnes.

« Cette question est d'ailleurs pleine d'actualité. La lecture faite le 11 mai dernier par le Dr Marchand, qui est un remarquable parallèle entre les effets du Forceps et ceux du levier, est une introduction naturelle à la théorie du Rétroceps, qui n'est au fond qu'un double levier perfectionné en forme de main de fer à deux longs doigts recourbés et mobiles, et qui permet de réunir ensemble les avantages du levier, et ceux du Forceps, sans altérer d'ailleurs en rien le mécanisme fondamental et si salutaire de l'accouchement spontané.

« Dans cet espoir, je suis, etc.

« H. D. »

Alençon, 15 mai 1869.

Nota. — Voyez dans le journal de médecine, de chirurgie et de pharmacologie de Bruxelles, août, septembre, octobre et décembre 1869, un très-remarquable mémoire intitulé : *La Vérité* sur le Rétroceps, par le docteur Phelippeaux (de St-Savinien).

LETTRES DE REMERCIEMENT

Adressées au docteur Hamon, à l'occasion de son Rétroceps.

I.

Hethuysen (Pays-Bas), 13 novembre 1867.

MONSIEUR LE DOCTEUR,

Grâce à la douane qui a retenu le paquet, je n'ai reçu qu'hier votre instrument si admirablement ingénieux, d'un mécanisme si simple, mais si bien raisonné, et qui élimine tout d'abord la grande difficulté que présente l'emploi de la formidable pince que nous appelons Forceps : je veux parler de son articulation qui semble à dessein conçue pour la rendre aussi difficile que possible. Aussi, toutes les fois que j'ai été dans la nécessité de m'en servir, c'est avec une véritable horreur que j'ai introduit dans les parties pour arracher par la force brutale, pour ainsi dire, un organe si tendre qu'une tête d'enfant, cette masse de fer bien capable d'effrayer celui qui n'est pas encore passé maître dans l'art de la manier, je ne dirai pas d'une manière inoffensive, mais seulement froidement. N'en ai-je pas vu qui employaient toute la force de leurs deux bras pour faire converger les deux branches du forceps et pouvoir l'articuler ?

Et la tête de l'enfant, me disais-je ? Ne faut-il pas

qu'elle soit écrasée? Aussi c'était avec la plus grande répugnance que j'exerçais l'art obstétrical ; tant je redoutais les moments d'appliquer le redoutable engin !

Enfin, grâce à Dieu et à vous, M. le docteur, la scène a changé, et me voici en possession d'un instrument raisonnable qui agit comme Mère-Nature, c'est-à-dire en poussant *a tergo, et non comme le forceps, en tirant par devant* (1), d'un instrument dont chacun qui l'aura vu sera convaincu qu'il doit être et facile à appliquer et surtout (et c'est là un de ses plus grands mérites), excessivement facile à articuler.

Je n'ai que des paroles pour vous remercier, Monsieur le Docteur, et encore dans une langue qui ne m'est pas très-familière ; de sorte que je ne saurais vous exprimer tout ce que je ressens. Mais j'espère que Dieu me permettra de sauver la vie de beaucoup d'enfants, qui devront la vie alors à votre Rétroceps, dont je me servirai dorénavant uniquement, et qu'ainsi vous pourrez vous dire, avec une juste fierté et la satisfaction d'un homme de bien, que vous avez bien mérité de l'humanité jusque dans les coins les plus reculés de l'Europe. Et s'il est vrai, comme vous dites si bien, dans l'une de vos brochures, que le médecin de campagne surtout, pour prix de ses grandes fatigues, de ses pérégrinations par la boue et la neige, quelquefois de ses inexprimables angoisses, étant seul et toujours seul devant les cas les plus formidables, n'ayant personne à qui il puisse se confier, ou qui le comprendrait ; s'il est vrai, dis-je, qu'il est le plus souvent payé d'ingratitude, et que le plus léger insuccès lui est compté comme une lourde faute, la pensée d'avoir inventé un instrument

(1) Tout est là.

comme le Rétroceps, la pensée des vies qu'il sauve tous les jours vous sera, me semble-t-il, une grande consolation, ainsi que la pensée que tout homme de bien qui peut en juger, vous saluera et respectera comme véritable bienfaiteur de l'humanité, comme savant judicieux, bienveillant et non intéressé.

Je vous remercie aussi, Monsieur le docteur, de la bonté que vous avez eue d'ajouter les brochures qu'en vérité je n'ai pas encore eu le temps de parcourir, mais dont le titre et l'auteur me promettent assez une agréable et abondante moisson d'idées nouvelles et utiles, dont, le cas échéant, je me servirai certainement, en pensant à vous, Monsieur le docteur, dont je suis à la vie l'obligé et dévoué serviteur,

Docteur L. O...

II.

Lyon.

MON CHER CONFRÈRE,

Lorsque je vous engageais avant-hier à faire un petit voyage à Lyon, ce n'était là qu'une aspiration de l'amitié et un désir de faire une connaissance plus intime avec un confrère aussi sympathique...

....

... J'ai en revanche assez de sympathies ici pour être assuré que je pourrais vous ménager une *véritable ovation* (sic).

Veuillez donc, mon cher ami, réfléchir à cette pensée, et vous me combleriez en donnant satisfaction à la fois aux désirs de l'amitié, et en m'aidant à travailler à notre œuvre commune.

Votre tout dévoué Confrère,

Docteur C...

III.

Mollans, 30 avril 1868.

Après avoir raconté une application des plus faciles et des plus heureuses du Rétroceps, au détroit supérieur, le docteur X... continue ainsi :

... Ah ! merci, cher confrère ; de combien de transes vous délivrez les pauvres praticiens comme moi, en remplaçant leur vieille ferraille par votre Rétroceps ! L'humanité, la science vous doivent beaucoup, et vous avez bien mérité de l'une et de l'autre.

... Adieu, cher confrère, encore une fois merci de votre ingénieux instrument... Le cœur ne me battra plus quand on m'aura appelé pour un accouchement... J'y courrai comme à un dîner.

Votre très-humble et très-dévoué,

Docteur C...

IV.

Colombières, 14 octobre 18 .

Monsieur et cher Confrère,

Depuis ma dernière lettre j'ai eu recours deux fois au Rétroceps, et deux fois avec un succès complet. Chaque fois j'avais une femme pour laquelle on avait eu recours à l'engin classique ; l'une et l'autre se sont félicitées de l'emploi du Rétroceps.

M. D*** accoucheur justement renommé a remarqué, sans que j'eusse provoqué ses observations que, si j'avais été un peu plus longtemps à obtenir l'enfant, les souffrances consécutives de la mère avaient été nulles, ce qui n'avait pas eu lieu la première fois. La mère observa surtout que son second enfant, beaucoup plus gros que le premier, ne portait aucune empreinte des fers, tandis que l'aîné offrait des traces profondes de l'action du Forceps.

..... Je crois devoir faire honneur à l'heureuse courbure du Rétroceps de l'absence de toute trace des cuillers sur la tête du gros nouveau-né.

Tout à vous de cœur,

Docteur D...

V.

Pauillac, 19 décembre 1866.

MONSIEUR ET TRÈS-HONORÉ CONFRÈRE,

Je m'empresse de vous faire part du premier usage que j'ai fait de votre excellent instrument. Hier j'ai été appelé dans une commune voisine pour délivrer une jeune femme primipare, qui depuis 24 heures n'éprouvait plus de douleurs expulsives. La prostration était extrême, et les accidents antérieurs faisaient craindre une fâcheuse terminaison. En arrivant au domicile de cette femme, je trouvai la sage-femme démoralisée et la femme très-inquiète. La tête de l'enfant était au détroit inférieur, assez volumineuse, les parties sexuelles étroites ; je me mis immédiatement à l'œuvre. Dans cinq minutes tout était terminé. J'ai donc pu apprécier la grande facilité qu'offre l'emploi de votre Rétroceps, et comprendre parfaitement son mécanisme et son action comme moyen de traction.

Je vous avoue que je m'étais muni par précaution de mon Forceps, mais je crois que dorénavant je le laisserai à l'arsenal comme une antiquité hors de service.

Par malheur, mon fils, obligé de faire une course pour un cas pressant dans une autre direction, n'a pas pu, à son grand regret, assister à ce premier essai ; mais il est parfaitement édifié sur la grande valeur obstétricale de votre très-ingénieux Rétroceps, pour lequel vous mériteriez bien certainement *une récompense nationale*, qui serait bien mieux appliquée qu'elles ne le sont bien souvent.

Encore merci mille fois de votre beau cadeau, et croyez à la vive sympathie de votre tout dévoué Confrère,

Docteur L. G...

VI.

Quintin, 17 août 1866.

Bien cher Confrère,

. . . .

... La première fois qu'en présence du sujet souffrant je me vis en main ce gentil outil, de la grandeur d'un ophtalmostat, je le sentis si léger en comparaison de son collègue, si souvent manié et d'un poids si disproportionné, que je me pris à sourire, non de pitié, mais d'aise et de plaisir à la fois. L'introduire fut un jeu ; l'articuler fut l'affaire d'un instant, et quelle fut ma joie de sentir la tête obéir à la moindre traction, au lieu de ces efforts accoutumés pour l'habituel serre-tête !

Recevez, cher et digne Confrère, avec l'expression de ma vive reconnaissance la nouvelle assurance de mes sentiments les plus affectifs,

Docteur C...

VII.

Lyon, 18 octobre 1867.

MON CHER CONFRÈRE,

J'ai présenté hier votre Rétroceps à la Société des sciences médicales qui tenait sa séance de rentrée. Une discussion intéressante s'est engagée à la suite de cette communication. Votre instrument a été généralement approuvé.....

Agréez, cher Confrère, l'assurance de mes sentiments affectueux,

Docteur D...

VIII.

La Ferté-Macé, 14 août 1868,

Je vous envoie 14 observations. Vous en ferez tout ce que vous voudrez. Votre Rétroceps est si commode et si inoffensif pour la mère et l'enfant que je l'emploie toutes les fois que le travail ne marche pas promptement ......

Agréez, je vous prie, mes salutations confraternelles,

Docteur L...

IX.

Paris, 8 février 1868.

Monsieur et honoré Confrère,

.... J'ai eu l'occasion d'employer récemment dans deux cas votre Rétroceps ; et bien que ces cas fussent simples, j'ai trouvé qu'ils méritaient d'être signalés.....
Mon petit article est très-louangeux, parce que j'ai été très-satisfait de l'essai comparatif.

J'ai fait aussi un bon nombre d'applications sur le mannequin..... et l'avantage reste toujours au Rétroceps....

Recevez, cher et très-honoré Confrère, mes félicitations et mes salutations très-cordiales,

Docteur L. M...

X.

Paris, 21 avril 1867.

Mon cher Confrère,

Ce n'est que la semaine dernière que j'ai eu enfin l'occasion de me servir de votre instrument chez une femme primipare, pour arrêt complet des contractions. L'enfant était volumineux, la tête en occipito-iliaque gauche. J'ai enfin employé votre Rétroceps, et je tiens à vous dire combien j'ai été satisfait de son emploi......

J'ai extrait facilement *d'une main*, *sans effort*, et je dirai presque comme un maître ou un disciple de l'illustre Bilboquet à qui on demandait : « — Arrachez-vous les dents? » « Moi! les arracher?... je les cueille ! »

Somme toute, j'ai été charmé de mon essai, et je tiens,

quoique vous soyez, je pense, blasé sur ces témoignages, à vous dire combien votre instrument me paraît utile, et à vous témoigner le cas que j'en fais.

Recevez, cher Confrère, l'assurance de mes sentiments confraternels,

Docteur P...

XI.

Wailly-sur-Aisne, 9 août 1867.

Très-honoré Confrère,

.... La chose qui m'a le plus frappé, c'est la solidité de l'application du Rétroceps. Il semble que l'instrument fait partie d'un même tout avec l'enfant. Suivant votre précepte, je me suis fort peu préoccupé de placer les branches parallèlement, et les choses ont marché à souhait.....

Agréez, très-honoré Confrère, avec ma reconnaissance, le témoignage de ma sincère *admiration* (sic),

Docteur B...

XII.

Terminons par l'ODE à L. HAMON

d'un confrère de Marseille.

Le génie est en Dieu, c'est de lui qu'il émane,
Étincelle aux vivants rayons;
Il visite le pauvre au seuil de sa cabane,
Et tu le vis, Hamon, comme l'ange qui plane,
Dans les célestes régions.
La femme doit souffrir lorsqu'elle devient mère,

Dieu le dit au commencement ;
Mais pour toi, mon ami, ce n'est qu'une chimère ;
Et tu sais éloigner cette douleur amère
A l'aide de ton instrument.
Inventeur plus heureux que ne fut Galilée,
Relevant l'art contemporain (1),
Les siècles à venir feront ton mausolée,
Et ta statue, illustre alors, sera coulée,
Tenant un Rétroceps en main.

Docteur F... (2).

(1) Fraissines a raison : il n'y a pas d'art possible sans la notion correspondante de la nature qu'il faut aider, en l'imitant. Or, l'admirable découverte *des lunettes* par Galilée, il y a trois siècles, a eu pour effet direct, en cantonnant l'esprit des observateurs dans le champ phénoménal d'un seul sens, celui de la vue, de jeter un voile épais sur la nature, une première fois à l'époque dite de la Renaissance par l'abus du *télescope*, et une seconde fois, de nos jours, par l'abus correspondant et plus dégradant encore du *microscope*.

Une science prétendue a décoré cette manière commode et trop facile de *découvrir la vérité avec des instruments d'optique*, du nom fastueux de *philosophie naturelle*, ce qui au fond n'est que le sensualisme et le paganisme antiques ressuscités et considérablement augmentés.

Le merveilleux instrument du docteur Hamon qui nous donne le moyen de secourir directement la femme en travail, en ajoutant tout simplement la force de nos bras à la force du muscle utérin, sans déranger d'ailleurs le plan de l'action physiologique, produit un effet tout contraire à celui qui est résulté de la découverte de Galilée : il relève directement l'art contemporain en nous permettant d'aider immédiatement la nature dans son acte le plus solennel.

(2) « Fraissines se reposait de ses soucis médicaux en cultivant, par « des travaux littéraires, cet esprit si fin, si spontané que nous lui « connaissions. Mais ce n'était qu'ajouter une fatigue à une autre. « Cette surexcitation à laquelle se soumettait tour-à-tour le littérateur « et le médecin, est devenue le germe de la maladie qui a entraîné « Fraissines au tombeau ; l'ouvrier est mort de son labeur. » Extrait du compte-rendu de la société locale des Bouches-du-Rhône, par le docteur Olive, secrétaire. (Nov. 1868.)

(*Extrait de la Gazette des Hôpitaux du 12 janvier* 1869)

CLINIQUE MÉDICALE DE LA FACULTÉ

—

HOPITAL DE LA PITIÉ. — M. PETER

DE LA PLEURÉSIE

Valeur diagnostique, pronostique et thérapeutique des courbes de Damoiseau.

(Leçon recueillie et rédigée par le docteur XAVIET GOURAUD, chef de clinique adjoint de la Faculté.)

Cette leçon sera entièrement consacrée à l'histoire clinique d'un malade atteint de pleurésie, et j'espère, à ce sujet, vous faire voir l'utilité pratique d'un signe découvert par Damoiseau et qu'on n'a pas suffisamment utilisé, au triple point de vue du diagnostic, du pronostic et du traitement.

Au n° 41 de notre salle Saint-Paul se trouve un homme, âgé de 34 ans, maigre, pâle, et d'une assez médiocre constitution : il n'a aucun antécédent fâcheux, et paraît n'avoir jamais été sérieusement malade. Il y a huit jours, il fut pris de frisson en rentrant chez lui : ce frisson n'avait rien de l'éclat ni de l'intensité qui caractérisent le frisson initial d'une phlegmasie parenchymateuse ; c'était plutôt une horripilation avec sentiment de froid. Bientôt après, il ressentit une douleur dans le côté droit de la poitrine, puis une gêne assez marquée de la respiration et un besoin irrésistible de tousser; cette gêne était notablement augmentée par la douleur, laquelle s'exaspérait au moment des quintes de toux; le malade était couché sur le dos et ne pouvait garder aucune autre position.

Voilà déjà quelques signes qui permettent de soupçonner l'affection dont cet homme est atteint; ces signes nous sont fournis par le mode de l'invasion. Dans la pneumonie, en effet, le frisson est éclatant et violent; la douleur tardive et profonde n'est que faiblement accusée par les malades. Dans la pleurésie, au contraire, le frisson est modéré, et la douleur prompte à se manifester est extrêmement aiguë, ainsi qu'il est arrivé chez notre malade. L'époque d'apparition de la douleur et son acuité aussi bien que le degré d'intensité du frisson, tels sont les points de repère dans le diagnostic de la pneumonie et de la pleurésie au début. De plus, la matité occupait en totalité le deux tiers inférieurs de la gouttière costo-vertébrale droite. Nous voici donc déjà, même sans le secours de l'auscultation, plus avancés que les anciens, pour lesquels *douleur pleurétique* voulait simplement dire « douleur de côté », et qui désignaient sous le nom de *pleurésie* toute maladie « avec point de côté ». Y avait-il expectoration, c'était la pleurésie *humide;* l'expectoration manquait-elle, c'était une pleurésie *sèche*, c'est-à-dire, en réalité, la véritable pleurésie. Ces mots de pleurésie sèche et humide ont reçu de nos jours une toute autre acception.

Poursuivons notre diagnostic. Le lendemain de son entrée, le malade avait une fièvre intense, la peau chaude, et la température s'était élevée à 40° dans l'aisselle. L'auscultation révélait, vers la base du côté droit, une crépitation très-évidente qui remontait vers la partie moyenne de ce côté de la poitrine, un bruit de souffle sans rudesse au-dessous du point où se percevait la crépitation, et un retentissement de la voix qui se rapprochait plus de la bronchophonie que de l'égophonie. Vous le voyez, Messieurs, deux nouveaux signes militaient en faveur d'une pneumonie, à savoir la crépitation et l'élévation marquée de la température, Wunderlich n'ayant presque jamais vu, dans la pleurésie, la température s'élever au delà de 39°. Le lendemain, néanmoins, malgré la persistance de la crépitation, et la température constatée la veille, vous m'avez vu maintenir mon diagnostic : l'expectoration était en effet, uniquement spumeuse et sans coloration spéciale, et il me paraissait impossible qu'une pneumonie aussi étendue que l'aurait dû faire supposer la matité constatée, pût exister sans donner lieu à l'expectoration caractéristique que vous connaissez.

Mais ce qui donnait au diagnostic un haut degré de certitude, c'était la forme toute spéciale, et pour ainsi dire géométrique, de la *ligne de contour de la matité.* En effet, la matité ne siégeait pas seulement aux points les plus déclives de la région dorsale, elle était limitée par une ligne courbe à convexité supérieure. Eh bien ! ce signe, à lui seul, voulait dire « épanchement dans la plèvre et épanchement d'une certaine nature », ainsi que vous l'allez voir.

Arrêtons-nous un instant sur ce signe découvert en 1843 par un élève très-distingué du professeur Piorry, le docteur Damoiseau. Il y a là un problème clinique sur lequel il est bon d'arrêter un peu votre attention.

La courbe de cette matité est de l'ordre des sections coniques ; c'est celle qu'on obtiendrait en faisant passer *obliquement* un plan sécant à travers la cavité du thorax.

Or, rien n'est plus facile que de concevoir comment la matité d'un épanchement, et d'un épanchement d'une certaine nature, est précisément limitée par une semblable courbe.

Ayez, je vous prie, présentes à l'esprit ces données : la position du malade sur le plan incliné du lit, la forme du thorax, la présence d'un épanchement dans la cavité pleurale, la nature de cet épanchement et l'action de la pesanteur, et vous aurez tous les éléments de solution du problème de séméiotique dont je veux vous donner l'explication.

Si le malade était *horizontalement* couché *sur le dos*, le liquide, obéissant à la pesanteur, se réunirait dans *toute l'étendue* de la gouttière costo-vertébrale, qui est la partie la plus déclive du dos ; mais comme le malade est couché sur un plan incliné, le liquide se masse à la partie inférieure de cette gouttière. Voilà un premier fait tout physique, et où n'intervient que la pesanteur.

En voici un autre, physique et physiologique à la fois, dans lequel va intervenir la NATURE du *liquide épanché*. C'est pour n'avoir tenu aucun compte de la nature du liquide exsudé, que Damoiseau n'a pas pu tirer de sa découverte tout le parti que je vais essayer d'en tirer moi-même.

Supposons, en premier lieu, le liquide complètement *séreux*, c'est-à-dire ayant une fluidité comparable à celle de l'eau ; dès que le malade quittera la position couchée pour prendre la station assise, ou, en d'autres termes, dès que le tronc d'horizontal deviendra vertical, le liquide, très-fluide par hypothèse, et par suite très-docile à la pesanteur, abandonnant la gouttière costo-vertébrale et glissant vers la base de la poitrine, se réunira sur le plan que lui offre le diaphragme. La percussion pratiquée alors donnera une ligne de niveau horizontale, et comme le thorax peut être comparé à un cône, le plan qui passerait par cette ligne de niveau aurait des contours à peu près circulaires.

Supposons maintenant le liquide entièrement *fibrineux*, c'est-à-dire à peine fluide; lorsque le malade mettra son tronc dans la position verticale, le liquide, doué de propriétés adhésives, n'obéira que lentement et difficilement à la pesanteur, et la plus grande partie en restera adhérente aux points de la gouttière costo-vertébrale primitivement occupés; de sorte que l'épanchement dans la position verticale qu'à prise le malade conserve à peu près la même disposition qu'il affectait quand le tronc était sur un plan incliné; aussi la ligne de niveau de la matité — et c'est là que j'en voulais venir — ne sera-t-elle plus horizontale comme tout à l'heure, mais oblique à l'axe du cône thoracique, et le plan qui passerait par cette ligne de matité donnerait une ligne d'intersection de forme à peu près parabolique.

Supposons enfin que l'épanchement soit *séro-fibrineux*, il se ramassera comme les précédents aux points les plus déclives du thorax, le malade étant couché; puis dès qu'il s'asseoira, la partie séreuse de l'épanchement glissera vers la base de la poitrine et sur le diaphragme, laissant, comme une eau boueuse qui se retire, une épaise couche de limon sur les points qu'elle abandonne; de sorte qu'on aura par la percussion: 1° aux points naguère occupés par la totalité de l'épanchement de la matité superficielle due à la présence de la matière fibrineuse, restée collée aux parois de la poitrine, et 2° dans une zone inférieure une matité profonde et absolue, causée par la masse séreuse qui a glissé sur ces points. Et ces deux matités réunies seront limitées par une ligne courbe à sa partie supérieure (matité de la matière fibrineuse), ligne qui devient horizontale en se prolongeant vers les parties latérales et inférieures (matité de la sérosité). Et ce que j'ai dit de la sérosité restée adhérente aux parois de la poitrine, est vrai, *à fortiori*, des fausses membranes exsudées sur place et adhésives de leur nature.

Tout ce que je vous dis là est rendu évident par une expérience bien simple. Voici deux verres, l'un contenant de l'eau et l'autre du goudron. Quelle que soit la position verticale ou oblique du verre qui contient l'eau, celle-ci donne toujours une ligne de niveau horizontale ; au contraire, si je penche le verre qui renferme le goudron de façon à simuler le plan incliné d'un malade couché, puis que je replace le verre dans la position verticale, vous voyez que le goudron est resté en grande partie adhérent aux parois latérales du vase en y dessinant une ligne de contour exactement parabolique, tandis que le reste de la masse, plus fluide, dessine une ligne de niveau horizontale et rectiligne qui se raccorde avec la précédente, suivant un angle obtus ouvert en haut et en dehors. Eh bien ! le verre qui contient l'eau, c'est la poitrine envahie par de la sérosité fluide ; le verre qui renferme le goudron, c'est la poitrine où l'épanchement est surtout fibrineux. S'il y a peu de goudron, tout reste collé aux parois du verre, et il n'y a pas de ligne horizontale quand, d'oblique, le verre redevient vertical ; si la masse du goudron est considérable et surtout si celui-ci est mélangé à de l'eau, plus fluide, glisse en bas et se place horizontalement. Et vous avez ainsi l'image d'une cavité pleurale contenant à la fois de la matière fibrineuse et de la sérosité.

Vous avez déjà compris, Messieurs, qu'à l'aide de ces

détails presque géométriques, on peut non-seulement reconnaître l'existence d'un épanchement, mais encore en induire la *nature* du liquide épanché, et par suite faire le pronostic et formuler les bases d'un traitement rationnel. Mais n'anticipons pas.

Avant d'aborder ces importantes questions, laissez-moi vous rappeler des notions bien connues de physiologie pathologique.

Vous savez qu'une phlegmasie de membrane séreuse donne naissance à trois sortes d'exsudats: si la phlegmasie est franche, l'exsudat est fibrineux, c'est-à-dire adhésif et comme glutineux; si l'hypérémie phlegmasique est moins franchement inflammatoire, l'exsudat sera séro-fibrineux; enfin il sera tout à fait séreux, c'est-à-dire tout à fait liquide et en aucune sorte adhésif, si le mode de cette hyperémie tend à se rapprocher de l'hyperémie secrétoire.

Ainsi, tantôt l'exsudat est fibrineux, tantôt séro-fibrineux, et tantôt, enfin, il est presque exclusivement séreux. Chez notre malade du nº 41, vous voyez par tout ce que je vous ai dit des conditions physiques de la question et de la forme de la courbe de matité lorsqu'il était assis, que son épanchement était séro-fibrineux avec prédominance des fausses membranes sur la sérosité.

Le pronostic s'en déduit immédiatement, comme vous le verrez tout à l'heure.

Mais avant d'aborder cette importante question, que j'aurai soin de généraliser, laissez-moi revenir aux tracés plessimétriques de Damoiseau.

Les courbes paraboliques qu'il a signalées sont des courbes *latérales*, c'est-à-dire constatées sur des malades qui se couchaient sur le côté affecté. Au contraire, quand le malade se couche *sur le dos*, comme notre homme du n° 41, la courbe n'est qu'une *moitié de parabole*. Vous le comprenez sans qu'il soit nécessaire d'insister.

Le même auteur a aussi fait connaître une curieuse conséquence de sa découverte: c'est l'existence de courbes paraboliques superposées, à dimensions variables, lesquelles indiquent, par leur superposition, le degré d'augmentation d'un épanchement.

Nous avons eu le soin, Messieurs, d'utiliser cette notion en sens inverse pour ainsi dire, c'est-à-dire que nous l'avons appliquée à la mensuration de la résorption de l'épanchement. Vous nous avez vu chaque matin mesurer la courbe que présentait notre malade: c'est ainsi que le premier jour nous avons constaté une courbe dont le rayon vertical, mesuré à partir d'un point fixe situé à 8 centimètres de la colonne vertébrale, était de 17 cent. 1/2; la deuxième courbe, prise le lendemain, et mesurée dans les mêmes conditions, ne donnait plus que 12 c. 1/2; la troisième ne marquait que 10 centimètres; la quatrième 12 centimètres, et la cinquième, la dernière que nous ayons recherchée, ne mesurait que 11 centimètres. Vous voyez donc, Messieurs, que la notion de ces courbes successives donne exactement la mesure de la résorption de l'épanchement. Cette mesure est, comme vous le voyez, assez exacte, puisque nous avons pu constater, pendant la période de résolution, une augmentation de 1 centimètre qui accusait un léger accroissement.

D'un autre côté, M. Damoiseau a constaté, et cette conclusion diagnostique a sa valeur, que si l'épanchement augmente, au lieu d'une ligne courbe on a par la percussion une ligne de niveau horizontale. Rappelez-vous l'expérience de mon verre contenant de l'eau et concluez alors que cette ligne de niveau horizontale vous indique l'existence d'un épanchement séreux.

Cette donnée est précieuse, non-seulement pour distinguer l'épanchement fibrineux de l'épanchement séreux, mais même pour établir l'existence de la pleurésie, car il est à peu près impossible, ou tout au moins invraisemblable, qu'une peumonie se révèle par une matité à forme parabolique ou arrondie.

Continuons l'histoire clinique de ce malade. Le lendemain de son entrée, le souffle et l'égophonie étaient très-évidents; le surlendemain, le souffle disparaissait, mais l'égophonie persistait, et l'on entendait toujours la crépitation, dont je vous ai déjà parlé, et qui avait fait croire pendant un instant à l'existence d'une phlegmasie pulmonaire. Cette fausse *crépitation de la pleurésie* peut recevoir deux interprétations. Trousseau croyait que, dans ce cas, il y avait une véritable crépitation due à l'inflammation concomitante de la partie superficielle du poumon en rapport de contiguïté et presque de continuité avec l'épanchement et les fausses membranes. La plèvre viscérale enflammée réagirait par le simple contact sur le parenchyme pulmonaire, de même qu'au contact de l'inflammation érysipélateuse de la peau, il se fait une infiltration fibrineuse du tissu cellulaire souscutané. Je préfère une autre interprétation : je pense, avec Damoiseau, que cette crépitation est produite par un mécanisme analogue à celui qui détermine le frottement pleural; c'est la locomotion du poumon qui fait frotter l'une sur l'autre les deux plèvres recouvertes de fibrine à l'état granuleux; c'est toujours un frottement pleural, mais moins rude que celui qui s'entend au niveau des fausses membranes, et cette différence de rudesse tient justement à ce que les conditions physiques du phénomène ne sont pas les mêmes, la fibrine granuleuse étant plus molle et moins rude que celle qui constitue les fausses membranes.

Cette crépitation, Messieurs, est un bon signe du début de la pleurésie : elle précède l'épanchement qui, par sa présence, écarte les deux feuillets de la plèvre, et par conséquent s'oppose à cette fausse crépitation. Ce phénomène se produit de nouveau lorsque l'épanchement a disparu, ou tout au moins lorsqu'il a diminué, de façon à permettre le frottement des deux plèvres devenues rugueuses par le dépôt de la fibrine ; c'est alors une sorte de crépitation de retour, moins fine que la première, parceque la fibrine a été comme boursouffée par l'exsudat séreux. Vous l'avez entendue, Messieurs, cinq ou six jours après l'entrée de notre malade à l'hôpital, et vous l'avez entendue, j'insiste à dessein sur ce point, dans le lieu même où la veille, le souffle et l'égophonie, c'est-à-dire les deux symptômes caractéristiques d'une pleurésie étaient manifestes.

Plus tard, vous avez perçu une autre variété de frottement, celle qui est connue sous le nom de bruit de cuir neuf, de frottement pleural ; je n'insiste pas sur ce signe, puisque je lui reconnais des conditions d'existence analogues à celle qui détermine la fausse crépitation.

Je voudrais maintenant, pour compléter la partie séméiotique de cette leçon, vous donner l'explication de quelques signes de la pleurésie et étudier les particularités propres à quelques-uns d'entre eux. Voyons d'abord ce qui est relatif au souffle : il s'entend le plus souvent dans les points qui correspondent à la ligne de niveau ; il est moelleux et presque doux, si on le compare au souffle rude de la pneumonie.

Chez notre malade, il était intense, quoique doux, et on l'entendait, *par transmission*, du côté sain. C'est là une cause d'erreur assez fréquente et qui tient à l'une des deux conditions suivantes : à la *minceur* des parois thoraciques chez l'enfant, à leur *maigreur* chez l'adulte. Au fond, c'est une affaire de conductibilité facile du son, les parois grasses ou revêtues de plans musculeux puissants conduisent beaucoup moins bien le son. On évitera l'erreur qui consisterait à croire à un double épanchement, en percutant les deux côtés de la poitrine; là où le souffle est transmis, la poitrine reste sonore.

Du reste, ce souffle transmis du côté malade au côté sain se distingue assez bien, si on a le soin d'ausculter successivement tous les points intermédiaires entre le lieu où le souffle réel a son maximum d'intensité et celui où il est à son minimum; on a alors une sorte d'échelle décroissante, qui démontre bien qu'il n'existe en réalité qu'un souffle, dont l'intensité diminue à mesure que l'oreille s'éloigne de son lieu d'origine.

Quant à l'égophonie, dont j'ai eu souvent l'occasion de vous parler dans le cours de cette leçon, je tiens à ce que vous sachiez exactement à quoi elle est due. Elle est le résultat de la résonnance de la voix à travers une petite quantité de liquide fibrineux emprisonné dans l'épaisseur des fausses membranes, de manière à réaliser à peu près cet appeau qu'on appelle la *pratique* de polichinelle. L'égophonie suppose la présence d'un exsudat fibrineux, et en général peu abondant : elle peut être initiale; il peut aussi se faire qu'il y ait une égophonie de retour lorsque la partie séreuse de l'épanchement étant résorbée, il ne reste plus que l'exsudat fibrineux, interceptant dans ses mailles une petite quantité de liquide.

Il est encore un signe de pleurésie d'un intérêt sérieux, c'est la diminution ou la disparition des vibrations thoraciques par la palpation. Avant la formation de l'épanchement, et malgré la matité due à l'exsudat fibrineux, on les perçoit encore, bien que diminuées ; quand il y a épanchement, et à son niveau, elles sont toujours abolies, le liquide portant obstacle à leur transmission ; lorsque celui-ci a disparu, les vibrations sont de nouveau perceptibles, parce qu'alors l'obstacle n'existe plus et se trouve, au contraire, remplacé par les fausses membranes qui conduisent bien le son.

J'ai hâte, Messieurs, d'arriver au *pronostic* de la pleurésie, qui n'est pas chose indifférente, la maladie ayant une durée indéterminée, ou très-courte, ou très-longue. Dans le premier cas, la pleurésie a été franche et l'exsudat presque entièrement fibrineux : la résorption est alors facile et d'autant plus rapide que le sujet est jeune et vigoureux. Mais ces conditions favorables sont loin d'exister toujours ; il est des cas où l'épanchement séreux se fait avec rapidité et abondance, et quand l'inflammation s'éteint, l'épanchement, ce *caput mortuum* de la pleurésie persiste. Dans ce cas, la résorption est difficile et lente, car les conditions en sont des plus défavorables ; ce n'est pas la séreuse saine, mais la séreuse doublée de fausses membranes qui est destinée à *boire* ce liquide épanché. Le malade, guéri de sa phlegmasie pleurale, est donc loin d'être guéri de son épanchement. Il reste ainsi un temps plus ou moins long comme amputé du quart ou du tiers de sa surface respiratoire, ce qui constitue une entrave sérieuse à la fonction si essentielle de l'hématose.

Eh bien ! Messieurs, peut-on trouver dans l'existence ou la non-existence de la courbe de Damoiseau un élément de pronostic? Assurément oui, et la déduction est ici des plus simples. Si je me suis fait comprendre, la courbe n'est possible que si l'exsudat est à peu près uniquement fibrineux, et la ligne de niveau ne s'établit que lorsque l'épanchement est séreux. Donc, Messieurs, la *persistance de cette courbe*, dans le cours d'une pleurésie aiguë, indique nécessairement que l'exsudat est demeuré fibrineux et que la résorption en sera par conséquent facile, d'où il suit que le pronostic est alors des plus favorables. Si, au contraire, la ligne de niveau s'établit, la sérosité est abondante, et la résorption devant se faire attendre d'autant plus longtemps que le liquide est plus considérable, le pronostic est plus sérieux. Ainsi la *disparition de la courbe* est encore un élément de pronostic.

Toutes ces déductions avaient complètement échappé à Damoiseau et à ceux qui l'ont cité.

C'est parce qu'au *cinquième* jour de sa pleurésie, la courbe était si nettement dessinée chez notre malade du n° 41, que j'en ai conclu à la courte durée de sa maladie; et l'événement m'a donné raison. D'ailleurs, la succession des symptômes indiquait bien l'existence d'un épanchement fibrineux facile à résorber; vous avez entendu, en effet, d'abord la crépitation, puis le souffle et l'égophonie. Dès le lendemain de son entrée, le soufffe diminuait, l'égophonie se généralisait, puis bientôt le souffle cessait; deux jours plus tard, la crépitation de retour se manifestait, et au bout de quelques jours, je constatais devant vous l'existence d'un frottement pleural rude. Tous ces signes sont ceux d'un épanchement presque uniquement fibrineux, et ont, par conséquent, la même signification que la persistance de la courbe que je vous ai fait étudier presque tous les jours.

En résumé, la *persistance de la courbe* de Damoiseau pendant les premiers jours de l'épanchement, est d'un favorable augure, car elle indique l'existence d'un épanchement plus fibrineux que séreux.

Quelquefois, et malheureusement trop souvent, la courbe n'existe pas; la ligne de niveau s'établit d'emblée. Vous pouvez être assuré alors que l'épanchement est séreux et en tout cas très-abondant. Alors le pronostic est bien autrement sévère, en raison de la difficulté presque certaine de la résorption.

Or, un individu chez lequel le tiers ou le quart de sa surface d'hématose est momentanément supprimé, est lui-même momentanément amoindri. Car notez bien que l'épanchement abondant ne gêne pas seulement le fonctionnement d'un poumon : en pesant sur le diaphragme, il entrave les mouvements de celui-ci et gêne indirectement la fonction du poumon resté sain. Or, un individu ainsi amoindri dans son hématose, l'est nécessairement dans sa digestion : non-seulement il mange moins, mais il oxide moins bien ce qu'il mange. Et voilà que sa nutrition souffre de proche en proche, que son hématopoièse se fait mal, et que l'être en lui s'amoindrit plus encore (1).

Supposez-le maintenant de race tuberculeuse ou simplement très-lymphatique, et vous comprendrez ainsi que l'imminence morbide créée par cette déchéance de l'être aboutisse fatalement à la tuberculisation de ses poumons.

Je dis maintenant que la même courbe nous fournit encore des indications thérapeutiques d'une rare valeur.

(1) Cette belle et profonde observation de M. Péter, doit être méditée, car elle contient, à elle seule, pour ainsi dire, toute la doctrine de l'Esprit en Physiologie.

D'une part, en effet, son existence démontre que l'exsudat est surtout fibrineux, et sa persistance indique qu'il est resté tel, d'où il suit qu'un traitement peu actif doit être mis en œuvre. C'est ce que j'ai fait à l'égard de notre malade : le premier jour de son entrée, je lui ai fait appliquer six ventouses scarifiées, destinées à combattre tout à la fois l'inflammation et la douleur, qui augmentait la dyspnée due à la phlegmasie pleurale. Le lendemain, un vésicatoire médiocrement large a été appliqué, et trois jours plus tard un autre encore ; et ç'a été tout. Le malade est actuellement guéri, surtout depuis qu'une sueur très-abondante et évidemment critique est survenue.

D'une autre part, au contraire, la substitution de la ligne de niveau à la courbe démontrant l'existence d'un épanchement abondant et dont la résorption se fera à longue échéance, le malade est menacé d'une interminable série de vésicatoires ou d'une opération dont l'urgence est parfois des plus pressantes, la paracentèse de la poitrine.

En résumé, la découverte de Damoiseau était restée jusque-là une simple curiosité de séméiotique assez stérile ; — ce médecin distingué n'y avait vu qu'un fait physique, et c'était demeuré un fait physique pour ses successeurs, — parce que Damoiseau avait omis dans l'interprétation du phénomène les causes physiologiques de sa production, c'est-à-dire le *mode d'exsudation* et la *nature de l'exsudat*. En introduisant cette donnée nouvelle dans les conditions du problème, je crois en avoir donné une solution plus médicale, et avoir transformé le fait de séméiotique pure en un signe désormais utile non-seulement au diagnostic, mais encore au pronostic et au traitement des épanchements pleurétiques.

DE LA PLEURÉSIE

AU POINT DE VUE DE L'ÉPANCHEMENT

Extrait de la Thèse du docteur Damoiseau
(février 1845).

—

§ Ier.

Des plèvres.

C'est sur la plèvre costale que se dessinent les matités des épanchements pleurétiques; il est donc d'un grand intérêt de bien connaître la circonscription exacte de cette membrane.

La plèvre costale se réfléchit, en bas, des côtes sur le diaphragme; en avant, du sternum sur le médiastin; en arrière, des côtes sur la colonne vertébrale; en haut, des côtes sur les parties profondes du cou. Si l'on trace sur la poitrine les lignes suivant lesquelles s'opère cette réflexion, on aura un quadrilatère irrégulier que j'appellerai, si l'on veut, le *quadrilatère pleural*. Le côté antérieur et le côté postérieur de ce quadrilatère, à peu près rectilignes, sont susceptibles d'être refoulés plus ou moins par les liquides épanchés : c'est surtout vers le côté sternal que l'on observe ce refoulement. Dans l'une de mes observations, où l'épanchement siégeait à gauche, sa limite sternale était transportée dans le côté droit à 7 centimètres au-delà de la ligne médiane. Lorsque le refoulement est moins considérable, et qu'il ne dépasse pas l'un ou l'autre des bords du sternum, il est impossible de décider s'il y a refoulement, car il n'est pas rare de voir l'une des plèvres empiéter plus ou moins sur celle du côté opposé. Je n'ai point observé par les signes physiques le refoulement du médiastin postérieur; je l'ai seulement soupçonné dans un cas d'épanchement considérable, où le malade accusa une douleur profonde dans la poitrine au moment de la déglutition.

Il nous reste à parler de la limite supérieure et de la limite inférieure du quadrilatère pleural. Ces limites forment deux lignes courbes à convexité tournée en sens inverse : la convexité de la supérieure est cervicale; la convexité de l'inférieure est abdominale. Ces deux courbes sont irrégulières, et forment chacune un cul-de-sac. Le cul-de-sac de la courbe supérieure est sus-claviculaire; il est situé vers l'union de son tiers-antérieur avec ses deux tiers postérieurs. Il longe le sommet du poumon, et peut s'élever plus ou moins haut dans les régions latérales du cou.

Le cul-de-sac de la courbe inférieure est situé à 2 centimètres et demi environ au-dessus de l'extrémité antérieure de la douzième côte, c'est-à-dire à peu près vers l'union de son quart postérieur avec ses trois quarts antérieurs. Entre ce cul-de sac et le sternum, la plèvre se réfléchit en général à 2 centimètres et demi ou 3 centimètres au-dessus du rebord des fausses côtes. En arrière de ce cul-de-sac, dans l'étendue qui le sépare de la colonne vertébrale, la ligne de réflexion de la plèvre coupe obliquement la douzième côte, et va se terminer à 1 centimètre ou 2 au-dessous de l'articulation costo-vertébrale de cet os. Dans l'attitude assise ou debout, le cul-de-sac latéral dont nous parlons n'a guère plus de 2 centimètres et demi à 3 centimètres de déclivité par rapport à l'extrémité vertébrale de la ligne de réflexion de la plèvre sur le diaphragme. (Cette disposition n'a pas toute l'importance que je lui avais d'abord attribuée, non-seulement à cause des anomalies dont elle est susceptible et que j'ai constatées, mais encore parce que, dans les cas de pleurésie, les malades ne gardent point en général l'attitude assise ni la station, et qu'en conséquence cette déclivité latérale ne peut avoir alors aucune influence sur le siége des liquides épanchés. Ce fait, signalé déjà par les anatomistes, n'avait pas fixé l'attention des médecins, lorsqu'à la suite de dissections faites en commun, nous en avons, M. Mailliot et moi, donné une description exacte. (*Traité prat. de la percussion. Rech. clin. sur les épanch. pleur., Arch. gén. de méd.*). M. Mailliot a prétendu, sans le prouver, au mois de mars 1844, qu'avant nos recherches communes il avait déjà connaissance de ce point d'anatomie. Quoi qu'il en soit, j'attache très-peu d'importance à cette question de priorité; ce que je tiens à faire connaître, c'est que je n'ai fait avec M. Mailliot aucune recherche sur la pleurésie. Ce n'est pas que M. Mailliot ait réclamé quelque part à mes recherches cliniques sur ce sujet, mais c'est qu'il est arrivé à quelques personnes mal informées de confondre nos quelques dissections communes sur la limite inférieure de la plèvre avec mon travail sur la pleurésie.)

S'il est important de bien connaître les limites de la

plèvre costale sur la paroi thoracique, il l'est beaucoup plus encore d'avoir des idées exactes de la cavité pleurale où sont renfermés les épanchements. Or, cette cavité représente un cône creux irrégulier, à sommet tronqué et arrondi, dont la base reçoit les voûtes diaphragmatiques qui s'élèvent inégalement dans son intérieur de l'un et de l'autre côté. La voûte hépatique arrive en général à la hauteur de la cinquième côte, et la voûte splénique à la hauteur de la sixième. Ces voûtes, qui sont hémisphériques, laissent entre elles et la plèvre costale correspondante un espace considérable, où sont logés les bords tranchants et cunéiformes des poumons: c'est la gouttière costo-diaphragmatique. Elle est surtout très-large et très-profonde en arrière, au niveau de la colonne vertébrale où elle descend de 5 ou 6 centimètres au moins plus bas qu'elle ne fait derrière le sternum. Le bord tranchant du poumon n'atteint pas habituellement jusqu'au fond de cette gouttière; il en est même souvent très-éloigné sur le cadavre; mais alors elle est effacée et oblitérée par des fausses membranes qui font adhérer ensemble la plèvre costale et la plèvre diaphragmatique. La lame du poumon est alors rétractée et adhérente à une plus ou moins grande hauteur sur la convexité du diaphragme.

La surface de la cavité thoracique qui correspond aux côtes a une forme très-irrégulièrement conoïde. Sa moitié antérieure se rapproche beaucoup de la forme du cône, tandis que sa moitié postérieure est presque demi-cylindrique.

Si sur un cadavre, après avoir enlevé les viscères thoraciques, on examine l'intérieur de la poitrine, on observe dans toute sa hauteur deux vastes gouttières de chaque côté de la colonne vertébrale qui s'avance au moins jusqu'à l'union du tiers postérieur avec les deux tiers antérieurs du diamètre antéro-postérieur du thorax. La partie la plus profonde de ces gouttières, celle où les liquides s'accumulent, correspond à la concavité de la grande courbure des côtes, et est située plus ou moins en dehors; on la rencontre, chez quelques sujets, vers l'union du tiers postérieur avec les deux tiers antérieurs de la côte.

C'est là le véritable point déclive de la cavité pleurale, c'est là où s'accumulent les liquides au début de la pleurésie ; c'est à la partie inférieure de cette gouttière où ils disparaissent en dernier lieu dans les épanchements qui se résorbent.

Voilà pourquoi dans les grands épanchements on voit constamment le son reparaître dans la gouttière vertébrale, même à ses parties déclives, avant que la matité disparaisse dans les régions scapulaire et sous-scapulaire. Cela est tout simple; dans l'attitude habituelle des pleurétiques, qui est le décubitus sur le dos ou sur le côté affecté, les liquides abandonnent les gouttières vertébrales, et descendent dans les gouttières costales qui sont plus déclives, pour obéir aux lois de la pesanteur. Les gouttières vertébrales, qui forment à l'extérieur une dépression entre la série des apophyses épineuses et l'angle des côtes, correspondent à un plan incliné dans la cavité pleurale; les *gouttières costales*, au contraire, qui résultent de la grande courbure des côtes, ne se voient qu'à l'intérieur, et forment à l'extérieur une convexité manifeste chez les sujets maigres.

Si l'on a présente à l'esprit la forme irrégulièrement conique de la cavité pleurale, et si l'on admet que les liquides épanchés dans son intérieur soient encore soumis aux lois de la pesanteur et tendent à prendre le niveau, on comprendra facilement que la surface plane et horizontale des épanchements doive couper plus ou moins obliquement la cavité conoïde qui les renferme, et dessiner à sa surface des courbes du genre des sections coniques obliques. C'est là, en effet, ce qui a lieu habituellement ; et, chose très-remarquable, ces courbes n'ont pas, en général, le même caractère aux parties antérieures et aux parties postérieures du thorax ; en avant du bord postérieur de l'aisselle, elles sont franchement elliptiques ou paraboliques, et en arrière de ce bord, elles ressemblent à une section de cylindre. Comme le décubitus sur le dos est l'attitude la plus habituelle des pleurétiques au début, c'est à la partie moyenne des gouttières costales que correspond l'axe du plus grand nombre des courbes ; je dois ajouter que je l'ai aussi rencontré fréquemment dans l'aisselle.

§ II.

Anatomie pathologique de la pleurésie au point de vue du diagnostic des épanchements.

L'anatomie pathologique des épanchements pleurétiques étant généralement bien connue depuis les belles descriptions de Laennec, je me contenterai d'appeler l'attention sur les points qui peuvent offrir quelque application au diagnostic, et sur un nouvel ordre de faits signalés dans mon mémoire (loc. cit.) ; je veux parler de la disposition en courbe des kystes pleurétiques.

On a l'habitude, lorsqu'on veut étudier sur le cadavre les épanchements pleurétiques, d'ouvrir le thorax sans précaution et en incisant les cartilages costaux. C'est un moyen sûr pour ne pas voir le kyste pleurétique, qui est infailliblement rompu par la main de l'observateur, quand il ne l'a pas été par la rétraction du poumon. Avant d'ouvrir la poitrine des pleurétiques, deux précautions sont nécessaires si l'on veut étudier les kystes : la première est de limiter à peu près l'épanchement par la percussion, afin de pouvoir ouvrir le thorax précisément à son centre ; la seconde est de neutraliser la rétraction du poumon en insufflant cet organe et liant la trachée, ou tout simplement en remplissant d'eau les voies aériennes.

J'ai déjà dit quelle était la forme des kystes pleurétiques, je n'y reviendrai pas ; je dirai seulement qu'ayant eu occasion de faire l'autopsie de 5 malades seulement morts à la suite d'épanchements partiels, j'ai rencontré 5 *fois* anatomiquement cette disposition, que j'ai constatée déjà sur plus de 70 malades, à l'aide de la percussion et de l'auscultation.

Un autre fait bien remarquable d'anatomie pathologique est celui-ci : les fausses membranes ne se répartissent pas également dans la plèvre ; et sous ce rapport, cette cavité séreuse peut se diviser en deux parties : la première, située au-dessus d'un plan horizontal passant par la base du sternum et l'articulation de l'épaule où les fausses membranes sont rares et peu épaisses ; la seconde, située au-dessous du même plan, est le siége ordinaire des exsudations pseudomembraneuses qui se rencontrent surtout aux parties déclives des gouttières costales.

Ainsi s'explique l'obscurité du bruit respiratoire et de la sonorité que l'on observe si longtemps à la suite des pleurésies aux parties inférieures des gouttières costales, et quelquefois dans toute la surface du thorax située au-dessous du plan indiqué plus haut ; au-dessus de ce plan, au contraire, la sonorité et le bruit respiratoire recouvrent de très-bonne heure leur intensité naturelle. Il arrive même assez souvent que le poumon refoulé dans cette région, le long du sternum, y produit une voussure, et y fait entendre une sonorité et un bruit respiratoire exagérés.

L'écartement du feuillet viscéral et du feuillet pariétal de la plèvre, dans les épanchements, est aussi très-important à considérer. On observe en général que cet écartement est au maximum dans les gouttières costales; aussi est-ce aux parties inférieures de ces gouttières que la réapplication médiate ou immédiate de ces deux feuillets se fait en dernier lieu. Cette considération, qui, à mon avis, est d'une grande importance dans le choix du lieu d'élection de l'empyème, ne se trouve pas dans les meilleurs ouvrages actuels de médecine opératoire. Je suis porté à croire qu'elle n'avait pas échappé aux anciens, d'où nous vient le précepte de pratiquer la thoracentèse à l'union du tiers postérieur avec les deux tiers antérieurs des espaces intercostaux. C'est là que l'instrument est le moins exposé à blesser le poumon; c'est là, et là seulement, que la fistule résultant de la ponction ne courra point le risque d'être bouchée par la plèvre pulmonaire avant l'expulsion totale du liquide.

Dans les pleurésies tuberculeuses, on rencontre quelquefois plusieurs kystes emboîtés les uns dans les autres.

J'ai observé un cas de ce genre où un premier kyste, à parois épaisses et farcies de tubercules, en renfermait deux autres à parois minces et transparentes : le kyste central, très-petit, était à demi-plein de liquide. Ces trois kystes dessinaient sur la surface du poumon trois courbes concentriques. Ils expriment, à mon avis, les temps d'arrêt de l'épanchement en voie de résorption.

On rencontre habituellement, au-dessous des épanchements pleurétiques qui ont duré quelque temps, le parenchyme pulmonaire splénisé à une plus ou moins grande profondeur, surtout à ses parties postérieures et déclives. C'est encore là une circonstance propre à rendre compte de la matité si remarquable qui persiste dans la poitrine après la résorption des liquides pleuré-tiques. Il faut y ajouter l'atrophie du côté malade, la présence de couches épaisses albumineuses et gélatineuses qui s'interposent si souvent entre la paroi costale et la surface du poumon, pour combler le vide qui les sépare.

Les changements d'équilibre que subissent les viscères dans les épanchements pleurétiques se font sentir surtout au foie et au cœur.

Les déplacements du cœur, si remarquables dans les pleurésies du côté gauche, peuvent, suivant la remarque de M. Chomel, aggraver singulièrement le pronostic quand ils sont portés trop loin. Je lis dans la *Gazette des hôpitaux* du 14 janvier 1845 l'observation d'une pleurésie aiguë simple, chez un jeune homme qui succomba le huitième jour à un épanchement tellement abondant dans le côté gauche du thorax, que le liquide avait entièrement refoulé le cœur à droite, et que la pointe de cet organe dépassait d'un pouce le bord droit du sternum.

La percussion permet de suivre parfaitement la marche de ce refoulement du cœur. On voit d'abord le côté droit de ce viscère, parallèle à l'état normal au bord correspondant du sternum, lui devenir plus ou moins oblique, ses parties inférieures se rapprochant du mamelon. Elles peuvent atteindre cet organe, et le dépasser même de plusieurs centimètres, comme j'en ai vu un exemple dans un cas qui ne paraissait offrir d'ailleurs aucune gravité.

On a noté dans tous les temps l'abaissement du foie dans les épanchements du côté droit. M. Piorry a beaucoup insisté sur les applications de ce fait au lit du malade; mais personne, à ma connaissance, n'avait fait remarquer pendant la vie le mouvement de bascule de cet organe, ou au moins signalé le parti qu'on en pouvait tirer en séméiotique.

Dans un cas d'épanchement purulent du côté droit dont j'ai pu faire l'anatomie pathologique, ce mouvement de bascule avait été si considérable, que la face inférieure du foie était devenue verticale, et que son bord inférieur touchait le ligament de Fallope. Le diaphragme présentait dans l'abdomen une convexité au moins égale à celle qui se forme ordinairement dans la poitrine.

Rien de plus facile que de se rendre compte de ce phénomène, si l'on fait attention que la face supérieure du foie n'est pas seulement en rapport avec la voûte hépatique du diaphragme, mais encore qu'elle correspond au centre aponévrotique de ce muscle, et habituellement même à sa voûte splénique dans une plus ou moins grande étendue. Qu'un épanchement vienne à affaisser la voûte hépatique, le centre aponévrotique et la voûte splénique étant immobiles, l'extrémité droite du foie seule sera abaissée, et le mouvement de bascule aura lieu.

L'abaissement que subit la rate dans les grands épanchements du côté gauche a été noté par Stoll. Je l'ai observé fréquemment, mais il n'a pas, à beaucoup près, l'importance des déplacements du cœur et du foie.

La dilatation du thorax ne se fait pas seulement dans le sens des voûtes diaphragmatiques ; elle a lieu dans toutes les directions, et, chose remarquable, le poumon du côté sain lui-même s'amplifie pour subvenir aux besoins de l'hématose.

Si l'on a présente à l'esprit l'inégalité variable du développement circulaire de l'un et de l'autre côté de la poitrine, et les variations quotidiennes de la moitié inférieure du côté gauche par suite de l'état de plénitude ou de vacuité de l'estomac, on aura une idée des difficultés de la mensuration et de l'incertitude de ses résultats.

Lorsque les liquides épanchés commencent à se résorber, les organes tendent à reprendre successivement leur position normale, mais dans un ordre inverse à celui suivant lequel ils se sont déplacés. Ainsi, ce sont les organes qui se sont déplacés les derniers qui tendent à reprendre leur place les premiers. C'est ordinairement à l'extrémité droite du foie qu'on aperçoit d'abord ce mouvement rétrograde qui indique à peu près infailliblement un commencement de résorption.

§ III.

Des matités dans la pleurésie.

Les matités dans la pleurésie offrent tant de variétés dans leurs caractères et leur signification, qu'il est indispensable d'y établir quelques divisions. On peut les rapporter à trois catégories bien distinctes.

Il faut rattacher à la *première* les matités très-circonscrites et qui ne reposent pas par leur base sur la rigole costo-diaphragmatique. Ces sortes de matités, d'ailleurs assez rares, ne m'ont offert aucune loi dont on puisse tirer parti pour le diagnostic.

La *deuxième catégorie,* la plus nombreuse sans contredit, renferme les matités qui, reposant par leur base sur la rigole costo-diaphragmatique, n'occupent pas la surface du *quadrilatère pleural* en totalité. Ces matités étudiées dans leur forme, leur siége et leur marche, fournissent les signes les plus précieux sur la nature, l'accroissement, la décroissance ou la disparition de l'obstacle qui les a fait naître ou les entretient.

C'est avec raison que M. Piorry a appelé l'attention sur le déplacement des matités dues aux liquides épanchés dans la plèvre et leur disposition suivant la loi du niveau; car ce signe, quand il existe, est pathognomonique de l'existence d'un épanchement. Malheureusement, dans la grande majorité des cas, il se forme bientôt un kyste où le liquide demeure emprisonné.

Comment donc distinguer la matité des tumeurs solides de la matité des épanchements enkystés et immobiles? La solution de cette question serait impossible par la percussion, si l'inflammation marchait dans la plèvre comme elle marche dans l'épaisseur des membres, si la fausse membrane circonscrivait les liquides dans la plèvre comme la lymphe plastique circonscrit les abcès dans le tissu cellulaire. Mais il n'en est pas ainsi, au moins dans la grande majorité des cas : le liquide s'épanche avant que le kyste soit formé, et les fausses membranes enveloppent les épanchements dans la forme qu'ils ont revêtue sous la triple influence de la cavité qui les renferme, de l'attitude du malade et de l'action de la pesanteur. Or, cette forme particulière devient un signe, jusqu'à un certain point caractéristique de leur nature : c'est leur limitation en courbes du genre des sections coniques obliques.

L'explication de ce phénomène est très-facile ; nous l'avons déjà indiqué. Les pleurétiques, au début, sont couchés d'ordinaire sur le dos, le tronc étant plus ou moins incliné à l'horizon ; la cavité pleurale est un cône creux irrégulier, et la surface supérieure des épanchements tend à devenir plane et de niveau sous l'influence de la pesanteur. On conçoit dès lors que leur circonscription représente des courbes plus ou moins irrégulières du genre des sections coniques obliques. C'est aux parties déclives des gouttières costales, au-dessous de l'angle inférieur de l'omoplate, à 7 ou 8 centimètres environ en dehors des épines vertébrales, qu'on rencontre le plus souvent les matités des épanchements à leur naissance. Ils décrivent, à partir de ce point, des courbes emboîtées dont l'axe vertical correspond aux parties les plus déclives de la gouttière costale, et dont la moitié antérieure et la moitié postérieure sont fort inégales, la moitié antérieure étant très-longue, et la moitié postérieure très-courte. A mesure que le sommet de cette courbe s'élève, l'obliquité de sa moitié postérieure, par rapport à la ligne médiane, diminue de plus en plus ; et bientôt, au lieu de former avec elle un angle aigu à sinus supérieur, elle ne forme plus qu'un angle droit, et même, lorsqu'il ne reste plus qu'une petite partie de la surface thoracique à envahir, elle lui devient oblique en sens inverse, et forme avec la série des apophyses épineuses un angle aigu à sinus inférieur. Dans cet état de choses, ce n'est plus le liquide qui est enfermé dans une courbe, mais bien la surface non encore envahie de la paroi thoracique. Le sommet de cette nouvelle courbe est masqué par le scapulum ou l'articulation de l'épaule; sa moitié antérieure, très-longue, se termine sur le bord correspondant du sternum qu'elle coupe à une hauteur plus ou moins grande; sa moitié postérieure, très-courte, repose sur la colonne vertébrale, à la base de la région cervicale. Il en résulte que la surface de la poitrine restée sonore est partagée par la clavicule en deux espaces triangulaires inégaux, l'un postérieur sus-claviculaire, l'autre antérieur sous-claviculaire. C'est dans ces deux triangles, mais surtout dans le triangle que l'on pourrait appeler sterno-claviculaire, que la sonorité est toujours au maximum dans les épanchements pleurétiques. Cela se conçoit, les espaces sus et sous-claviculaires sont les régions les plus élevées du thorax dans le décubitus habituel des pleurétiques, de même que les parties inférieures des gouttières costales en sont les régions les plus déclives. Après ces deux régions, viennent, dans l'ordre de la sonorité, les gouttières vertébrales dans leur tiers supérieur.

C'est ainsi que se comportent les matités dans la majorité des épanchements en voie d'accroissement. Il en est toutefois un bon nombre qui, au lieu de commencer aux parties déclives de la gouttière costale, commencent aux parties déclives des régions axillaires; leur marche est d'ailleurs semblable à celle des premiers.

Il est inutile d'ajouter que l'on rencontre des épanchements à tous les degrés par lesquels nous avons vu passer les grands épanchements.

La matité n'est pas ordinairement uniforme, surtout par la percussion profonde, dans toute l'étendue de la surface des épanchements; elle est généralement au maximum sur l'axe des courbes, à la hauteur de l'angle inférieur des omoplates.

Il reste maintenant à suivre la marche décroissante du liquide jusqu'à sa disparition complète, et c'est là un point de diagnostic souvent aussi difficile qu'important pour éclairer la thérapeutique. Faisons donc connaître les difficultés et en même temps les moyens de les résoudre.

Le retrait du liquide d'une région des parois thoraciques n'est pas, en général, suivi du rétablissement de la sonorité pulmonaire dans son intégrité. Il s'établit ordinairement sur les limites de la matité absolue une série de nuances d'obscurités de son qui rendent très-difficile, et quelquefois même impossible la délimitation exacte de la matité absolue de l'épanchement. C'est alors surtout qu'il faut s'aider de l'auscultation, et ne pas oublier que, pour en tirer tous les renseignements utiles qu'elle peut fournir, on doit la faire précéder de la *topographie des matités*, c'est-à-dire qu'il faut indiquer préalablement, sur la paroi thoracique, les limites de l'obscurité de son et les divers degrés de matité, en faisant tour-à-tour la percussion superficielle et la percussion profonde.

On voit en général la sonorité reparaître d'abord à peu près en même temps dans l'angle sterno-claviculaire et le long de la gouttière vertébrale des parties supérieures aux parties inférieures, et souvent elle existe déjà tout à fait au bas de cette dernière région, quand le sommet de la courbe correspond encore aux parties supérieures de l'omoplate.

C'est dans les régions scapulaires et sous-scapulaires que la matité est ordinairement à son maximum, et qu'elle persiste le plus longtemps.

Il ne faut point perdre de vue que, dans les deux tiers postérieurs des parois thoraciques, le retrait du liquide n'est, en général, suivi que d'un rétablissement longtemps imparfait de la sonorité pulmonaire et des bruits respiratoires ; plus on approche du sternum et de la clavicule, au contraire, plus ce rétablissement est complet et rapide. Cela tient aux fausses membranes qui se déposent de préférence aux parties déclives, et à l'engouement hypostatique du poumon au-dessous des épanchements. Cette persistance des matités pleurétiques aux parties déclives après la résorption complète des liquides peut occasionner de graves méprises, puisqu'elle conduit quelquefois à traiter une maladie qui n'existe plus, ou à méconnaître et laisser marcher une maladie réellement existante. Le moyen le plus sûr d'éviter cette erreur est de s'attacher à suivre, à l'aide de la plessimétrie, et à dessiner jour par jour, sur les parois du thorax, les changements de forme et d'étendue que subit la matité propre aux épanchements liquides. De cette manière, on perçoit toujours en face l'une de l'autre deux nuances de matité aussi faciles à distinguer quand elles sont rapprochées, que faciles à confondre quand elles sont isolées.

La percussion fournit encore un autre excellent moyen de diagnostic. Si l'obscurité de son, de caractère douteux siége aux parties inférieures de la gouttière vertébrale, il suffira de percuter superficiellement la région sous-scapulaire jusqu'à 3 centimètres environ au-dessus de l'extrémité antérieure des onzième et douzième côtés, et si l'on trouve de la sonorité, on sera certain qu'il n'y a pas d'épanchement tant soit peu considérable dans la plèvre de ce côté. L'absence d'égophonie et le retour du bruit respiratoire sont aussi d'excellents signes ; mais ils n'ont pas une aussi grande valeur que le frottement pleurétique dont la présence est un signe pathognomonique de l'absence du liquide dans les points où il se fait entendre. Nous reviendrons sur ce sujet à l'occasion des phénomènes séthoscopiques dans la pleurésie.

On a dit, et je l'ai répété moi-même dans ce travail, que la matité et la résistance aux doigts due aux épanchements avait un caractère spécial ; cela est vrai dans de certaines limites, mais on s'exposerait à commettre les plus grandes erreurs si l'on établissait son diagnostic sur ce signe isolé ; car la matité des liquides pleurétiques varie non-seulement suivant l'épaisseur de la couche qu'ils forment, mais encore en raison de la présence des viscères profonds qui peuvent diminuer (foie, rate, cœur) ou augmenter (estomac) la sonorité.

J'ai observé dans un cas d'albuminurie un épanchement très-peu considérable dans le côté gauche du thorax. Il y avait une obscurité de son tellement légère, que je ne l'aurais jamais attribuée à des liquides épanchés, si sa forme elliptique, jointe à une mobilité et à une égophonie parfaites, n'eût dissipé toute incertitude à cet égard. Si une obscurité de son très-légère a été en rapport avec la présence d'une lame mince de liquide interposée aux feuillets de la plèvre, une matité considérable peut être, d'un autre côté, la conséquence d'une couche épaisse de fausses membranes ou de produits quelconques déposés dans la cavité pleurale, d'une induration du poumon, de tumeurs solides, etc.

Ainsi donc, le caractère et l'intensité des matités dues aux épanchements pleurétiques, bien que faciles à reconnaître au premier abord dans la majorité des cas, sont insuffisants pour établir le diagnostic, si l'on ne fait intervenir quelque autre signe tiré soit de la mobilité, soit de la forme de la matité, soit enfin des signes stéthoscopiques, etc.

La mobilité, nous l'avons déjà vu, est un caractère pathognomonique de la présence d'un liquide ; il n'en est pas de même de la forme en section conique, qui, bien qu'ayant une grande importance, pourrait encore induire en erreur. En voici un exemple :

Ayant découvert sur un cadavre, à l'amphithéâtre des hôpitaux, une matité de forme elliptique dont le sommet s'élevait environ à la moitié de la hauteur du thorax en arrière et à gauche, je fus tout surpris d'en trouver une toute semblable, quoique plus petite, dans le côté opposé. Cette dernière atteignait à peine l'angle inférieur de l'omoplate. Je demeurai convaincu que ces deux matités étaient en rapport avec deux de ces épanchements qui sont si fréquents aux approches de l'agonie. Je commençai par ouvrir le côté gauche, et j'y trouvai un épanchement enkysté dont les limites correspondaient parfaitement à la courbe tracée sur les parois. La sérosité en était sanguinolente, et les fausses membranes, teintes de sang, étaient d'un rouge écarlate ; c'était évidemment un de ces épanchements si bien décrits par Laennec sous le nom de *pleurésie hémorrhagique*. Je ne doutais nullement qu'un épanchement ne dût aussi se trouver dans le côté droit, puisque j'y trouvais une matité d'une intensité, d'une forme et d'un caractère parfaitement identique. Eh bien ! il n'y en avait pas. Qu'y avait-il ? Au niveau de la matité en question, la rigole costo-diaphragmatique était effacée, le foie touchait immédiatement par sa convexité la paroi costale, précisément dans toute l'étendue de la courbe qui m'en avait imposé.

J'aurais évité cette erreur, à coup sûr, si je n'avais négligé, dans cette circonstance, un précepte fondamental, qui est d'explorer le bord inférieur du foie dans tous les épanchements douteux du côté droit, ainsi que M. Piorry l'a recommandé depuis longtemps. Ce bord était en effet remonté derrière les fausses côtes, loin de les dépasser par en bas de plusieurs centimètres, comme il arrive en pareille circonstance.

Indépendamment de cette erreur, dont après tout il est facile de se préserver, on pourrait en commettre facilement une autre, si l'on considérait la disposition en courbe des matités comme pathognomonique des épanchements liquides. C'est ainsi que des matités elliptiques souvent très-considérables, qui subsistent après la résorption des liquides épanchés, en imposeraient presque nécessairement.

On conçoit même, à la rigueur, qu'une tumeur solide, de nature encéphaloïde par exemple, puisse affecter cette forme dans un cas exceptionnel. La forme des épanchements liquides dans la plèvre est donc bien loin d'avoir l'importance de la mobilité qui ne trompe jamais. C'est un bon signe, mais qui ne suffit pas à lui seul pour établir le diagnostic.

Venons aux épanchements mobiles qui appartiennent en général à cette seconde catégorie de matités.

Lorsqu'on veut constater la mobilité d'un épanchement, on trace d'abord ses limites exactes, puis on fait placer le malade alternativement dans diverses attitudes, sur le côté opposé, dans la position assise, sur les genoux et sur les coudes, pour le limiter de nouveau. La plupart des épanchements mobiles que j'ai rencontrés étaient à leur début, et cet état ne durait pas longtemps; ils ne tardaient pas à s'enkyster. Voilà pourquoi sans doute, dans les cinq sixièmes des pleurésies que j'ai observées, l'épanchement était immobile; quand il était mobile, il ne l'était pas toujours de la même manière.

Premier cas. — La matité, mobile dans tous les sens, obéissait uniquement aux lois de la pesanteur, excepté pourtant dans l'attitude assise et dans la station, où la partie correspondante aux régions scapulaires et sous-scapulaires, axillaires et sous-axillaires, était soulevée et présentait une courbe à convexité supérieure.

Deuxième cas. — La portion de l'épanchement qui était soulevée et qui formait une courbe était seule mobile; on la voyait osciller dans les régions scapulaires et axillaires lorsque les malades se portaient en avant ou en arrière. Ne pourrait-on pas se rendre compte de ce phénomène, en admettant l'existence de deux kystes de forme ellyptique communiquant l'un avec l'autre, et correspondant, l'un au décubitus sur le dos, l'autre à la position assise?

Troisième cas. — Un épanchement enkysté primitivement immobile présentait plus tard une matité mobile dans les limites de son kyste, quand celui-ci cessait d'être plein en totalité. Au reste, ce cas est très-rare, la réapplication des feuillets enflammés de la plèvre étant habituellement suivie d'une adhérence suffisante pour empêcher la mobilité des liquides.

Quatrième cas. — La circonscription du liquide ne changeant pas la matité variait dans son intensité. Cela tenait, sans aucun doute, à ce que l'épaisseur de la couche liquide augmentait ou diminuait, le poumon tendant à surnager.

IIIe CATÉGORIE. — *Matités occupant la totalité de la paroi pectorale.* — Deux cas peuvent se présenter : ou bien cette matité est absolue et uniforme, ou bien il existe encore de la sonorité par la percussion profonde près du sternum dans les régions sus-claviculaire et sous-claviculaire et les parties supérieures de la gouttière vertébrale. Dans le premier cas, on doit tracer avec beaucoup de soin par la percussion les limites de la matité; si elles correspondent parfaitement dans tous les sens à la réflexion de la plèvre costale, on aura très-probablement affaire à un épanchement; car dans l'hépatisation du poumon en totalité, la matité ne se fait pas sentir jusqu'au fond des gouttières costales, c'est-à-dire jusqu'à 2 centimètres 1/2 ou 3 centimètres environ au-dessus de l'extrémité antérieure des onzième et douzième côtes, puisque le poumon à l'état de santé ne descend pas jusque-là.

Dans le second cas, les restes de la sonorité pulmonaire, la circonscription de la matité précisément dans les limites de la plèvre costale, rendent extrêmement probable, je dirais presque certaine, l'existence d'un épanchement.

Le premier cas est infiniment plus grave que le second ; la matité absolue à toute profondeur indiquant l'affaissement total du parenchyme pulmonaire, doit faire craindre qu'il ne puisse reprendre ses fonctions.

Je dois ajouter, avant de terminer ce que j'ai à dire des matités dans la pleurésie, qu'une matité absolue dans toute l'étendue de la plèvre costale d'un côté, si elle n'était pas mobile (ou plutôt si le poumon mobile dans l'intérieur du liquide ne s'approchait pas alternativement des parois antérieures ou postérieures dans le décubitus, sur le dos et sur le ventre), si, de plus, elle était isolée de tous les autres signes et symptômes des épanchements pleurétiques, n'autoriserait pas à conclure à l'existence actuelle d'un épanchement liquide. On aurait pour soi de grandes probabilités assurément, mais on n'aurait pas la certitude ; car il n'est pas sans exemple que des pleurétiques soient guéris, sans que la matière de l'épanchement ait été absorbée ou évacuée. Le pus, si c'était du pus, a changé jusqu'à un certain point de nature; il a cessé d'entretenir la fièvre, il s'est desséché; les fausses membranes ont changé d'aspect, elles sont devenues cartilagineuses ou osseuses; des produits analogues à de l'albumine et à de la gélatine ont rempli l'intervalle qui existait entre les feuillets écartés de la plèvre, et en définitive la matité de l'épanchement subsiste, le malade étant véritablement guéri de sa pleurésie.

§ IV.

De la mensuration du thorax et de la limitation plessimétrique des viscères refoulés, en vue du diagnostic de la pleurésie.

On sait que les grands épanchements dans la plèvre produisent quelquefois la suffocation et font mourir les malades à l'improviste. Cet accident est lié, sans aucun doute, à la quantité des liquides épanchés dont les progrès toujours croissants ne se sont révélés par aucun symptôme, ou tout au plus par des accès de suffocation dans l'intervalle desquels l'état du malade n'offrait en apparence rien d'alarmant.

Le silence des symptômes en présence d'un aussi grand danger fait donc un devoir d'interroger les signes physiques. Or, lorsque la cavité pleurale est remplie en totalité, la quantité de l'épanchement peut augmenter ou diminuer dans des proportions énormes sans que la matité et les bruits respiratoires soient modifiés dans le côté affecté. Il faut donc aller chercher ailleurs des signes physiques.

Lorsque la cavité pleurale vient à être remplie en totalité, et souvent même avant cette époque, les médiastins, mais surtout le médiastin antérieur, sont refoulés dans le côté sain; les diamètres de la cavité pleurale s'agrandissent en tous sens, non-seulement dans le côté malade, mais encore dans le côté sain, quoiqu'à un moindre degré. Il en résulte : 1° un agrandissement notable dans la circonférence totale du thorax, 2° un refoulement du cœur dans le côté sain et un abaissement des voûtes diaphragmatiques des deux côtés, mais surtout du côté affecté. La mesure de ces divers phénomènes permet de suivre avec une grande précision les changements en plus ou en moins qui surviennent dans la quantité des épanchements.

Lorsqu'on pratique la mensuration dans la pleurésie, on ne doit point oublier qu'à l'état physiologique, le développement circulaire du côté droit est habituellement plus étendu de 1 à 3 centimètres que celui du côté gauche. M. Woillez (*Recherches sur la mensuration et l'inspection de la poitrine ;* Paris, 1838) a pratiqué la mensuration sur 133 sujets qui n'étaient affectés d'aucun épanchement dans la plèvre ; 97 fois le côté droit a dépassé le côté gauche de 1 à 3 centimètres, 27 fois les deux côtés ont été égaux, et 9 fois seulement le côté gauche a dépassé le côté droit. Ces faits sont tout à fait en rapport avec ce que j'ai observé. Il en résulte de grandes difficultés pour juger si une différence de 1, 2 ou 3 centimètres dans le développement circulaire de l'un ou de l'autre côté est naturelle, ou si elle provient d'une dilatation par l'effet de la présence des liquides épanchés dans la poitrine.

Dans un mémoire publié dans les *Archives* (loc. cit.), j'ai proposé, pour remédier autant que possible à cet inconvénient, de ne pas se contenter de comparer le développement circulaire d'un côté avec celui du côté opposé, mais de comparer à un ou plusieurs jours de distance le développement circulaire total du thorax.

Si les liquides épanchés diminuent ou augmentent, on obtient de la sorte des différences plus tranchées que par la comparaison d'un côté avec celui du côté opposé, puisque la dilatation du côté sain s'ajoute à la dilatation du côté malade.

Je sais bien que de la sorte la mensuration ne peut pas servir à décider la question de savoir si, dans un cas donné, il existe ou non un épanchement dans la plèvre; mais c'est déjà beaucoup qu'elle puisse faire connaître, à un ou plusieurs jours de distance, si un épanchement existant est en voie d'accroissement ou de décroissance.

Je dois tout de suite signaler une cause d'erreur. Les alternatives de plénitude et de vacuité de l'estomac peuvent faire varier de 2 ou 3 centimètres la circonférence de la poitrine mesurée à l'union de l'appendice xyphoïde avec le sternum; je m'en suis assuré un grand nombre de fois. Il est donc indispensable, si l'on tient à faire la mensuration à cette hauteur, de ne la faire qu'après l'accomplissement des phénomènes de la digestion.

On peut toutefois se mettre suffisamment à l'abri de cette cause d'erreur en mesurant immédiatement au-dessous des mamelons ou des glandes mammaires.

M. Piorry a indiqué le premier la mensuration verticale. Elle consiste à placer « l'une des extrémités du lien au niveau de la clavicule d'un côté et près de l'épaule, tandis que l'autre va correspondre au rebord saillant de la dernière côte sternale et près de sa pointe.

En se servant de ce procédé et en ayant les précautions, soit de porter le lien précisément sur les points correspondants à droite et à gauche, soit de mesurer les deux côtés dans le même temps de la respiration et dans la même attitude du malade, on arrive à reconnaître la moindre extension du thorax dans le sens de sa hauteur. » (*Traité de diagnostic,* t. 1, p. 570.)

Je n'ai point mis en usage la mensuration verticale, mais elle me paraît devoir être utile en l'occasion.

M. Chomel a proposé de mesurer le diamètre du thorax au lieu de mesurer sa circonférence, et de se servir pour cela du pelvimètre. Ce procédé me paraît devoir être plus exact que les moyens ordinaires ; mais n'en ayant point fait usage, je ne puis rien affirmer sur les avantages et sur les inconvénients qu'il peut présenter.

De quelque manière qu'on pratique la mensuration, les résultats qu'on obtient ont rarement une bien grande valeur. Il est pourtant une circonstance où elle peut rendre de grands services : c'est lorsqu'on a affaire à un vaste épanchement contre lequel on dirige une médication énergique ; si à un, deux ou trois jours de distance on constate une diminution dans la circonférence totale du thorax, on peut en conclure avec assurance que le liquide est en voie de résorption.

L'incertitude des résultats de la mensuration vient en grande partie de ce qu'il faut d'énormes changements dans la quantité des liquides épanchés pour amener une différence très-minime dans le développement circulaire de l'un et de l'autre côté, ou dans la circonférence totale du thorax à un ou plusieurs jours d'intervalle. Cela se conçoit : la dépressibilité du poumon est très-grande, la paroi costale est très-étendue, les médiastins se refoulent aisément, les voûtes diaphragmatiques surtout s'abaissent avec la plus grande facilité. Il faut donc, si l'on veut être instruit des variations dans la quantité des grands épanchements, explorer la cavité thoracique dans tous ses diamètres, et tenir compte : 1° du déplacement du médiastin antérieur par la situation du cœur et de l'épanchement refoulé dans le côté sain, 2° de l'abaissement des voûtes du diaphragme par la hauteur des bords inférieurs du foie et de la rate.

La déviation du médiastin antérieur comprend deux phénomènes : le refoulement du cœur et l'envahissement du côté sain par l'épanchement. Dans une de mes observations, un épanchement du côté gauche s'était avancé de 7 centimètres dans le côté droit au delà de la ligne médiane, et parallèlement à cette ligne depuis la clavicule jusqu'à la face supérieure du foie. Lorsque l'épanchement marcha vers la résolution, on vit le médiastin se rapprocher de la ligne médiane, non pas avec une vitesse égale dans toute sa hauteur, mais d'autant plus rapidement qu'on se rapprochait davantage de la clavicule.

C'est dans les épanchements du côté gauche que l'on observe les plus grandes déviations du cœur. J'ai déjà cité un cas de pleurésie aiguë du côté gauche, mortelle au huitième jour, où le déplacement du cœur était si considérable, que la pointe de cet organe dépassait d'un pouce le bord droit du sternum.

Les épanchements du côté droit produisent aussi un refoulement du cœur dans le côté gauche ; mais ce refoulement n'étant qu'une exagération de la position normale du cœur, ne doit pas avoir, et n'a pas en effet autant de gravité que celui du côté opposé.

Lorsque le cœur est refoulé par un épanchement dans le côté gauche, si l'on dessine par la plessimétrie le bord droit de cet organe, on trouve qu'il est devenu fortement convexe, et que sa convexité s'avance d'autant plus à droite, qu'elle est plus voisine de la face supérieure du foie.

Ce n'est pas une chose facile que de limiter le bord droit du cœur refoulé dans l'épaisseur du poumon droit, et si l'on n'est pas prévenu de cette difficulté, on sera porté à croire que le cœur est moins refoulé qu'il ne l'est en effet, et par conséquent à méconnaître la gravité réelle de la maladie. Il faut s'aider, dans ces cas, de l'auscultation, de la palpation et de l'inspection, qui quelquefois font voir les battements du cœur dans le côté droit, au delà du bord droit du sternum.

Si le médiastin éprouve de si grands déplacements à la suite des épanchements pleurétiques, les voûtes du diaphragme en subissent de bien plus considérables encore. C'est du côté droit surtout que ce phénomène, rendu sensible et multiplié en quelque sorte par le mouvement de bascule du foie, acquiert une véritable importance.

Si l'on ne connaît en effet le degré d'abaissement de la voûte du diaphragme, on ne saurait avoir une juste idée de la quantité des épanchements et de leurs progrès, qui tuent quelquefois les malades à l'improviste.

Chez la malade morte d'un épanchement purulent dans le côté droit de la poitrine et dont j'ai déjà parlé, la matité, qui occupait à peine la moitié du quadrilatère pleural, avait fait considérer cet épanchement comme médiocrement abondant, et pourtant il était énorme en réalité. Le diaphragme formait une concavité profonde, et le foie avait éprouvé un mouvement de rotation tellement complet, que son bord inférieur était en rapport avec la partie moyenne du ligament de Fallope.

Il est évident que si l'on avait suivi jour par jour l'abaissement du bord inférieur du foie, surtout vers son extrémité droite, on eût été averti de tous les progrès d'un épanchement qui en apparence était stationnaire, puisque sa limitation sur les parois du thorax n'avait pas changé d'étendue.

J'ai cité dans mon mémoire le cas d'un épanchement couvrant les deux tiers à peu près du quadrilatère pleural, et traité par le tartre stibié à haute dose. Le second jour, ses limites sur la paroi pectorale s'étaient étendues de 2 centimètres et demi, quoiqu'il eût réellement diminué de quantité, comme le démontraient à la fois une élévation de 5 centimètres du bord inférieur du foie à son extrémité droite, et un retour de 4 centimètres du médiastin refoulé vers la ligne médiane. Au reste, la marche de la maladie en donna la preuve, puisque l'épanchement n'existait plus dès le sixième jour. Au lieu d'une augmentation dans la quantité de l'épanchement, la diminution réelle qui avait eu lieu avait fait naître un nouvel arrangement qui m'en eût infailliblement imposé, si je n'avais été prévenu de la réascension de la voûte hépatique du diaphragme et du retour du médiastin refoulé vers la ligne médiane.

Il est donc d'une importance extrême, surtout dans les épanchements du côté droit, de noter jour par jour la hauteur de l'extrémité droite du bord inférieur du foie ; on aura de la sorte, si l'épanchement augmente ou diminue, une véritable échelle graduée, exprimant le degré de plénitude de la cavité pleurale ; et cela à une époque où tous les signes physiques tirés du côté affecté sont muets ou trompeurs.

Ce moyen précieux de diagnostic est non-seulement bon à révéler au médecin l'accroissement caché d'un épanchement qui peut devenir subitement mortel ; il peut encore servir à mesurer les effets du traitement dès les premières heures de son emploi, et plusieurs jours, dans quelques cas, avant que le côté affecté fournisse aucun signe.

Dans les épanchements du côté gauche, le refoulement du médiastin, en diminuant le côté droit de la poitrine, et la respiration supplémentaire, en augmentant le volume du poumon de ce côté, produisent un abaissement du bord inférieur du foie à son extrémité droite, mais dans l'étendue de 5 ou 6 centimètres au plus.

C'est donc sur le déplacement du cœur et sur l'abaissement de la rate qu'il faut surtout fixer son attention dans ces sortes d'épanchements.

Avant d'aborder les phénomènes stéthoscopiques de la pleurésie, je dois mentionner l'absence de frémissement vocal sur les points où le liquide correspond aux parois. Ce fait, signalé par M. Reynaud, peut être très-utile, mais il importe de savoir qu'il est bien loin d'être pathognomonique : le foie, une induration du poumon, une tumeur quelconque, peuvent lui donner naissance. Ajoutez que le frémissement vocal manque sur les hommes à voix faible, et qu'on ne le sent bien d'ordinaire qu'au voisinage des grosses bronches.

Lorsque les parois thoraciques sont maigres et l'épanchement très-liquide, on peut quelquefois obtenir la sensation de flot, en employant la fluctuation dite périphérique de M. Tarral (Piorry, loc. cit.).

§ V.

Des signes stéthoscopiques de la pleurésie.

Les signes stéthoscopiques de la pleurésie se tirent de l'éloignement ou de l'obscurité du bruit vésiculaire, de l'égophonie, des souffles et des bruits de frottement pleurétique.

L'éloignement ou l'absence du murmure vésiculaire, survenus rapidement dans une grande étendue des parois de la poitrine, sont un très-bon signe de la pleurésie avec épanchement. Il importe toutefois de faire remarquer que, si la couche de liquide était très-mince, il pourrait se faire qu'il n'y eût ni absence ni éloignement du bruit respiratoire. J'en ai cité un exemple dans mon mémoire : une matité très-légère, mais elliptique et mobile, rendait incontestable l'existence d'un épanchement qui ne se traduisait par aucun autre signe. Ainsi, de la persistance du bruit respiratoire avec tous les caractères qu'il offre à l'état normal, on ne peut pas toujours conclure à la non-existence d'un épanchement commençant.

On a cru pendant longtemps que le souffle tubaire était exclusivement propre à la pneumonie : c'est là une erreur ; il existe, au moins dans le tiers des pleurésies, mais avec des caractères particuliers qui rendent la confusion habituellement difficile. Le souffle pleurétique se montre surtout au début de la maladie, quand la couche des liquides épanchés offre encore peu d'épaisseur ; il est généralement faible, moelleux, lointain, parfois aigre et chevrotant ; il appartient plus spécialement à l'expiration, correspond surtout aux gouttières vertébrales, à la hauteur du scapulum, diminue vers les limites de la matité, au niveau de laquelle il s'éteint pour faire place à une expiration plus ou moins prolongée.

Il y a des cas, il faut en convenir, où il est véritablement impossible de distinguer ces deux souffles, tant leur ressemblance est parfaite. Il en est ainsi habituellement chez les enfants. Il faut alors s'aider des autres signes physiques, des symptômes et de la marche de la maladie.

L'égophonie est un signe de premier ordre dans la pleurésie ; elle consiste en une résonnance particulière de la voix, qui devient *aigre*, *aiguë*, *chevrotante, lointaine*. Lorsqu'il possède tous ces signes essentiels, ce phénomène est un signe véritablement pathognomonique de la présence d'un épanchement pleurétique ; mais dans un grand nombre de cas, il est difficile à saisir. On peut s'y tromper très-facilement, et le confondre avec la bronchophonie chez les vieillards et les personnes dont la voix est naturellement aiguë et tremblotante.

Si le siége d'une égophonie douteuse était mobile, toute incertitude serait par là même disparue. Un épanchement moyennement abondant, une couche de liquide peu épaisse et non enkystée, telles sont les conditions les plus favorables à l'égophonie, aussi bien d'ailleurs qu'à la bronchophonie et au souffle bronchique. Voilà pourquoi, lorsque les épanchements deviennent très-abondants, ces trois phénomènes disparaissent en même temps, pour reparaître plus ou moins complètement lorsque les mêmes conditions se renouvellent dans la période de résorption.

Le siége de prédilection de l'égophonie est précisément dans les régions correspondantes aux gouttières costales où nous avons vu naître les épanchements, c'est-à-dire vers l'angle inférieur de l'omoplate.

L'importance des bruits dus au frottement pleurétique est très-grande dans le diagnostic de la pleurésie. On aura une juste idée de cette importance, si l'on se rappelle les difficultés presque insurmontables que l'on éprouve souvent à déterminer avec précision si un épanchement donné est ou n'est pas entièrement résorbé.

Or, ces difficultés disparaissent aussitôt qu'on a perçu le frottement pleurétique, qui est un signe pathognomonique du contact des feuillets séreux ou pseudomembraneux dans le point où il se fait entendre.

Mais qu'est-ce que le frottement pleurétique? Est-ce un phénomène simple, toujours parfaitement reconnaissable? Non assurément; c'est, au contraire, le phénomène stéthoscopique le plus variable que je connaisse; il revêt mille formes diverses qui en imposent infailliblement à l'observateur non prévenu. Je tiens de bonne source que des praticiens de premier ordre attribuent à des pneumonies superficielles la crépitation qu'ils observent vers la fin des pleurésies, et qu'ils agissent en conséquence.

Il m'est arrivé dernièrement, chez un malade atteint de pleurésie tuberculeuse avec épanchement, de croire à l'existence d'une caverne sous la clavicule, quand il n'y en avait pas. L'espèce de gargouillement très-bruyant que j'avais constaté, ainsi que plusieurs médecins présents à la clinique de M. Lisfranc, était produit, sans aucun doute, par le frottement du feuillet pariétal et du feuillet viscéral de la plèvre, recouverts tous deux d'une éruption ayant une ressemblance grossière avec celle de la variole.

Un étudiant en médecine était en convalescence d'une pleurésie. Le médecin fort distingué qui lui donnait des soins ayant un jour ausculté la fosse sus-épineuse du côté malade, exprima de vives inquiétudes sur l'état de la poitrine et l'engagea à faire un voyage en Italie. Le malade, fort alarmé, me fit venir pour l'ausculter; je le fis avec beaucoup de soin, et je constatai tout simplement des craquements pleurétiques en arrière, dans la fosse sus-épineuse, du côté de l'épanchement: il n'y en avait point sous la clavicule, parceque l'épanchement n'ayant pas été complet, cette région n'avait point été envahie par le liquide et les fausses membranes. Au bout de quelques jours, le phénomène avait complètement disparu et la guérison était parfaite.

Le frottement pleurétique, il ne faut point l'oublier, peut simuler tous les râles bullaires, depuis le râle crépitant jusqu'au fin gargouillement à très-grosses bulles; et à moins d'une attention et d'une habitude extrêmes, on peut s'y tromper. Je vais plus loin, je dis qu'avec une attention et une habitude extrêmes, on peut encore s'en laisser imposer, si l'on attache une trop grande valeur à un signe physique quelconque lorsqu'il est isolé. Le râle crépitant, que l'on entend peut-être le plus souvent dans la pneumonie, ressemble à tel point à certains bruits de frottement pleurétique, qu'il est absolument impossible de l'en distinguer.

Il y a pourtant un râle crépitant vrai, qui arrive par bouffées dans l'oreille, dans les aspirations fortes, que l'on peut considérer comme pathognomonique, quand il existe.

Au reste, il en est du râle crépitant comme de tous les signes physiques, ils n'ont de valeur que dans de certaines limites qu'il faut bien connaître.

Ainsi l'on doit, si je ne me trompe, rapporter le grand phénomène de la crépitation à trois organes différents: les vésicules pulmonaires, les petites bronches et la plèvre. De là trois modes fondamentaux de crépitation: 1° la crépitation vésiculaire de la pneumonie; 2° la crépitation bronchique, 3° la crépitation pleurétique. Impossibles à confondre dans leurs formes les plus tranchées, ces trois modes de crépitation sont souvent impossibles à distinguer dans leurs formes intermédiaires. Voici les caractères les plus importants de la crépitation pleurétique:

La crépitation de la pleurésie est moins nombreuse, moins égale, moins instantanée que celle de la pneumonie; elle est sèche, irrégulière, saccadée; elle n'a pas lieu dans tous les mouvements respiratoires; elle est disséminée, elle ressemble, sur quelques points, au bruit de cuir que l'on ploie, de parchemin froissé. Elle s'accompagne même quelquefois, quand le phénoméne est porté très-loin, d'un frémissement vibratoire de la paroi thoracique.

Il n'atteint jamais la finesse extrême du râle crépitant vrai. La toux modifie les râles en les rendant plus évidents ou en les faisant disparaître après l'expectoration, tandis qu'elle n'a d'autre influence sur la crépitation pleurétique que celle qui résulte de l'accélération des frottements.

Les bruits dus au frottement pleurétique ne s'entendent pas seulement vers la fin de la pleurésie; on les perçoit encore tout à fait au début de cette affection, et quelquefois pendant son cours quand l'épanchement est mobile. Les bruits prennent alors des caractères tout particuliers. (Voy. l'observ. 8 de mon mémoire.)

Je ne puis m'arrêter davantage sur les signes stéthoscopiques de la pleurésie : je renvoie pour plus de détails à l'excellent traité de MM. Barth et Roger.

CONCLUSION PRATIQUE RELATIVEMENT AU DIAGNOSTIC DE LA PLEURÉSIE.

1° Pour savoir si un épanchement pleurétique que l'on soupçonne existe réellement, ou si un épanchement déjà reconnu n'existe plus, le moyen le plus court est d'exercer, depuis l'angle inférieur de l'omoplate jusqu'à 2 centimètres et demi environ au-dessus des extrémités antérieures des onzième et douzième côtes, une percussion d'autant plus superficielle qu'on s'approche davantage des parties déclives, et de porter l'oreille sur les mêmes régions.

2° Pour reconnaître si un épanchement donné est dans sa période de croissance ou de décroissance, le procédé est différent suivant que la matité absolue occupe la surface du côté malade toute entière, ou seulement une partie de cette surface.

Dans le premier cas, on doit marquer, 1° les bords inférieurs du foie, de la rate, et le bord opposé du cœur ; 2° les limites de l'épanchement vis-à-vis du côté sain, tant en avant, aux environs du sternum, qu'en arrière, le long des épines vertébrales. Ce n'est pas tout, il faut pratiquer la mensuration, et l'on doit s'attacher moins à rapprocher le développement circulaire d'un côté de celui du côté opposé, qu'à comparer la circonférence totale du thorax d'un jour à l'autre.

Dans le second cas, la situation des viscères, le refoulement des médiastins, la mensuration, n'ont plus qu'une importance secondaire, et le point capital est de tracer chaque jour sur les parois les limites exactes de la matité absolue, celles de l'obscurité de son, s'il y en a, et de rapporter. à cette topographie les signes de l'auscultation.

TRAITEMENT DES ÉPANCHEMENTS

L'opération de l'empyème peut se faire, soit avec le trocart seulement, soit avec le bistouri conduit sur un stylet cannelé substitué à la canule capillaire du trocart employé d'abord comme moyen d'exploration.

Quand une large ouverture des parois thoraciques n'est pas nécessaire, l'emploi du trocart est préférable à celui de tout autre instrument. L'opération est ainsi rendue infiniment moins douloureuse, beaucoup plus simple, et l'on peut éviter l'entrée de l'air qui empêche le développement du poumon, amène la viciation purulente, et peut produire une pleurésie grave par sa grande étendue. Pour prévenir l'entrée de l'air, on fait usage de trocarts à tube capillaire assez fin pour ne pas permettre que les liquides y circulent spontanément; on extrait ensuite le liquide à l'aide d'une ventouse à pompe. Cette méthode, que j'ai vu employer par M. Gendrin chez un phthisique menacé de suffocation, et qui fut ainsi soulagé pour longtemps, a des avantages immenses. Elle réduit l'opération à une piqûre insignifiante par elle-même, prévient à coup sûr l'entrée de l'air, peut être répétée un très-grand nombre de fois, et permet ainsi au poumon de reprendre peu à peu et graduellement ses premières dimensions. Il peut même arriver qu'après les premières ponctions la nature se charge du reste, et épargne au malade toutes les chances de l'ouverture de la cavité pleurale qui peut devenir nécessaire pour évacuer les dernières parties de l'épanchement.

Extrait du Chapitre IV de la Thèse (fév. 1845.)

SUR LE TRAITEMENT DES ÉPANCHEMENTS PLEURAUX

PAR LA THORACENTÈSE CAPILLAIRE.

Lettre au rédacteur en chef de la Tribune médicale.
(22 novembre 1868.)

Mon cher et très-honoré Confrère,

Je viens de lire dans *l'Union médicale* du 31 octobre 1868 un très-bon article sur le traitement des épanchements pleuraux au moyen de la thoracentèse capillaire, par le Dr Blachez, médecin des hôpitaux de Paris.

Ayant moi-même pratiqué plusieurs fois cette petite opération, je vous demande la permission de mettre sous les yeux des lecteurs de *la Tribune* l'histoire d'un malheureux phthisique qui a exigé que je lui pratiquasse dix-huit thoracentèses capillaires palliatives en sept mois.

Cette opération n'est point assurément une invention nouvelle, car elle était en usage à la Pitié en 1842, et M. Gendrin faisait à cette époque appliquer une ventouse sur le trocart explorateur pour vider les épanchements pleuraux.

Ce procédé, qui parfois donnait lieu à un abondant écoulement de liquide, était, disait-on, très-infidèle par suite de l'obstruction de la canule, et c'est alors ce qui me détourna de son emploi.

Plus tard, ayant été conduit moi-même à pratiquer la thoracentèse pour évacuer un épanchement séro-purulent, et voyant le liquide arrêté dans le tube capillaire de mon trocart explorateur, je fus naturellement conduit à le couvrir de l'un des verres à ventouse dans lesquels je fais agir habituellement ma pompe pneumatique à aspiration intermittente, et je fus très-heureux de voir le pus sortir à flots continus, au point qu'en quarante-cinq minutes il s'en écoula cinq litres, et que des globules de pus concret traversaient la canule avec une impétuosité remarquable.

L'impulsion en sens inverse du va et vient de l'aspiration intermittente faisait exactement l'effet d'un stylet qu'on eût fait mouvoir dans l'intérieur du tube, et je compris alors parfaitement les merveilleuses propriétés *désobstruantes* des coups de piston aspirateurs mille fois répétés de la ventouse mécanique sur les parties engorgées.

Voici cette observation :

Épanchement séro-purulent survenu dans un cas de pleurésie tuberculeuse. Vingt-quatre litres de liquide extraits en sept mois par dix-huit thoracentèses capillaires, qui n'ont, pour ainsi dire, causé aucune douleur, et dont les cicatrices n'ont pas été plus apparentes que celles de simples piqûres de puce.

Le nommé Marot, âgé de 20 ans, demeurant au village de Saint-James, de la commune d'Hesloup, me fait demander le 21 mars 1857.

Issu d'une mère morte phthisique, ayant eu deux sœurs et un frère moissonnés par la même maladie, Marot porte dans sa physionomie le cachet du tempérament lympathyque, et la vive rougeur de ses pommettes tranchant sur la teinte blanc mat de son visage appelle immédiatement mon attention sur l'état de sa poitrine.

On me raconte qu'il a éprouvé une pneumonie du côté droit, il y a quatre mois, et qu'il ne s'en est pas complétement rétabli.

« Chose singulière ! me dit-il, un bruit étrange retentit dans mon côté droit à chaque pas quand je marche, et on l'entend même dans un rayon d'environ trois mètres à la ronde. »

Il imprime immédiatement à sa poitrine une série de brusques secousses, et j'entends alors un bruit analogue à celui d'une carafe à demi-pleine que l'on agiterait.

Il souffre d'une dyspnée habituelle, et par moments, il est en proie à des angoisses de suffocation.

Tout l'hypochondre droit présente une voussure manifeste, et est le siége de la matité propre aux quides. Cette matité existe d'ailleurs dans tout le côté droit, sauf au sommet de la cavité pleurale, aux environs de la clavicule et au-dessus de l'épine de l'omoplate, où il reste encore un peu de sonorité.

Le bord intérieur du foie dessine une ligne tranversale qui descend à un doigt au-dessous de l'ombilic.

Supposant que le principe de la maladie était une inflammation chronique de la plèvre, et fidèle à la pratique de M. le professeur Piorry, je prescris : Une potion stibiée à 30 centigr., à prendre par cuillerées, de deux en deux heures, et renouvelée pendant trois jours consécutifs ; 2° un large vésicatoire ; 3° régime : bouillons alimentaires, potages légers ; diminuer la quantité des boissons.

30 mars. — Le malade a éprouvé cette nuit un violent accès de suffocation : on a cru la mort imminente. Le pouls est petit et fréquent. Les moyens ordinaires ayant été reconnus inefficaces contre un épanchement qui sans cesse augmente, la thoracentèse me paraît indiquée, sinon pour sauver le malade, au moins pour le soulager, et prolonger quelque peu son existence.

J'ai recours pour cela au trocart explorateur classique, dont le tube n'offre qu'un millimètre de diamètre mesuré intérieurement. Après avoir fait un pli à la peau, je l'enfonce dans un espace intercostal à la partie moyenne de l'aisselle ; quelques gouttes de liquide s'échappent aussitôt, mais bientôt ni introduction d'air, ni sortie de liquide ne se produisent par la canule. J'applique donc un verre à ventouse, et je fais agir doucement ma pompe à air à aspiration intermittente.

Un liquide jaunâtre, séro-purulent, mais inodore, coule immédiatement à flots. Chaque fois que le verre à ventouse est rempli, je le transvase, et, en quarante-cinq minutes, cinq litres de liquide sont extraits. J'avais craint d'abord que l'étroit conduit de mon trocart ne vînt à s'obstruer ; il n'en fut rien. A plusieurs reprises, des globules de pus concret ralentirent un instant l'écoulement du liquide ; mais bientôt, grâce au mouvement alternatif de va et vient du piston aspirateur, ils étaient entraînés par le flot de la matière purulente qui continuait à sortir.

Il est à remarquer que l'énergie de la succion a dû aller constamment en augmentant jusqu'à ce que, le malade ayant accusé de la douleur, je fus obligé de retirer la canule, qui laissa entendre en sortant un léger sifflement.

Le malade accuse un soulagement immédiat.

La sonorité a remplacé la matité dans toutes les régions antérieures de la poitrine, et dans la partie sus-scapulaire de la gouttière vertébro-costale. Le bord inférieur du foie est recouvert par les fausses côtes.

1er avril. — Le bruit du glou-glou que le malade provoquait par une brusque secousse à la hauteur de la clavicule se fait entendre maintenant aux parties latérale et antérieure de l'hypochondre droit. Le soulagement est très-grand et se soutient. Il reste, toutefois, un léger mouvement fébrile le soir.

5 avril. — La fluctuation thoracique remonte avec le liquide, et elle se fait entendre sur le trajet d'une ligne qui, partant du bord antérieur de l'aisselle, irait rejoindre l'appendice xyphoïde.

Il semble que le flot du liquide vient battre sur cette ligne comme l'eau d'un étang contre ses digues et avec un bruit analogue. La percussion indique une matité propre au liquide coïncidant avec cette ligne. Le bord inférieur du foie redescend, et est déjà à un pouce au-dessous des fausses côtes. De tout cela il résulte que l'épanchement est en voie d'accroissement rapide.

Une nouvelle ponction étant instamment réclamée par le malade, je me décide, pour prévenir la rentrée de l'air qui s'est produite en retirant la canule, à recouvrir le pavillon du trocart d'une bande de caoutchouc vulcanisé, et pour éviter, d'autre part, de répandre de nouveau du liquide dans le lit, je couvre le trocart avec une ventouse tubulaire que je mets en communication par un tube en caoutchouc avec l'une des deux tubulures d'une grande ventouse dont l'autre communique avec la pompe pneumatique. L'embouchure de cette grande ventouse, qui a 5 cent. de diamètre, est obturée par un ballon de caoutchouc. L'appareil étant en marche, on voit le liquide remplir d'abord la ventouse tubulaire, puis arriver dans la ventouse-réservoir, que l'opérateur, assis au bord du lit, tient entre ses mains. Une fois la ventouse-réservoir remplie, on ferme le robinet qui correspond à la poitrine, et, après avoir placé dessous un vase pour recevoir le liquide, on détache le ballon, et, le liquide étant évacué, on le replace; on rouvre le robinet, et l'on recommence la même manœuvre autant de fois qu'il est nécessaire. Notons que ce procédé serait applicable à toutes les collections de liquide qu'il est utile d'évacuer, et que l'on pourrait les extraire ainsi à l'aide de simples ponctions capillaires.

Trois litres de liquide sont extraits de la sorte avec la plus grande facilité. Un soulagement des plus remarquables en est la conséquence. Le sommeil devient parfait ainsi que l'appétit. Le malade fait huit kilomètres à pied pour venir me remercier. Depuis la dernière ponction qui a eu lieu il y a quinz jours, il a gagné, dit-il, sept livres en poids. Il espère guérir, et moi-même je me sentirais porté à rabattre quelque chose de mon funèbre pronostic.

7 mai. — Marot est plus oppressé : il réclame une nouvelle ponction.

11 mai. — Extraction de 3 litres et demie de liquide séro-purulent.

17 juin. — Le malade étant descendu de son lit hier soir, est pris d'un violent accès de toux avec suffocation imminente. Il est calme ce matin. Le bord inférieur du foie touche la crête iliaque. La matité a gagné le sommet de l'aisselle et l'épine de l'omoplate. Extraction de trois litres de liquide comme précédemment. Le malade,

soulagé de nouveau, se fait encore illusion sur sa guérison prochaine. Pour moi, je songe aux injections iodées; mais la nature évidemment tuberculeuse de la maladie m'en détourne.

25 septembre. — Après plusieurs ponctions successives, le malade en veut encore subir une dernière; elle procure l'évacuation de deux litres de sérosité purulente sans aucune odeur. Le pauvre malade éprouve encore une fois un merveilleux soulagement, et aujourd'hui, 26 septembre, je le trouve en train de déjeuner du meilleur appétit.

A partir de ce jour, plusieurs thoracentèses ont encore été pratiquées pour satisfaire aux instantes supplications de Marot, mais elles n'ont procuré qu'un soulagement incomplet, et, le 9 novembre, un abcès qui s'ouvre à la base de l'aisselle engendre trois fistules, qui laissent échapper du pus et des gaz fétides. Pendant les crises de toux, on voit le pus s'échapper des trois fistules par un jet se dirigeant en bas comme celui des appareils gazogênes quand on ouvre le robinet. Les plaies sont sous-cutanées dans l'espace de deux centimètres, et font l'effet de véritables soupapes.

14 décembre. — Les fistules se sont agrandies. La supérieure tend à s'oblitérer de jour en jour.

L'inférieure ressemble à une large boutonnière qui laisse couler sans cesse une sérosité fétide, âcre, mordante. Pouls à 100 pulsations; infiltration presque générale. Mort quelques jours après. Autopsie refusée.

Tous les avantages que M. Blachez attribue avec raison à la thoracentèse capillaire, qu'il opère avec un trocart de deux millimètres de diamètre, et à l'aide de l'inspiration et de l'expiration naturelles, reviennent évidemment de plein droit à celle que j'exécute à l'aide d'un trocart qui n'a qu'un millimètre de diamètre.

Cette pompe est d'ailleurs entre les mains de tous les praticiens qui ont l'habitude de s'en munir pour faire le vide dans les verres à ventouse généralement en usage.

L'un de nos jeunes confrères, justement apprécié par le public, le Dr Gondouin, d'Argentan, se plaignait à moi, il y a deux ans, d'être obligé d'abandonner l'application des ventouses scarifiées par la petite pompe à air qu'on lui avait vendue pour cet objet avant de quitter Paris. Je lui donnai le conseil d'envoyer cet instrument au fabricant Guéride, et d'y faire ajouter un petit robinet à vis échancrée pour la réintroduction graduée de l'air, et de demander en même temps quatre verres à ventouse à larges bords.

Il a suivi mon censeil, et il me disait dernièrement qu'il était très-heureux de pouvoir maintenant *pratiquer à volonté la saignée locale.* Son appareil est des plus simples; il est composé: 1° d'une pompe pneumatique à réintroduction graduée d'air ou à aspiration intermittente; 2° de quatre verres assortis; 3° d'un tube intermédiaire.

THORACENTÈSE PRATIQUÉE AU SEPTIÈME JOUR

Aspiration de 1,200 grammes de sérosité fibrineuse à travers la canule du trocart explorateur usuel, en 25 minutes.

—

(*Lettre au rédacteur en chef de* la France médicale, *le 12 décembre 1871.*)

———

MON CHER ET TRÈS-HONORÉ CONFRÈRE,

Je désirais depuis longtemps trouver l'occasion de pratiquer la *thoracentèse* dans de bonnes conditions. Cette occasion s'est enfin présentée à moi dernièrement, et je vous demande la permission de raconter les détails de l'observation aux lecteurs de *la France médicale.*

Le 12 novembre dernier, je suis appelé à l'hôtel de l'Orne, auprès de mademoiselle X..., domestique. Bien portante jusqu'alors, quoique d'un tempérament lymphatique, Mlle X..., à la suite d'une éruption menstruelle incomplète, se plaint de douleurs vagues dans le thorax. La légère altération de son visage me fait craindre, comme l'on dit vulgairement, pour sa poitrine. Je lui propose, en conséquence, une application de ventouses scarifiées à la Térabdelle au siége, elle accepte.

Appelé de nouveau le 14 novembre, j'apprends que

la saignée de 125 grammes au siége a diminué l'oppression respiratoire, mais n'a pas empêché qu'une douleur vive ne se soit manifestée ce matin à la partie inférieure du côté droit. Je percute et j'ausculte attentivement cette région ou-dessous de l'angle inférieur de l'omoplate et j'y trouve un épanchement pleurétique commençant. Il y a 96 pulsations, elles sont faibles et dépressibles, l'oppression est marquée.

En six jours, trois vésicatoires volants aussi larges qu'il est possible, sont appliqués *loco dolenti*. Les limites de l'épanchement n'en vont pas moins s'agrandissant chaque jour et envahissant successivement les diverses régions. Enfin, le 21, la limite antérieure s'étant élevée, depuis 24 heures, de trois centimètres au-dessus du bord inférieur du grand pectoral, et la fosse sus-épineuse en arrière étant envahie, je propose la ponction de la poitrine qui est immédiatement acceptée.

La peau ayant donc été déplacée et ensuite divisée par la pointe d'une lancette, j'enfonce mon trocart explorateur dans le cinquième espace intercostal sur la ligne formée par l'axe vertical de l'aiselle. Ayant retiré le poinçon, rien ne sort et le liquide ne se montre pas à l'ouverture de la canule.

J'ai donc recours au petit verre à ventouse dont je me sers pour la succion du lait au mamelon ainsi que du sang et du lait des ponctions de lancette que je pratique sur les seins engorgés, et à la partie déclive duquel M. le Dr Hamon de la Rochelle, ajoute, avec raison, un orifice pour l'évacuation du liquide, verre dont il fait usage d'ailleurs comme réservoir de son *aspirateur profond*.

Je mets le verre en communication d'une part, au moyen d'un tube en caoutchouc de 60 centimètres de longueur, avec la canule qui plonge dans la cavité pleurale, et d'autre part, au moyen du robinet placé à sa partie supérieure, avec le corps de pompe de la Térabdelle.

On a multiplié à l'infini les instruments à ventouse ; depuis le simple verre où l'on fait le vide avec l'étoupe jusqu'à la sangsue mécanique, tout a été fait. Cependant l'appareil dont je me suis servi et qui est à la fois une ventouse et une sangsue mécanique et permet de faire intervenir artificiellement l'élément dynamique en thérapeutique, m'a rendu assez de services pour que je le recommande à mes confrères.

L'instrument ayant été mis en marche avec le mouvement de va et vient qui le distingue, parce qu'il opère le massage pneumatique, je vois le liquide sortir par un jet intermittent et avec une certaine lenteur. Je supprime alors complètement la réintroduction de l'air, et je vois aussitôt le jet devenir continu et doubler pour le moins de quantité.

J'en conclus qu'à travers la canule rigide du trocart, il n'est besoin ni du va et vient ni d'intermittence. Il n'en serait plus de même, évidemment, si l'extraction du liquide s'opérait au moyen de la succion d'un verre à ventouse couvrant la canule du trocart munie de sa soupape de baudruche, et il faudrait tenir compte alors de la pression des bords du verre sur la peau en choisissant un verre à ventouse de 2 ou 3 centimètres seulement de diamètre à l'embouchure et en rendant la pression supportable par une suffisante réintroduction d'air. Cette dernière méthode est de rigueur, ne l'oublions pas, dans les épanchements anciens ou très-abondants, toutes les fois que l'on a des raisons de craindre que le poumon n'ait perdu sa souplesse et son élasticité naturelles.

En 25 minutes, 1,200 grammes de sérosité fibrineuse sont extraits.

Vers la fin de l'opération, on voit la canule sortir d'elle-même au dehors en même temps que le son pulmonal reparaît dans toute la partie antérieure de la poitrine.

Pouls à 104, très-dépressible, sentiment de grande faiblesse ; je n'ose faire asseoir la malade pour l'ausculter, de crainte de provoquer une syncope.

Le verre à sein dont je me suis servi est un trop petit réservoir, je dois le faire remarquer tout de suite, d'autant plus que se remplissant d'écume, j'étais obligé de le vider avant qu'il ne fût entièrement rempli de liquide, ce qui a doublé au moins la durée de l'opération.

A l'avenir, je prendrai pour réservoir un simple ballon, une carafe ou même une vulgaire bouteille à large ouverture de 2 ou 3 litres de capacité, que le premier pharmacien se chargera de boucher hermétiquement, avec un bouchon de liége percé de deux trous, pour y ajuster deux de mes robinets mobiles dont l'un doit correspondre à la cavité pleurale et l'autre au corps de pompe de la Térabdelle.

En voyant la canule de mon trocart repoussée au dehors par le poumon, j'ai compris la cause de cette sérosité rougeâtre qui s'est montrée à la fin de certaines opérations de thoracentèse où l'on avait fait usage de l'aiguille canaliculée de l'aspirateur sous-cutané de M. le Dr Dieulafoy et de l'aspirateur profond de M. le Dr Hamon, de la Rochelle ; il y avait eu, dans ces cas, évidemment, une legère piqûre du tissu pulmonaire.

22 novembre. Mlle X. est très-soulagée. L'anxiété respiratoire et l'animation du visage ont disparu ; le pouls

est tombé de 104 à 84, le bruit respiratoire s'entend partout. En arrière et surtout en bas, il est lointain et obscur, ce qui, joint à un reste notable de matité, atteste la présence d'une couche assez épaisse de fibrine en gelée. Je cherche en vain quelques vestiges de frottement pleural, cet intéressant phénomène aux protéiques manifestations.

10 décembre. — Mlle X... est entièrement guérie. La sonorité est parfaitement égale de l'un et de l'autre côté. L'apparition des règles normales a confirmé la guérison et, depuis plusieurs jours, elle a repris ses occupations ordinaires.

Généralement, la période croissante des épanchements est de quinze à seize jours, au *maximum* de 25 jours, dit M. Woillez, dans la *Revue médicale* (1).

N'est-il pas plus que probable, qu'au lieu de décroître à partir du septième jour, l'épanchement de Mlle X... eût continué sa marche croissante encore un septenaire au moins et qu'au quatorze ou quinzième jour, au lieu de 1,200 grammes, il y en eût eu le double ou le triple à extraire?

Au reste, je laisse aux praticiens auxquels l'opération de la thoracentèse est familière, le soin de tirer les conséquences pratiques qui pourraient découler de la présente observation.

Veuillez agréer, mon cher et très-honoré confrère, la nouvelle expression de mes meilleurs sentiments.

Tout votre,

H. D.

(1) *Revue médicale* du 9 décembre 1871, p. 554.

Le 3 avril 1869, à la clinique de la Faculté, à la Pitié, M. le docteur Péter ayant bien voulu, sur ma demande, introduire le trocart explorateur capillaire usuel au-dessous du mamelon gauche d'un malade atteint d'un épanchement de sérosité fibrineuse dans tout ce côté de la poitrine, fit d'abord constater à son nombreux auditoire que le liquide *ne coulait pas de lui-même.*

Aussitôt, ayant couvert ce tube d'un verre à ventouse et mis celui-ci en communication, par un tube en caoutchouc, avec ma petite *térabdelle de poche* dont la manœuvre était confiée à deux infirmiers qui se relevaient tour à tour, on vit le liquide sortit à flots, et en quarante-cinq minutes, on en tira trois litres.

Au bout d'un mois, jour pour jour, le malade sortit de l'hôpital, guéri sans avoir eu à subir d'autre médication.

DISCUSSION SUR LA THORACENTÈSE

A L'ACADÉMIE DE MÉDECINE.

DISCOURS DE M. HÉRARD *(du 4 juin 1872).*

Au milieu des opinions contradictoires qui se sont produites à cette tribune relativement au meilleur mode de traitement des épanchements de la plèvre, il est un point sur lequel tous les médecins sont aujourd'hui d'accord : c'est la nécessité d'une intervention chirurgicale toutes les fois que la nature purulente du liquide est nettement constatée. On peut dire, en effet, laissant de côté quelques cas exceptionnels plus ou moins authentiques, que les épanchements purulents, surtout s'ils ont acquis un certain volume, ne sont pas susceptibles de résorption, et que, si l'évacuation du liquide ne s'effectue pas au dehors par les bronches ou par la peau, éventualité relativement favorable, mais sur laquelle le médecin ne doit pas compter, les malades sont voués à une mort à peu près certaine.

Il faut donc agir, et je me hâte d'ajouter que, quel que soit le procédé opératoire employé, plus on agira vite, plus on aura de chances de réussite. Sous ce rapport, on peut prévoir que la guérison des épanchements purulents de la plèvre sera, à l'avenir, beaucoup plus souvent obtenue qu'elle ne l'a été dans le passé, et cela par une raison fort simple, c'est que, autrefois, on ne recourait à l'opération qu'après avoir épuisé tous les moyens médicaux, alors que le malade était déjà miné par la fièvre hectique, et que le poumon avait été longtemps comprimé par des fausses membranes épaisses, résistantes. Quoi d'étonnant dès lors que les résultats aient été aussi désastreux que l'ont indiqué à cette tribune nos honorables collègues M. Chassaignac et M. J. Guérin? Mais aujourd'hui que la thoracentèse est définitivement entrée dans la pratique journalière, et que, grâce aux perfectionnements des nouveaux appareils, elle est devenue d'une simplicité qui n'est égalée que par son innocuité, on ne laissera plus des épanchements purulents séjourner dans la plèvre pendant des mois et des années; l'organisme aura conservé toute sa force de résistance; enfin, le poumon n'aura pas perdu sa perméabilité à l'air et pourra venir au contact de la paroi thoracique, condition indispensable pour une guérison prompte et définitive.

Je suppose donc le médecin en face d'un épanchement démontré purulent par les symptômes généraux ou mieux encore par le trocart capillaire explorateur, quelle conduite suivra-t-il? Proposera-t-il d'emblée l'incision, comme cela a été conseillé, aura-t-il recours immédiatement au drainage, au tube simple introduit dans la poitrine, au siphon de M. Potain, etc.? Tel n'est pas notre avis et, en pareil cas, nous commençons par pratiquer la thoracentèse. Nous savons, en effet, qu'une seule ponction a suffi quelquefois à guérir des épanchements purulents aigus, de ces épanchements qui surviennent, par exemple, dans le cours ou dans la convalescence d'autres maladies générales, fièvres, etc. C'est ainsi que j'eus à traiter à l'hôpital Saint-Antoine un jeune malade qui, à la suite du choléra, avait été atteint de pleurésie purulente. Je pratiquai la thoracentèse par le procédé Reybard, et évacuai plus de deux litres d'un pus franchement phlegmoneux. Cette ponction suffit, le liquide ne se reproduisit pas et le malade sortit de l'hôpital parfaitement guéri. De pareils faits ont été observés et sont consignés dans les recueils scientifiques. Aussi j'avoue n'avoir pas très-bien compris la portée du reproche adressé avec une certaine vivacité par notre savant collègue M. Chassaignac, aux chirurgiens anatomistes qui poursuivent, je cite textuellement, « la chimère d'une évacuation immédiate, complète et radicale d'un vaste épanchement purulent de la plèvre. Pour concevoir un pareil dessein, ajoute M. Chassaignac, il faut donc n'avoir aucune idée de la configuration anfractueuse de la plèvre, de la constitution anatomique des parois d'un foyer purulent pleural, parois qui s'opposent à toute juxta-position immédiate ; il faut n'avoir pas réfléchi qu'il doit toujours rester dans la cavité une partie du pus, c'est-à-dire ce qui suffit à reproduire la collection primitive. » Sur ce dernier point nous sommes disposé à croire que ce n'est pas parce qu'il reste quelques grammes de pus dans les bas-fonds de la cavité pleurale que le liquide se reproduit, mais uniquement parce que la plèvre enflammée conserve, même après l'évacuation incomplète ou complète, ses dispositions pyogéniques. Quant à la configuration anfractueuse de la plèvre elle s'efface si le poumon parvient à se développer librement, et c'est probablement parce que cet organe n'a pas été longtemps comprimé par l'épanchement qu'il vient se mettre en contact avec la séreuse pariétale et que la guérison s'effectue si rapidement, avec ou sans conservation de la cavité pleurale. Au surplus, l'explication importe peu, les faits sont là pour prouver qu'une seule ponction peut guérir la pleurésie purulente.

Ces faits sont très-rares, je me hâte de le reconnaître, et le plus ordinairement le pus se reproduit. Que faire alors ? Quelques médecins ont conseillé les ponctions successives jusqu'à épuisement complet du liquide. M. J. Guérin, dans une des dernières séances, a cité trois cas remarquables de sa pratique dans lesquels l'aspiration par la méthode sous-cutanée a rapidement débarrassé la poitrine du pus qui y était contenu. La science possède un certain nombre de guérisons analogues obtenues, soit avec l'ingénieux appareil de M. J. Guérin, soit avec l'instrument de Reybard.

Malheureusement, il faut bien l'avouer, et cela résulte de nombreuses statistiques, le chiffre des revers l'emporte tellement sur celui des succès que la plupart des praticiens avaient, dans ces derniers temps, à peu près complètement renoncé à cette méthode opératoire. Les perfectionnements apportés aux appareils aspirateurs viennent, nous le croyons, de faire entrer la question dans une phase nouvelle. Si l'on veut, en effet, se bien rendre compte des causes des insuccès, on verra qu'en mettant un trop long intervalle entre chaque ponction, on laisse le pus se reproduire; que par son accumulation graduelle dans la poitrine, il gêne l'expansion du poumon, en même temps qu'il peut déterminer des symptômes infectieux; d'un autre côté, il est difficile de faire accepter aux malades un nombre quelquefois considérable de ponctions avec le trocart de Reybard, à plus forte raison avec le trocart plus gros de M. J. Guérin, et si les ponctions sont renouvelées aussi fréquemment que cela est nécessaire, il est bien rare qu'il ne s'établisse pas, au bout de quelque temps, une ou plusieurs fistules cutanées.

Or, Messieurs, c'est en cela que consiste le réel perfectionnement des nouveaux appareils à aspiration, celui de M. Dieulafoy, de M. Regnard, de M. Castiaux ou, le plus simple de tous, l'aspirateur de M. Potain. Ce n'est pas parce qu'ils produisent l'aspiration qu'ils ont conquis si rapidement la faveur médicale, l'appareil de M. J. Guérin suffit amplement et mieux qu'aucun autre à cet usage. Non. L'aspiration ici n'est précieuse que parce qu'elle permet de se servir pour la thoracentèse de trocarts fins, capillaires, qui ne laisseraient passer que difficilement les liquides contenus dans la plèvre, si ces liquides n'étaient attirés au dehors par la force aspiratrice. Qui ne voit de suite l'immense avantage de ces petits trocarts appliqués au traitement des épanchements purulents? Ce n'est plus une opération, c'est une simple piqûre inoffensive qui est acceptée par les malades sans répugnance, sans effroi, comme la piqûre dans les injections hypodermiques, et qui, point capital, ne détermine pas à sa suite de fistule cutanée, alors même qu'elle est répétée un grand nombre de fois. C'est de cette façon que M. Bouchu (*Gazette des hôpitaux*, oct. et nov. 1871) a pu ponctionner 33 fois un jeune enfant atteint de pleurésie purulente et obtenir la guérison. M. Bucquoy racontait dernièrement à la Société des médecins des hôpitaux l'histoire d'un de ses malades, adulte, affecté d'épanchement purulent, et auquel il pratiquait tous les trois ou quatre jours une ponction avec le trocart fin des appareils aspirateurs; le malade a déjà subi 18 ponctions aussi innocentes que peu douloureuses. Le liquide diminue de quantité, et M. Bucquoy espère arriver prochainement à une guérison définitive. Nous pourrions encore citer le fait récemment observé à l'hôpital Necker par M. Potain d'un malade complètement guéri d'une pleurésie suppurée, sans autre traitement que des ponctions successives et une injection.

Ce sont là, assurément, des résultats très-satisfaisants obtenus avec bien peu d'efforts. Cette méthode n'a qu'un défaut, c'est qu'elle ne s'occupe que très-accessoirement de l'état des surfaces sécrétantes. Or, je crois que si l'on veut obtenir des guérisons nombreuses par les ponctions multiples, il faut de toute nécessité, en même temps qu'on donne écoulement au liquide, agir énergiquement sur la membrane séreuse au moyen d'injections et particulièrement d'injections iodées. C'est la règle de conduite que je suis le plus habituellement; seulement, et c'est en cela que ma manière de faire s'éloigne des procédés usuels, au lieu de me borner à injecter de la teinture d'iode et à lui donner issue au dehors au bout de quelques minutes, j'ai soin de la laisser à demeure dans l'intérieur de la cavité séreuse. On conçoit toute l'importance de cette action continue d'un liquide aussi essentiellement modificateur. L'injection dont je me sers est ainsi préparée : Eau, 100 grammes ; teinture d'iode, 40 grammes ; iodure de potassium, 2 grammes. Aux personnes qui pourraient s'effrayer de la dose de teinture d'iode ainsi injectée, je répondrai que l'absorption n'est pas très-active dans les conditions où se trouve la séreuse pleurale, et que d'ailleurs, à part un goût iodé assez franchement accusé, et quelquefois un peu de sensibilité dans le côté, je n'ai jamais constaté le plus petit accident. En répétant, du reste, beaucoup plus souvent la ponction avec les petits trocarts on pourra, à l'avenir, diminuer de moitié, des 2/3 la quantité de teinture d'iode.

Je suis parvenu, par la méthode que je viens d'indiquer, méthode des ponctions répétées et des injections iodées, à guérir ou à soulager plusieurs malades atteints d'épanchements purulents. L'un des faits les plus remarquables dont j'aie été témoin est relatif à un monsieur âgé de 35 ans, demeurant rue Drouot, soigné depuis près de deux mois pour une pleurésie du côté droit, compliquée de bronchite généralisée. Quant je fus appelé, l'état était tellement grave, que j'hésitai à pratiquer la thoracentèse dans la crainte que le malade ne succombât pendant les fatigues de l'opération. Je me décidai cependant à la pratiquer avec l'aide de mon ami, M. le docteur Moutard-Martin. Je tirai par la canule Reybard environ 3 litres de pus. Cette évacuation fut suivie d'un amendement notable dans les symptômes généraux, mais au bout de quelques jours le liquide se reproduisit; sans plus tarder, j'eus recours à la méthode dont j'ai eu l'honneur d'entretenir l'Académie. Après avoir débarrassé la poitrine du pus qu'elle contenait, je remplis une seringue à hydrocèle de l'injection iodée, selon la formule indiquée plus haut et dans le but d'empêcher l'entrée de l'air ; n'ayant pas à ma disposition une canule à robinet, je fis tendre la peau de baudruche sur l'ouverture extérieure de la canule solidement maintenue, et par un petit coup sec et rapide je perforai la baudruche avec l'extrémité effilée et conique de la seringue qui vint immédiatement boucher hermétiquement la canule. J'injectai doucement le liquide, après quoi je retirai la canule dans laquelle je laissai engagé le bec de la seringue pour éviter tout contact de l'air ; un morceau de diachylon recouvert sur ses bords d'une couche de collodion, fut appliqué sur la petite ouverture ; puis j'engageai le malade à prendre immédiatement et fréquemment dans la journée des positions différentes, décubitus sur le dos, sur les côtés, sur le ventre, tête basse, etc., etc. ; à peine quelques sensations de cuisson dans le côté droit, mais goût franchement iodé. Une amélioration sensible suivit cette injection ; les frissons, la fièvre, les sueurs diminuèrent notablement ; la face devint un peu mois pâle, l'appétit commença à renaître; l'oppression, encore prononcée à cause de la complication de bronchite, fut plus supportable. Au bout de quelques semaines, l'état général était infiniment meilleur, mais je constatai le retour graduel de l'épanchement purulent. Nouvelle ponction avec injection iodée séjournant dans la cavité pleurale. Je pratiquai ainsi quatre injections iodées, à intervalles de plusieurs semaines, et j'eus la satisfaction de constater que le liquide de la plèvre, toujours sans odeur, allait chaque fois diminuant de quantité. Au bout de quatre mois, la guérison était complète ; l'état général était parfait, le murmure vésiculaire s'entendait dans toute la hauteur du poumon. Depuis lors, j'ai revu le malade plusieurs fois, et la guérison s'est maintenue.

On trouve dans les recueils scientifiques un certain nombre d'observations dans lesquelles le procédé que j'indique a été employé soit volontairement, soit involontairement; dans ce dernier cas l'injection de teinture d'iode devait, dans l'intention de l'opérateur, ne rester en contact avec la plèvre que quelques instants, mais lorsque le robinet de la canule avait été ouvert pour donner issue au liquide injecté aucun écoulement n'avait eu lieu; par le fait donc, la teinture d'iode avait séjourné dans la cavité séreuse. Parmi les quelques observateurs qui ont volontairement laissé à demeure dans la plèvre l'injection iodée, je citerai notre regretté confrère Aran. Le *Bulletin de thérapeutique* contient la relation de deux faits de pleurésie purulente, dont l'un est surtout remarquable en ce sens qu'il s'agit d'un épanchement datant de plus de quinze mois et complètement guéri par une seule ponction suivie d'injection iodée. L'injection dont se servait Aran était un peu plus forte que celle que j'emploie : Eau distillée, 100 grammes, teinture d'iode, 50 grammes, iodure de potassium, 4 grammes. Deux heures après l'opération quelques symptômes d'iodisme apparurent : sécheresse des fosses nasales, larmoiement, mouvement fébrile ; mais ces symptômes ne durèrent pas, et le malade, dès le surlendemain, put être considéré comme guéri. On le garda dans le servic plusieurs mois pour avoir la certitude que la guérison était définitive.

En résumé, Messieurs, la méthode sur laquelle j'appelle l'attention de l'Académie repose sur deux principes: 1° l'évacuation du pus au fur et à mesure de sa reproduction, évacuation facile aujourd'hui à l'aide des appareils aspirateurs et des trocarts de petit diamètre; 2° la modification incessante des surfaces pleurales au moyen des injections de teinture d'iode laissées à demeure dans la cavité séreuse après chaque ponction.

Nous croyons que cette méthode si simple devra être employée avant les méthodes plus compliquées de l'incision, du drainage, du simple tube, du siphon. Non pas que ces diverses méthodes n'aient produit et ne produisent tous les jours d'excellents résultats, l'incision aussi bien que le drainage, car sous ce rapport je ne saurais en aucune façon partager les préventions de M. Chassaignac et de M. J. Guérin contre cette opération. Si au lieu de s'en rapporter exclusivement aux statistiques anciennes nos honorables collègues avaient aussi consulté les travaux modernes, ils auraient facilement reconnu que l'incision combinée aux lavages quotidiens de la plèvre, condition indispensable et jadis trop souvent négligée, donne des résultats remarquables, et que dans un certain nombre de cas, même, elle est la seule méthode susceptible de conduire à la guérison. Toutefois, Messieurs, d'une manière générale, je ne puis m'empêcher de faire remarquer que l'incision de l'espace intercostal, dans une étendue de 6 à 7 centimètres, constitue une véritable opération devant laquelle reculeront un grand nombre de médecins, car, il ne faut pas l'oublier, ce sont les médecins qui ont le plus souvent à résoudre la question du traitement des épanchements de la plèvre, et ils n'auront pas toujours à côté d'eux un chirurgien habile auquel ils puissent confier le manuel opératoire. Le drainage lui-même n'est pas sans offrir quelques difficultés dans ce temps de l'opération où la canule est à la recherche de l'espace intercostal qui doit être perforé de dedans en dehors, sans parler de la blessure possible de l'artère intercostale qui n'est plus protégée par le rebord de la côte. C'est probablement même la raison pour laquelle plusieurs chirurgiens préfèrent pratiquer deux ouvertures extérieures et conduire le drain avec un stylet.

Indépendamment de ces petites difficultés du procédé opératoire, il existe un certain nombre d'inconvénients communs aux autres méthodes, et plus particulièrement imputables à la présence de l'air dans l'intérieur de la cavité thoracique. Sans parler de la fétidité communiquée au pus lorsqu'il ne se renouvelle pas suffisamment et des symptômes d'infection putride qui en sont la conséquence, l'air a pour effet fâcheux de mettre obstacle à l'ampliation du poumon, et on sait que la guérison n'a lieu qu'autant que l'organe pulmonaire et la cage thoracique arrivent au contact. Le siphon de notre distingué et ingénieux confrère M. Potain s'oppose dans le principe à l'entrée de l'air, mais au bout d'un temps variable, le trajet fistuleux s'étant dilaté, l'air finit souvent par s'introduire entre le tube de caoutchouc et les parois de la fistule. Un autre inconvénient à signaler, c'est la gêne qui résulte pour le malade de la présence continuelle, pendant un certain nombre de mois, d'un tube laissé à demeure dans la poitrine, et surtout de la nécessité d'appareils de pansement, toujours imbibés d'un liquide plus ou moins odorant, quelquefois fétide, susceptible d'irriter la peau et de produire des phlegmons et des érysipèles, comme cela a été observé plus d'une fois.

Dans la méthode que nous soumettons au jugement

de l'Académie, rien de semblable ne s'observe. Nous avons démontré la simplicité et l'innocuité de la ponction, qui peut être pratiquée par le médecin le plus timide et acceptée par le malade le plus craintif. L'injection iodée est introduite sans difficulté à travers un trocart fin disposé *ad hoc*, à l'aide d'une seringue dans l'aspirateur de M. Potain, par simple compression atmosphérique dans l'appareil de M. Castiaux. Quant au suites de l'opération, elles sont nulles, aucun pansement n'est nécessaire, le malade peut se coucher sur le côté affecté. Le lendemain, il peut se lever

Il nous resterait maintenant à déterminer la valeur thérapeutique de cette méthode et de la comparer aux autres moyens de traitement des épanchements purulents de la plèvre. Mais c'est là, on le comprend, une question difficile qui exigerait pour sa solution des faits plus nombreux, et que l'avenir seul pourra trancher définitivement. Dès à présent, nous croyons que l'expérience et le raisonnement sont favorables à la méthode des ponctions capillaires avec injection iodée, et qu'il y aura avantage à la tenter avant de recourir aux méthodes plus compliquées de l'incision et du drainage. Nous ne faisons qu'une exception, c'est pour le cas où le liquide aurait de la peine à s'écouler par la canule du trocart, et où le médecin soupçonnerait la présence de fausses membranes épaisses et gangrenées, de poches hydatiques, comme dans une remarquable observation de M. Moutard-Martin. Dans un cas pareil, une seule opération nous paraît indiquée, c'est l'incision de l'espace intercostal, avec lavages de la plèvre. (1)

(1) Dans le cas auquel fait ici allusion M. Hérard, avant d'en venir à l'incision de six à sept centimètres de la grande chirurgie, je com-

mencerais par substituer un stylet cannelé au trocart capillaire, et au moyen d'une lame de bistouri très-effilée, je donnerais à cette ouverture une étendue de 6 ou 7 millimètres qui sont les dimensions d'une ponction de lancette au moyen de laquelle jusqu'ici il m'a été possible, grâce aux puissantes aspirations de la Térabdelle, de vider des abcès vastes et profonds non seulement du pus qu'elles contenaient, mais encore des détritus de tissu cellulaire gangréné qui étaient mêlés à la supuration, sans abandonner, pour cela, la méthode *sous-cutanée* et les procédés inoffensifs de *la petite chirurgie médicale*.

LA TÉRABDELLE

OU LE PLUS PUISSANT DES ASPIRATEURS

(*Juin 1872.*)

—

Instrument mettant à la disposition des praticiens non-seulement un massage pneumatique énergique avec ses multiples applications dont la plus précieuse est assurément la saignée locale à volonté des simples mouchetures de nos scarificateurs mécaniques, mais encore l'extraction des divers liquides de l'intérieur des foyers et cavités splanchniqnes ou articulaires, tantôt au moyen des ponctions sous-cutanées de la lancette et le va et vient gradué des aspirations, et tantôt à travers les canules plus ou moins capillaires des trocarts, à l'aide d'un vide de 70 centimètres de la colonne barométrique dont elle produit neuf litres environ par minute.

On l'a dit, non sans quelque raison, *tout* en un certain sens est dans *tout,* aussi la simple comparaison établie entre deux appareils analogues en histoire naturelle, manque-t-elle rarement d'être féconde en lumineux aperçus; je n'en veux pour preuve que le parallèle qu'il m'est souvent arrivé de faire avec profit entre nos voies digestives et nos voies circulatoires et respiratoires, au triple point de vue de la physiologie, de la pathologie et de la thérapeutique.

« Pour trouver le moyen de faire rentrer une hernie, dit le docteur Emmanuel Larue dans la *Gazette des hôpitaux* du 7 mai dernier, il importe de savoir comment elle est sortie. »

« Pour que le *taxis* soit efficace, ajoute-t-il, il faut que le pédicule de la hernie soit mince et effilé en pointe par les doigts d'une main du chirurgien, tandis que de l'autre il repoussera la tumeur vers l'orifice. Cet amincissement nécessaire au passage est produit lors de la sortie de la hernie par l'intestin lui-même, dont le calibre diminué s'engage facilement et est alors poussé, après cela, par les muscles de l'intestin et de l'abdomen. Car une anse d'intestin renflée comme une sphère, ne sortira ni ne rentrera jamais si elle est pressée contre un orifice rétréci ; il faut qu'elle soit allongée en entonnoir et amincie dans le point par lequel elle doit s'engager. »

Voilà certes une idée éminemment pratique dont je fais mon sincère compliment à mon jeune et distingué confrère de Laval, non moins que de ses excellents préceptes pour le taxis. Ils sont d'ailleurs entièrement conformes à ceux que je tiens moi-même directement de Lisfranc et que je mets en pratique à Alençon depuis 26 ans. La hasard a voulu que j'aie réussi à faire rentrer toutes les hernies, sans exception, engouées ou étranglées pour lesquelles j'ai été appelé de prime abord, et dans ce nombre d'années déjà relativement considérable, il ne m'est arrivé qu'*un seul* cas de mort.

Deux fois, après un taxis d'une heure, un abcès s'est formé dans l'enveloppe cellulo-graisseuse de la hernie et l'adhérence solide qui en a été le résultat a procuré au malade une guérison radicale.

De même que l'on peut comparer la série des contractions et dilatations qui, sous le nom de *mouvement péristaltique,* préside au cours des matières dans le tube digestif, aux systoles et diastoles cardiaques et artérielles, ainsi il y a un parallèle naturel et très-instructif à établir entre les tumeurs herniaires et les tumeurs inflammatoires.

Ouvrons la *Nosographie* du professeur Bouillaud à l'article inflammation, page 33:

Vue au microscope, au moment où elle se forme, la tumeur inflammatoire a montré à M. Dubois, d'Amiens:

« D'abord une accélération notable des courants capillaires, puis un ralentissement qui devient de plus en plus manifeste dans ces mêmes courants. Il y a des propulsions saccadées, mais pas encore d'arrêt; bientôt après chaque propulsion il y a un moment d'arrêt, puis de recul qui alterne, que nous avons désigné sous le nom de mouvement de *va* et *vient,* et alors ont lieu les oscillations ultimes. Et enfin pour dernier terme, cessation complète de tout mouvement. C'est à ce point que se forme l'état de congestion sanguine.

« Comment, dans ce cas, va s'opérer ce genre de terminaison que l'on désigne sous le nom de résolution? Après un temps variable, au milieu des réseaux jusque-là complétement immobiles, quelques légers mouvements commencent à se manifester, de faibles oscillations, des mouvements de *va* et *vient* plus ou moins étendus, puis de propulsion sans mouvement de recul, puis de propulsion simplement remittente, c'est-à-dire un véritable *pouls* dans le système capillaire, et enfin un mouvement dont la précipitation contraste avec la stagnation qui régnait dans les mêmes parties. »

« En résumé, ajoute M. Dubois d'Amiens, *tous les ir-*

ritants agissent en définitive *en créant des obstacles matériels à la circulation sanguine.* (p. 39). »

Cela posé, qui ne voit la profonde analogie qui existe entre les tumeurs inflammatoires sanguines et les tumeurs herniaires? L'engouement ne nous représente-t-il pas la congestion, et l'étranglement, l'inflammation, et enfin de part et d'autre, la terminaison n'est-elle pas une réduction, ou, ce qui revient au même, une résolution, ou finalement la mort locale sous la forme de gangrène?

Il en est de même pour le traitement, s'il est vrai de dire, en effet, que pour faire rentrer une hernie il importe de savoir comment elle est sortie, il ne l'est pas moins, pour résoudre une tumeur inflammatoire, de se demander comment elle s'est formée?

Les anciens médecins, suivant le précepte formel du père de la médecine, étaient instruits à pratiquer avec art le *va* et *vient* du massage autour des articulations pour en éloigner les engorgements, et les modernes en ajoutant au massage compressif de la main et des appareils spéciaux un massage expansif ou pneumatique à l'aide des instruments aspirateurs, sont parvenus, à résoudre des tumeurs inflammatoires chroniques qu'ils avaient fini par méconnaître et prendre pour des cancers opérables?

Si quelques beaux résultats ont été obtenus, sans scarification ni ponction au moyen de cette méthode précieuse, on peut ajouter toutefois que par l'extraction du sang, de la sérosité, du pus, des matières excrémentielles provenant de l'intérieur des tumeurs, à l'aide des ponctions, des trocarts capillaires ou de la lancette, ont fait journellement, j'oserai dire, des cures vraiment extraordinaires.

La hernie elle-même ne fait pas exception à cette loi; et M. le Dr Demarquay, plongeant dernièrement un trocart capillaire au centre d'une tumeur herniaire congénitale étranglée, pour en aspirer les liquides intestinaux et gazeux, a-t-il, on peut le dire, par un coup de génie sauvé son malade (1)?

« Il me suffit, au bout de quelques instants, dit-il, de presser de bas en haut très-légèrement, pour sentir l'intestin rentrer dans la cavité abdominale. »

Au centre d'une tumeur inflammatoire suppurée, plongez comparativement soit le tube capillaire d'un trocart, soit la pointe effilée d'une lancette à grain d'avoine; et à la superficie faites agir le scarificateur mécanique, puis intervenez par le va et vient de l'aspiration avec tous les ménagements qui le rendent supportable aux parties les plus douloureuses ; et vous verrez alors, après la sortie des liquides purulents et des flocons de tissu cellulaire mortifié, ainsi qu'après l'écoulement du sang stagnant qui gorge les parois du foyer, s'opérer sous vos yeux une véritable résolution, j'allais dire une sorte de réduction des parties engouées et enflammées par l'effet de ce *taxis* pneumatique qui, en mettant en jeu l'élasticité des réseaux artériels profonds, provoque le développement de pulsations artificielles, et fait pénétrer par conséquent le sang rouge au centre de l'engorgement inflammatoire qui se résout dès lors en quelque sorte de lui-même, comme on voit un nuage épais se dissiper au contact des rayons solaires en été (2).

(1) Voyez la séance de l'Académie de médecine, du 7 mai 1872. Revue méd. du 1er juin, page 695.

(2) Il n'est pas rare, quand on observe attentivement la succion qu'exerce la térabdelle sur la peau scarifiée dans les verres à ventou-

Si les émissions sanguines, considérées en général, ont toujours été aux yeux des vrais médecins le remède par excellence, il faut convenir toutefois que les résultats qu'on en obtient sont essentiellement variables suivant les conditions dans lesquelles on opère ; et, chose étonnante, plus leur action est directement déplétive, moins bons sont en général les effets qu'on en tire. C'est pourquoi il est souvent avantageux, pour le médecin, d'employer des moyens moins directs peut-être que la lancette, mais par cela même plus efficaces.

A part les cas, et ils sont relativement rares, où l'on se propose de diminuer la masse totale du sang qui circule, la saignée doit être locale et capillaire. Or, dans ce cas, le but à atteindre consiste non-seulement à décongestionner la partie malade, mais encore à y rétablir la circulation normale du sang ; se contenter d'en extraire une quantité plus ou moins grande, c'est laisser à la nature une tâche qui souvent peut être trop lourde pour elle. Aussi n'hésiterai-je pas à déclarer insuffisants les moyens que la thérapeutique possède actuellement ; je veux parler des sangsues et des ventouses scarifiées. Et pour prouver cette insuffisance, un seul argument me suffit : l'abandon presque systématique que plusieurs confrères ont fait des émissions sanguines, abandon justifié sans doute par l'action presqu'exclusivement déplétive des sangsues, mais regrettable au moins pour les ventouses, quand on se reporte aux succès obtenus par plusieurs chirurgiens à la fin du siècle dernier et au commencement de celui-ci. Je n'ai pas l'intention d'attaquer les progrès faits depuis dans l'art de guérir, mais

ses, d'apercevoir un jet de sang artériel réellement capillaire qui se lance comme un rayon lumineux sur les parois du verre.

qu'il me soit permis de le déclarer ici: je préfèrerai toujours à l'action lente, indirecte, quelquefois plus débilitante d'un médicament, celle plus rapide et plus directe d'une opération dont les effets, souvent instantanés, se produisent en toute sécurité et avec la certitude absolue de ne jamais nuire.

Au début de ma pratique, en 1846, je me servais, pour l'application des ventouses, d'une petite pompe Charrière, avec laquelle j'obtenais à grand'peine des résultats passables. Les soupapes se dérangeant souvent, je me trouvai plusieurs fois obligé de pomper presque constamment pour maintenir le vide dans l'appareil. Et, chose singulière, je ne tardai pas à remarquer que précisément dans ces cas là j'obtenais un effet thérapeutique plus marqué. En y regardant de plus près, je m'aperçus que la peau se trouvait alternativement soulevée et déprimée. Quoique j'eusse alors beaucoup de peine à m'expliquer l'influence que ce mouvement pouvait avoir sur les résultats obtenus, je résolus de produire artificiellement la réintroduction de l'air en la graduant à volonté. Ce fut le point de départ : mais j'aurais peut-être hésité encore, à cause de la perturbation qu'apportait dans mes recherches l'imperfection des appareils, mais un jour les lignes suivantes tombèrent sous mes yeux, à l'article *ventouse*, dans le grand dictionnaire des sciences médicales :

« Je sais bien que quelques auteurs ont prétendu qu'il fallait laisser la ventouse longtemps en place et jusqu'à ce qu'elle tombe d'elle-même. Mais il me suffira de faire remarquer que l'action du vide n'a d'effet bien marqué sur les capillaires que dans le premier instant, *plus il est répété et plus la chaleur augmente dans la partie.* C'est un fait facile à vérifier. »

Ce fut pour moi un trait de lumière. Je possédais dès lors la clef de mes succès et de mes insuccès. Mais le *va* et *vient* de la peau n'était pas autre chose que l'effet de ce premier instant répété à courts intervalles. Je fis immédiatement construire un appareil spécial et plus énergique dont je confiai la manœuvre à mon domestique. Les résultats que j'obtiens ainsi depuis dix-huit ans sont tellement frappants que j'en ai toujours considéré la publication comme un devoir de conscience.

A *la joue* qui est devenue pour moi le lieu d'élection par excellence, en ce que d'une part les mouchetures du scarificateur n'y laissent pas de traces, ainsi d'ailleurs que l'expérience le démontre, et en ce que d'autre part le peloton cellulo-graiseux qui s'y trouve forme un point d'appui convenable et non douloureux pour le bord des verres, on peut généralement et au moyen de deux coups de scarificateur extraire trente grammes de sang par minute, soit 60 grammes dans les deux verres.

Aux *régions mastoïdiennes et occipitales* la saignée est à peu près aussi facile, mais quelque peu douloureuse en raison du voisinage des os.

A la racine des poumons, entre les omoplates, le long des gouttières vertébrales, aux lombes, aux régions fessières, le sang coule de moins en moins facilement à mesure que l'on s'éloigne du cœur; toutefois en multipliant les applications du scarificateur, quand le sang s'arrête, c'est-à-dire toutes les cinq à six minutes, on arrive à peu près au même résultat.

Sur les parties *antérieures du corps, aux articulations et sur le trajet des membres,* l'écoulement du sang quoique souvent possible et même quelquefois facile, est le plus souvent pourtant, il faut en convenir, difficile et incertain.

L'un des effets les plus remarquables de la saignée locale pratiquée simultanément à la joue et aux régions fessières est de faire disparaître instantanément la congestion apoplectique du cerveau et les effets de l'étranglement cérébral (1), qui en résulte. Il est pour moi de précepte formel de ne jamais pratiquer la saignée locale à la tête sans avoir commencé la même opération aux régions fessières, et sans poursuivre en même temps ces deux saignées locales.

J'ai en ce moment sous les yeux trois vieillards qui ont passé leur 75e année et qui, il y a dix ans, ont été guéris par cette méthode d'apoplexie avec hémiplégie graves. Il jouissent en ce moment de tous les privilèges de la plus verte vieillesse.

Contre toutes les congestions cérébrales actives quelle que soit d'ailleurs leur cause, la saignée locale de la joue soulage instantanément le malade quand elle est pratiquée en temps opportun et en quantité suffisante, et je ne connais pas de médication qui concilie plus sûrement au médecin la confiance des familles intelligentes.

Appliquée dans le dos et sur les côtés de la poitrine contre la pneumonie franche et la pleurésie aigüe de même nature, la saignée locale produit les effets attribués aux saignées coup sur coup, et cela au moyen de 250 grammes de sang seulement extraits matin et soir, et mieux toutes les 3 ou 4 heures s'il est possible. Il

(1) Il m'est arrivé, en faisant une abondante saignée locale à l'une des apophyses mastoïdes dans un cas d'apoplexie avec congestion cérébro-oculaire du même côté, de voir, séance tenante, l'œil correspondant qui était très-rouge devenir d'une pâleur extraordinaire au même instant que la connaissance et la parole se rétablissaient, mettant ainsi pour ainsi dire en évidence l'état des capillaires intracraniens eux-mêmes.

n'est point rare alors de voir l'engouement pulmonaire, les crachats rouillés, le point de côté et la fièvre disparaître séance tenante et pour ne point revenir. Ce n'est qu'exceptionnellement qu'il m'arrive de recourir à la saignée générale.

La moyenne de la quantité de sang extrait autrefois de la veine par la lancette, était de 2 à 3 kilogrammes.

La moyenne du sang que j'extrais aujourd'hui par la saignée locale est certainement au-dessous de un kilogramme.

Chez les sujets faibles, des saignées de 60 grammes à 120 grammes au siége, surtout chez les femmes, et autant que possible 24 heures après la cessation des règles, produisent des effets étonnants pour rappeler le flux menstruel absent par cause pléthorique, et combattre les engorgements subinflammatoires de l'utérus.

Contre certaines affections congestives du cœur à leur début, l'application répétée d'une large ventouse sous l'épaule gauche avec une émission sanguine proportionnée à l'état des forces, a souvent produit des effets inattendus de soulagement; et même dans quelques cas, des guérisons durables.

L'aspiration pneumatique de la térabdelle peut d'autre part être appliquée aux canules plus ou moins capillaires des divers aspirateurs, ainsi qu'au pavillon des sondes de divers calibres; et sa puissance permet de faire le vide dans un vase de capacité suffisante pour recevoir les épanchements quelquefois si abondants qui remplissent les cavités pleurales.

Un service très-grand que je dois également à l'aspiration de cet instrument depuis que je suis parvenu à rendre son action supportable aux parties enflammées et douloureuses, c'est de vider les foyers les plus vastes et les plus profonds au moyen d'une simple ponction de lancette. Aussitôt la pompe mise en marche, les fluides de toute espèce se précipitent à cette ouverture dont l'aspect nous donne alors en miniature le spectacle d'un petit volcan en éruption.

On est étonné du volume des flocons de tissu cellulaire mortifié qui finissent par se dégager d'une simple ponction de lancette, grâce à un mouvement de *va* et *vient* qui n'est pas sans analogie avec le mécanisme de l'accouchement spontané. On agrandit d'ailleurs au besoin l'ouverture au moyen de la sonde cannelée et du bistouri, sans renoncer pour cela, s'il est possible, au bienfait si manifeste de *la méthode sous-cutanée.*

Le massage pneumatique énergique qui résulte de l'action des deux grands verres sur les régions fessières, quand il est prolongé pendant une demi-heure ou une heure avec une saignée locale en rapport avec l'état du sujet, produit parfois sur le dynamisme physiologique des effets vraiment incroyables.

C'est ainsi que pendant plusieurs années la bonne d'un ancien commandant de la remonte d'Alençon ne manquait pas de se traîner chez moi 2 ou 3 fois l'an, à bout de forces, après avoir été forcée d'abandonner son travail qui était de frotter les parquets.

Elle n'avait pas plutôt été énergiquement ventousée et subi, sur les régions lombaires et fessières une saignée locale d'environ 125 grammes, qu'elle s'en allait en courant reprendre avec un entrain extraordinaire sa pénible gymnastique. Le commandant et sa femme ne pouvaient se lasser d'admirer un tel contraste. Dans leur longue carrière ils n'avaient rien observé de semblable.

En résumé, la térabdelle réunissant au bienfait de la saignée locale celui d'un massage pneumatique énergique, doit être préférée dans l'immense majorité des cas à tout autre mode d'émission sanguine. Son action spéciale est de convertir, pour ainsi dire, le travail musculaire du manœuvre en force circulatoire et vitale transfusée au malade en même temps qu'il dissipe l'infiltration et la congestion des tissus.

Appliquée dans la partie qui correspond aux organes principaux, elle en guérit les inflammations franches au premier degré : la congestion célébrale oculaire et auriculaire, la meningo-encéphalite, la paralysie des 4 membres résultant de la congestion inflammatoire de la moelle épinière, l'opthalmie, l'otite, la pneumonie, la pleurésie, l'hépatite, le lombago, la néphrite ainsi que les congestions et inflammations utérines.

Les abcès sont vidés avec une facilité incroyable par une simple ponction de lancette, c'est-à-dire, avec le bienfait de la méthode sous-cutanée, et en restant dans les attributions de la petite chirurgie médicale. La douceur de l'aspiration est telle que le massage des foyers devient possible dans beaucoup de cas, et que, grâce alors à ses bons effets, ainsi du reste qu'à ceux qui résultent de la saignée locale des parois enflammées, la durée de la maladie se trouve notablement abrégée.

J'ajouterai en terminant que le massage pneumatique sans scarification, prolongé pendant trois quarts d'heure ou une heure environ, sur les régions fessières avec les deux grands verres, est *le calmant spécial de certaines surexcitations cérébrales qui se produisent après les veilles trop prolongées ou les grandes pertes de sang* et qui sont rebelles à tous les narcotiques.

Combiné avec une saignée locale en rapport avec

l'état de la circulation du sujet, ce massage est en outre, je puis le dire, l'*antiphlogistique par excellence* en ce qu'il m'a permis de guérir, séance tenante, la fièvre inflammatoire, en faisant disparaître successivement la chaleur de la peau, la fréquence du pouls, la sécheresse de la langue et ses enduits brunâtres. . . . .

Si les *irritants*, qui sont les causes de l'inflammation agissent en créant des obstacles à la circulation, comme le fait remarquer M. Dubois, d'Amiens, n'était-il pas rationnel de voir les coups de fouet que les aspirations répétées de la térabdelle impriment au mouvement circulatoire sanguin *couper la fièvre inflammatoire?*

La nature même de la pompe à air constituée par la térabdelle et qui doit supporter et utiliser le travail d'un manœuvre, lui fait nécessairement dépasser le prix et le volume ordinaire des instruments de petite chirurgie. J'ai cru devoir, par conséquent, la faire construire sans avoir égard à la dépense et la mettre ensuite entre les mains d'un ventouseur de profession qui la tienne à la disposition du corps médical parisien.

Un malade atteint il y a quelques semaines de congestion célébrale avec paralysie de trois doigts de la main droite vient en ce moment même demander à reprendre ses occupations; c'est un ouvrier de la société des secours mutuels travaillant à la filature d'Osée; son histoire, qui ne ressemble pour ainsi dire à aucune autre, renferme, à mon sens, un important enseignement, le voici :

Le nommé Loret (Jacques), âgé de 42 ans, d'une bonne santé habituelle, d'un tempéramment sec et maigre, se plaint depuis six semaines d'envies de vomir, le matin au réveil, elles sont accompagnées d'élancements dans la tête avec sensation de fourmis au front.

Hier matin, 22 mai 1872, en se levant à 5 heures, il remarque que le médius, l'index et l'annulaire de la main droite sont *comme morts et entièrement insensibles jusqu'au poignet*, il y ressent des fourmillements et comme des aiguilles qu'on lui eût enfoncées dans la main. Il ne peut couper son pain avec cette main.

Etant venu me voir le soir après son repas, je le renvoie au lendemain après avoir étudié son pouls.

Le 23, à 9 heures du matin, je découvre, en touchant son pouls, qu'il y a chez lui *oppression des forces,* et j'extrais simultanément 400 grammes de sang à la joue gauche et cent grammes au siége en dix minutes.

Quand 350 grammes de sang environ ont été extraits, le pouls se développe, je poursuis la saignée jusqu'à ce qu'il faiblisse quelque peu.

Le sang de la tête est de teinte brunâtre en sortant, et contraste avec la couleur du sang du siége qui est de rougeur naturelle. Le malade s'en va sans éprouver la moindre tendance à la syncope.

Les maux de tête, les envies de vomir, etc., se sont entièrement dissipés, mais aucune amélioration ne se produit à la main. 60 grammes de sel de sedlitz à prendre demain, 45 grammes, chaque jour, d'acétate d'ammoniaque liquide en trois verres de tisane de chiendent, liniment volatil, etc., etc

Le 29 mai, légère amélioration de la main, mais quand le 4 juin il veut reprendre son travail à la filature, il est obligé d'y renoncer.

Le 19 juin, nouvelle saignée de 500 grammes, dont 300 à la tête. Aucun changement dans la main. Enfin, le 29 juin, il vient me demander à reprendre son travail; depuis trois jours qu'il est poursuivi nuit et jour par une sueur générale et continue, *il s'est senti guéri et en pleine possession du mouvement de ses doigts.*

Pour que nos succès soit solides et durables, il faut, ne l'oublions pas, que la nature, comme ici, les contresigne par *une bonne crise.*

Aujourdhui, 15 juillet, je suis appelé au couvent des Franciscaines de Champfleur auprès d'une religieuse atteinte depuis deux ans de carie vertébrale dans la région dorsale, et qui se plaint vivement, en ce moment, d'une tumeur qui lui est survenue à la partie supérieure de la fesse droite.

Cette tumeur présente une fluctuation manifeste mais très-profonde. Je commence par introduire dans son intérieur, au sein du foyer, l'aiguille canaliculée de l'aspirateur profond du docteur Hamon, de la Rochelle, après m'être assuré qu'elle était perméable à l'eau claire.

Je constate qu'elle n'aspire rien, je lui substitue, en conséquence mon trocart explorateur dans le tube à un millimètre de diamètre intérieur et rien ne sort encore, je plonge donc ma lancette dans la direction du foyer et cette fois le résultat étant encore nul, j'introduis ma sonde de femme et, après l'avoir fait pénétrer obliquement à un décimètre environ de profondeur, je vois le pus apparaître sous forme de bouillie jaunâtre à son orifice, mais comme il ne coule pas, j'ajuste cet orifice dans le bouchon de caoutchouc canaliculé de l'aspirateur; et aussitôt, c'est-à-dire en deux ou trois secondes le réservoir est rempli. Je le vide et le remplis successivement jusqu'à ce qu'un demi-litre de ce liquide épais ait été extrait.

La tumeur a disparu; et je fais couvrir la piqûre avec un morceau de taffetas gommé.

Avant hier 27 juillet, j'ai revu la malade dont le soulagement est complet.

Le même jour, à 11 heures, la femme Grisard, âgée de trente-cinq ans, *fileuse à sec* à la filature d'Osée s'était présentée à ma consultation.

Depuis trois ans elle souffre d'une opthalmie scrofuleuse qui, sous l'influence de la variole dont elle a été atteinte l'an dernier, s'est notablement aggravée. Après avoir passé sept semaines à l'hôpital d'Alençon sans aucun soulagement; elle en était sortie depuis un mois, de plus en plus souffrante et dans l'impossibilité de reprendre son travail, ne pouvant plus *voir son fil.*

Tous les éléments de ses yeux sont uniformément injectés et elle éprouve dans l'intérieur des orbites, quand elle veut remuer les globes oculaires, des élancements qu'elle compare à des coups de couteau.

Deux verres à ventouses lui sont appliqués, l'un très-large au bas des reins et l'autre de cinq centimètres seulement de diamètre à l'embouchure, sur la joue droite, et, au moyen d'un coup de scarificateur seulement donné sous chaque verre, deux cents grammes environ de sang sont extraits, savoir : la moitié à la joue et l'autre à la région lombaire, en dix minutes.

Avant de sortir de mon cabinet la femme Grisard accuse un soulagement très-sensible.

Hier, 16 juillet, ayant eu occasion de passer devant sa porte, son mari me raconte qu'elle *se dit* entièrement guérie, et de fait, elle a repris dès ce matin son travail à la filature et non seulement elle voit maintenant son fil mais elle remue les globes oculaires en toute liberté et sans en éprouver aucune douleur.

Aujourd'hui 29 juillet, la guérison ne s'est point démentie, cette femme n'a pas cessé de travailler.

LIT CHIRURGICAL

POUR

LE TRAITEMENT DES FRACTURES DU COL ET DU CORPS DU FÉMUR, DU BASSIN ET DE LA COLONNE VERTÉBRALE

ET MÉTHODE

POUR DONNER DES SOINS A TOUS LES GRABATAIRES IMMOBILES (1).

Entre les solides et nos tissus vivants, l'intermitence est la loi des compressions inoffensives.

Si dans les nombreuses applications de la thérapeutique chirurgicale, on peut trouver réunies quelque part la richesse des moyens, la certitude et l'évidence des résultats, c'est assurément dans le traitement des fractures ; et, néanmoins, il suffit de jeter les yeux sur ce chapitre si brillant pour remarquer, dans le plus grave de tous les cas, une désolante lacune. Personne ne l'ignore, en effet, dans les cas de fracture du col et même du corps du fémur, nos plus habiles chirurgiens s'estiment quelquefois heureux de voir leur malade échapper à la mort (2), et regardent toujours comme un

(1) Brochure imprimée en 1852.

(2) « Dans nos salles, dit Dupuytren, nos malades atteints de fracture du col du fémur sont souvent affectés d'escarres larges au sacrum, etc., etc., accidents qui causent presque toujours la mort. »

(*Leçons orales*, T. I, p. 29, édit. de 1859.)

succès véritable un raccourcissement de quelques centimètres qui permette de marcher sans boiter d'une manière trop apparente (1).

Quel est donc, dans cette question si difficile, l'état actuel de nos connaissances? Mon but n'est point d'exposer ici les innombrables machines inventées par le génie chirurgical: elles viennent toutes échouer contre les escarres qu'elles produisent; Dupuytren lui-même, dont les doctrines sur ce sujet semblent être encore en ce moment le dernier mot de la science, en proscrivant tous les appareils à pression continue, afin d'éviter ces escarres, n'a rien imaginé pour soustraire ses malades aux escarres plus dangereuses du sacrum. Ces escarres sont, on le sait, le résultat trop fréquent de l'action incessante de la pesanteur sur cette partie du squelette que, chez certains sujets, les coussinets graisseux des fesses ne protégent pas longtemps. En un mot, on a très-peu fait jusqu'ici, il faut en convenir, pour sauvegarder la vie des malades, et les moyens que l'on a em-

(1) « Quand l'extension n'est pas praticable, dit Boyer, on doit s'attendre à une cure traversée par des accidents quelquefois graves, causés par le déplacement habituel des fragments et par l'irritation des parties molles qui en est la conséquence, ou tout au moins à une consolidation accompagnée de difformité.

» Si les difficultés sont si grandes, même pour les fractures transversales, on conçoit aisément qu'elles doivent l'être bien davantage pour les fractures obliques où les fragments ne se prêtent aucun appui; mais elles sont presque insurmontables dans les cas où la fracture est située près des trochanters; alors l'appareil n'a presque aucune action sur le fragment supérieur qu'il embrasse à peine, que rien n'empêche de se porter en devant et que le tronc entraîne dans tous ses mouvements. »

(*Traité des mal. chirurg.*, T. III, p. 196, édit. de 1851.)

ployés pour combattre le raccourcissement, n'ont produit que des résultats plus ou moins contestables, et de nouveaux et incontestables dangers.

Comme tout le monde, je désespérais de l'art sur ce point; et cette question pour moi était au rang de ces problèmes insolubles que l'on ne cherche même plus à aborder, lorsque la nécessité, et si l'on veut le hasard, me mirent, je le crois, sur la voie d'une solution. Pour la bien faire comprendre, posons d'abord les grandes indications; elles me sont apparues dans l'ordre suivant :

1° *Protéger la vie du malade tant contre les escarres que produit la pesanteur, que contre celles qu'engendre l'action des machines ;*

2° *Assurer l'immobilité des deux fragments, en abolissant tout mouvement dans les articulations dont ils font partie, c'est-à-dire, dans celles de la hanche et du genou, et cela tout en conservant au malade les mouvements indispensables pour satisfaire à ses besoins naturels ;*

3° *Ramener le membre à sa forme, à sa longueur et à sa rectitude naturelles, et l'y maintenir jusqu'à parfaite consolidation de la fracture* (1).

Lorsque le fémur éprouve une solution de continuité et que les surfaces fracturées forment un plan incliné par rapport à l'axe de résistance de cet os, on voit à

(1) Quant à la coaptation dans les cas de fracture du col et de la partie supérieure du corps de l'os, il me semble qu'il n'y a rien de mieux à faire que de rétablir le membre dans sa longueur et sa direction primitives. La brièveté du fragment supérieur et sa situation profonde empêcheront sans doute toujours de l'opérer directement, et par conséquent de l'obtenir avec toute la rigueur et toute l'exactitude désirables.

l'instant s'abolir toutes ses fonctions. La cuisse privée de squelette se raccourcit, les muscles puissants qu'elle renferme tendent incessamment et de toutes leurs forces à rapprocher leurs points d'attache et à porter les fragments l'un vers l'autre, l'appareil de la locomotion, dépourvu du levier que l'os de la cuisse représente, est réduit à l'impuissance, et le corps condamné à une immobilité plus ou moins complète.

Il y a une différence bien profonde et trop peu remarqué jusqu'ici, entre les fractures des membres qui laissent plus ou moins au corps la faculté de se mouvoir, et celles qui, anéantissant en quelque sorte les fonctions du système locomoteur tout entier, l'abandonnent au domaine exclusif de la pesanteur. Dans le premier cas, les membres viennent pour ainsi dire au secours les uns des autres, et les mouvements essentiels à la vie sont conservés; dans le second cas, au contraire, l'organisme est entièrement privé de mouvement et il se trouve réduit pour ainsi dire à la condition des corps inanimés; aussi la mort tend-elle à l'envahir par tous ses points de contact avec les objets extérieurs. C'est là surtout ce qui arrive aux malades affectés de fractures extra-capsulaires, quand le moindre mouvement leur cause des douleurs atroces. C'est justement ce qui est arrivé à la malade dont je rapporte plus loin l'observation.

L'indication capitale n'est-elle pas évidemment alors de suppléer au défaut du système locomoteur, et pour cela de créer d'abord un appareil remplissant autant que possible les fonctions du squelette, et capable, tout en immobilisant la cuisse et le bassin l'un par rapport à l'autre, de soulever d'une seule pièce le corps tout entier? Rien de plus facile après cela que d'animer, pour ainsi dire, ce squelette supplémentaire de forces artificielles destinées, les unes à dompter la force musculaire pour ramener la cuisse à sa longueur et l'y maintenir ; les autres, à rétablir autant que cela est indispensable à la vie, cette lutte que la force musculaire soutient à tout instant contre la pesanteur, lutte dont l'importance est telle, qu'elle forme même, disons-le en passant, le trait caractéristique du règne animal.

On objectera, sans aucun doute, l'inutilité et les dangers de tous les appareils employés jusqu'à ce jour. Ces dangers n'ont rien qui doive étonner. Tous ces appareils, en effet, n'ont-ils pas agi sur le corps humain comme s'il était privé de vie en lui faisant subir l'action de pressions continues que les végétaux eux-mêmes ne supporteraient pas sans inconvénient.

L'Auteur de la nature ne l'a point traité ainsi, et devant lui imposer une pression égale à son propre poids, c'est-à-dire de 50 à 100 kilogrammes environ à la surface d'un sol plus ou moins dur, il ne s'est pas contenté de revêtir de coussinets graisseux admirables toutes les surfaces destinées à subir le contact des objets extérieurs, il l'a doué d'une faculté merveilleuse, celle de changer à tout instant ses points d'appui.

Mais dira-t-on, comment *fixer un homme vivant* sur un fond de lit sanglé? C'était là, en effet, que se trouvait toute la difficulté. On y est parvenu toutefois à l'aide d'un procédé semblable à celui qui nous rend tolérables nos rapports de tous les instants avec le sol, c'est-à-dire en faisant changer les points d'appui du malade, ou, ce qui revient au même, en rendant intermittentes les compressions qui résultent de la transmission du poids de son corps à l'appareil. Les compressions continues sont, en effet, contraires à la nature des corps vivants :

elles interceptent la circulation dans leur intérieur, et par là même les désorganisent, tandis que les compressions intermittentes, quoique très-fortes, en permettant à la circulation de se rétablir après un moment d'interruption, ne leur causent aucun dommage. A l'état de santé, c'est de notre système locomoteur que nous vient cet important service; on a pensé que lorsque, dans le cas de maladie, il était impuissant à nous le rendre, nous pouvions le demander à un lit mécanique. C'est pourquoi, aux compressions désorganisatrices par leur continuité que les malades ont à subir au contact de leurs lits et de leurs appareils, on a substitué des compressions qui deviennent inoffensives par leur intermittence, imitant, en cela, la nature qui nous fait supporter ainsi notre contact avec le sol contre lequel nous sommes sans cesse pressés avec une force égale au poids de tout notre corps.

« Nous soutenons depuis 20 ans, dit le docteur Sédillot de Strasbrourg, que le meilleur moyen d'obtenir des succès en chirurgie consiste à prévenir l'étranglement et la stagnation des liquides. Par étranglement nous entendons toutes les causes qui font obstacle à la circulation et parmi elles nous plaçons les compressions mécaniques extérieures ou de dehors en dedans, et celles beaucoup plus nombreuses produites de dedans en dehors par l'accumulation des liquides. »

Cette loi féconde de l'intermittence dans l'action des points d'appui suffisant pour ôter tous leurs dangers aux pressions dues à la pesanteur, pourquoi ne pas établir notre appareil sur ce principe et rendre toutes nos pressions inoffensives en leur imprimant le cachet de l'intermittence? C'est ce que nous avons tâché de faire, et telle est l'idée fondamentale qui m'a servi de guide dans la construction d'un appareil à l'aide duquel nos trois grandes indications ont pu être remplies et dont les résultats ont dépassé nos espérances.

Trois cas toutefois peuvent se présenter dans la pratique :

PREMIER CAS.

Le blessé se trouve dans des conditions de vitalité suffisamment bonnes pour supporter sur ses téguments les pressions intermittentes toujours très-modérées que nécessite l'extension permanente. Il est appelé par là même à profiter de tout le bénéfice de l'appareil, les grande indications formulées ci-dessus, p. 119, pouvant être simultanément remplies. Ce cas est le plus fréquent. (Voyez l'observation 1re).

DEUXIÈME CAS.

Il peut se rencontrer chez le blessé un tel degré d'abaissement dans les forces vitales, que les pressions les plus habilement ménagées et alternées mortifient les téguments.

Il peut arriver également que la sensibilité nerveuse de la peau soit tellement exaltée que la moindre compression détermine des douleurs intolérables.

Il faut alors renoncer à l'extension permanente pour remplir les deux autres indications. Tel est le but de l'appareil figuré p. 129. (Voyez l'observation 2e).

TROISIÈME CAS.

On rencontre enfin des malades très-avancés en âge ou très-affaiblis pour lesquels l'immobilité du lit pendant quelques jours serait un véritable danger ; ceux-là n'ont besoin d'aucun appareil de fracture.

Quant à la conduite à tenir, les antécédents du blessé, la connaissance approfondie du degré de forces qui lui reste et des ressources que peut présenter encore sa constitution, indiquent au praticien s'il y a lieu ou non d'employer un appareil. Ce premier problème résolu par l'affirmative, un second se présente immédiatement : est-il possible de soumette le membre à l'extension permanente? On le peut, sans doute, dans l'immense majorité des cas, mais cette règle générale souffre quelques exceptions impossibles à reconnaître *à priori*. Le mieux est de recourir à l'expérience en procédant à un essai méthodique.

On place donc le malade dans l'appareil figuré p. 129, le membre dans la demi-flexion, et reposant sur un coussin d'oreillers formant double plan incliné. Le 8e jour seulement, quand les accidents inflammatoires ont dû céder au repos et à un traitement convenable, on applique l'appareil à extension que l'on fait agir graduellement, de manière à n'obtenir l'allongement complet que le 12e ou le 15e jour.

Le point capital est de découvrir souvent et d'exposer à l'air les parties soumises à la pression. Mais si nonobstant une intermittence habilement ménagée entre les points d'appui, et des fomentations d'eau fraîche ou autres, une rougeur persistante et croissante venait à s'établir, il faudrait cesser toute traction nouvelle et s'en tenir au résultat obtenu ; ou même, si c'était nécessaire, renoncer tout-à-fait à l'extension permanente, déposer le membre sur le coussin d'oreillers à double plan incliné, et se résigner à un raccourcissement inévitable.

Dans ces nouvelles conditions, le malade, tout en conservant le bénéfice de l'appareil de Dupuytren, jouit de deux avantages précieux et entièrement nouveaux. Je veux dire que toutes les pressions que la pesanteur lui fait nécessairement subir deviennent alternatives, et que les fragments de sa fracture sont maintenus dans une immobilité parfaite. L'intermittence dans toutes les pressions qui résultent de son propre poids, le met en quelque sorte à l'abri des escarres de cause externe, puisqu'il est possible de découvrir à volonté et d'exposer à l'air tous les points menacés d'inflammation. L'immobilité des fragments le préserve de toute douleur vive dans la fracture, et abrége notablement son séjour dans l'appareil ; telle est au moins, pour moi, la conséquence d'une observation suivie d'autopsie au 32e jour d'une fracture de la partie supérieure du fémur traitée par l'appareil figuré p. 129. (Voyez l'observation 2e.)

APPLICATION DE L'APPAREIL AUX GRABATAIRES IMMOBILES.

Ce dernier appareil, facile à improviser partout, en quelques heures et à peu de frais, peut être considéré comme un lit mécanique à la portée de tous. Il est applicable dans cette foule innombrable de cas où les malades sont condamnés dans leur lit à une longue immobilité. Car, sans parler des fractures du fémur, de la colonne vertébrale et des os du bassin, en écartant même la maladie de Poot, la coxalgie, la paralysie générale, la paraplégie et le rhumatisme articulaire aigu général, où son utilité est trop évidente, quels services n'est-il pas capable de rendre aux périodes avancées de toutes les grandes maladies quand le poids du malade devient pour lui un inconvénient ou même un danger !

Qui n'à présent à l'esprit le spectacle affligeant et si

souvent renouvelé de malades réduits dans leur lit à une immobilité absolue? Ils deviennent alors comme des masses inertes d'un poids souvent énorme et sont privés par là même des soins les plus indispensables !

On sait le peu de succès des manœuvres que l'on entreprend pour les soulever, les efforts extraordinaires qu'elles exigent, le surcroît de douleurs qui en résulte pour le patient, et les dangers auxquels s'exposent ceux qui s'y dévouent.

Il est certain qu'employé dans ces cas, l'appareil en question fournit un moyen facile de détacher des surfaces sur lesquelles il repose, le malade le plus pesant; et de le soulever sans lui imprimer la moindre secousse. On peut alors, en enlevant tour à tour l'une et l'autre courroie, *inspecter*, à l'aide d'un miroir, la peau du siége dans toutes ses parties, la laisser *exposée à l'air* plus ou moins longtemps, y *pratiquer des fomentations* d'eau fraîche ou autres, *panser* les plaies ou les escarres s'il y en a, *présenter* le bassin, *changer* le matelas si cela est nécessaire, *disposer le coussin du siége* de la manière la plus convenable à l'état des téguments.

OBSERVATION 1re

Fracture extra-capsulaire du col du fémur à 70 ans, accompagnée de douleurs atroces par le moindre mouvement. Guérison.

Raccourcissement de sept lignes combattu avec succès et sans escarres par l'extension permanente exercée au moyen de pressions intermittentes. Egalité de longueur des deux membres qui ne permet plus de reconnaître le cuisse fracturée.

Le 6 juillet 1851 on m'appelle en toute hâte chez Mme

D. — Mme D. est âgée de 70 ans, et sa constitution est depuis longtemps détériorée. Elle vient de tomber sur la hanche droite en glissant sur le carreau de sa chambre. Les personnes qui l'entouraient, ayant essayé de la porter sur son lit, ont été obligées de s'arrêter devant les cris affreux que la douleur lui arrachait.

Je trouve la malade le siége appuyé sur le bord d'une chaise et maintenue dans cette pénible attitude depuis une heure, tant elle redoute le moindre ébranlement! Je m'empare du membre blessé, et deux aides s'étant chargés du reste du corps, nous la déposons sur son lit. La douleur qu'elle a ressentie dans cette manœuvre, malgré tous nos soins, a été telle qu'elle poussait des cris aigus, et que désormais elle ne veut consentir à ce qu'on lui imprime le moindre mouvement. En vain, les besoins naturels venant à se faire sentir, lui représente-t-on l'immense danger qu'il y a pour elle à abandonner la peau du siége à l'action corrosive des excréments, rien ne peut ébranler sa résolution, « j'aime mieux mourir, » dit-elle pour toute réponse.

La mensuration partiquée à plusieurs reprises indiqua un raccourcissement de sept lignes du côté blessé. Pendant les premières heures, il n'y eut pas de rotation en dehors, tous les muscles étaient tendus convulsivement et le membre était presque inflexible ; une percussion légère sous le talon retentissait douloureusement dans l'aine. La malade, malgré tous ses efforts, ne pouvait parvenir à détacher le talon de la surface du matelas.

Le lendemain, la rotation en dehors était complète. Le troisième jour, je remarquai à l'aine du côté droit, en dehors de l'artère fémorale, dans le lieu même où des douleurs horribles se faisaient sentir depuis le moment de l'accident, un empâtement manifeste douloureux à la pression (1).

Je reconnus à ces caractères une fracture extra-capsulaire du col du fémur. Un pareil diagnostic faisait entrevoir dans un avenir très-prochain les accidents les plus graves. Suivant Astley Cooper, en effet, « la fracture extra-capsulaire amène souvent la mort des sujets âgés » et de plus, dans le cas actuel, nous étions placés dans la plus fâcheuse alternative, car soulever la malade chaque jour pour lui donner les soins indispensables, c'était, presque à coup sûr, exciter l'inflammation dans la fracture et allumer la fièvre; et d'un autre côté, la laisser dans l'immobilité, c'était l'abandonner aux suites plus promptement funestes encore des escarres au sacrum.

Il fallait évidemment pour sauver la vie un appareil que la peau pût supporter, et qui, s'appliquant non plus seulement à un os en particulier mais bien au squelette tout entier, permît de soulever la malade d'une seule pièce sans ébranler les fragments osseux, et par conséquent sans éveiller la douleur.

Voici l'appareil à l'aide duquel cet important résultat fut obtenu :

(1) Au bout de 50 jours cet empâtement prit une dureté tout à fait osseuse, et pendant quatre mois je palpai dans cette région une tumeur du volume d'un œuf d'oie. Cette tumeur qui disparut du 180 au 200e jour environ, était sans aucun doute formée par le cal provisoire.

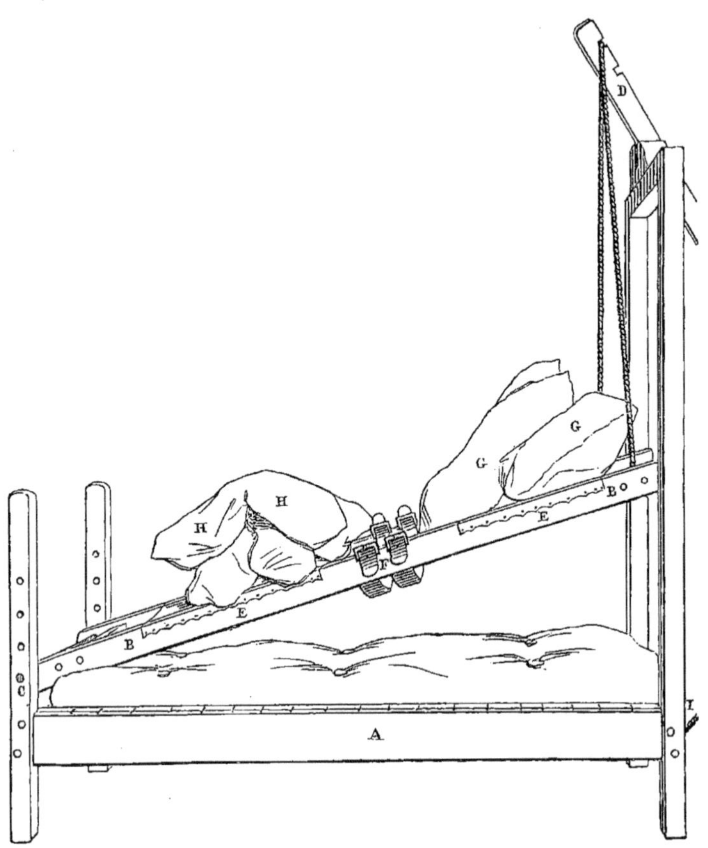

« On devine à la première vue que la tête et le tronc de la malade reposent sur les oreillers GG, le membre fracturé sur les coussins HH formant double plan incliné, le bassin sur les courroies F.

» Les besoins naturels une fois satisfaits, la peau du siége pansé convenablement et le lit préparé avec soin, on détache la corde fixée en I, et, à l'aide du levier D, on laisse le châssis mobile descendre lentement sur le matelas (1).

» Les toiles EE, déchargées du poids de la malade, se détendent aussitôt, les courroies relâchées peuvent être enlevées avec la plus grande facilité, et la malade jouit du bienfait d'un lit renouvelé. Il est facile, en soutenant les épaules, de changer les oreillers sur lesquels reposent la tête et le tronc. »

La malade une fois soulevée, on put explorer à l'aide d'un miroir toute la partie postérieure et inférieure du tronc. La peau était d'un rouge écarlate et les points proéminents tendaient visiblement à s'excorier quoiqu'ils ne fussent que depuis 72 heures en contact avec les draps imprégnés d'urine. Je prescrivis l'exposition à l'air de toutes ces surfaces pendant cinq minutes, matin et soir, des lotions à l'eau fraiche et le renouvellement du coussin du siége.

Sous l'influence de ces moyens, la peau reprit en deux jours son aspect naturel. Ce résultat inespéré ne me parut pas dû seulement à l'heureuse influence des soins de propreté, je le rapportai surtout au changement survenu dans la nature de la pression qui de continue et funeste était devenue intermittente et inoffensive. De là à l'idée de pratiquer l'extension permanente, au moyen de pression alternatives, il n'y avait qu'un pas. C'est dans ce but que je fis ajouter à l'appareil précédent les pièces que voici :

(1) On peut remplacer avantageusement le levier D par une poulie et un contrepoids suffisant pour faire équilibre au poids du malade et de l'appareil.

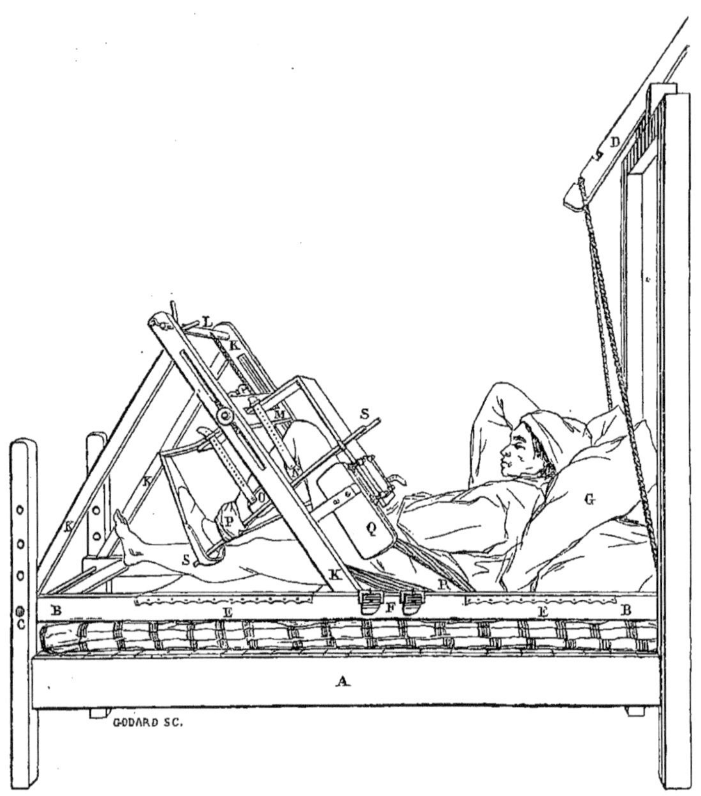

« Le mollet est le point d'appui principal de la force extensive. Un coussin concave bien rembourré embrasse toute sa face postérieure, et va se fixer, au moyen de trois courroies, à la planche située au devant de la jambe. On voit en O le point d'attache de la plus inférieure de ces courroies au coussin.

» Sous l'influence de la traction de ces courroies, la jambe s'étendrait infailliblement, c'est pourquoi elle est retenue à l'angle droit au moyen d'un mouchoir plié en cravate formant une large bride P qui embrasse sa partie inférieure et antérieure préalablement matelassée et qui s'attache aux deux baguettes SS placées sur un plan postérieur.

» Pour suppléer ce point d'appui *principal et habituel*, j'applique un coussin étroit mais rembourré avec soin dans l'espace qui sépare le creux du jarret du mollet. Ce point d'appui *secondaire et exceptionnel* ne sert que pendant les quelques instants nécessaires pour exposer à l'air la surface comprimée du mollet. Ce coussin va s'attacher au moyen de la courroie N à la planche qui fait face à la jambe.

» Afin de soulager tous les points d'appui du surcroît de pression qui résulte du poids du membre, on fait reposer la plante du pied sur une planchette mobile que l'on peut assujétir dans toutes les positions désirables.

» Enfin on réduit le fémur à l'immobilité en le faisant embrasser latéralement par deux valves Q concaves, bien rembourrées, qui peuvent se rapprocher avec assez de force pour opérer à elles seules l'extension du membre, et remplacer ainsi momentanément les coussins du mollet et du jarret. Elles sont fixées à la planche qui fait face à la cuisse.

» Le membre ainsi maintenu, on établit la contrextention au moyen de deux longs coussins de bale d'avoine qui embrassent les deux cuisses au niveau des aines et des tubérosités ischiatiques et aboutissent chacun à une corde qui s'enroule sur un treuil fixé à la traverse supérieure du châssis. On voit en R l'anse que forme le coussin qui embrasse la cuisse gauche à sa base.

» Quant à l'extension, on la fait au moyen du treuil

L, les deux cordes s'enroulent sur lui, et le madrier M qui supporte les pièces auxquelles la cuisse, la jambe et le pied sont fixés, glisse dans les deux mortaises longitudinales pratiquées dans les deux montants antérieurs KK. »

A l'aide de ces moyens, l'immobilité des fragments fut assurée, le membre fut ramené et maintenu à sa longueur naturelle et la malade fut préservée d'escarres.

Pendant 95 jours qu'elle séjourna dans l'appareil, elle fut soulevée une ou deux fois chaque jour pour faire son lit, et au bout de ce temps, elle en sortit avec beaucoup de raideur dans les articulations des membres inférieurs et du tronc, mais sans raccourcissement. Ces raideurs se sont dissipées peu à peu, et depuis plusieurs mois, Mme D., malgré son extrême faiblesse, marche *sans boiter*.

OBSERVATION 2e

Fracture comminutive du fémur au niveau des trochanters.

Consolidation au moyen d'un cal provisoire de consistance vraiment osseuse le 32e jour de l'accident, sous l'influence de 12 jours d'immobilité des fragments.

Le nommé Thébault, âgé de 50 ans, épileptique et dément, admis depuis le 20 août 1851 à l'asile des aliénés de l'Orne, tombe de sa hauteur sur la hanche gauche, le 26 février 1852, et se fracture la partie supérieure du fémur, au niveau des trochanters.

Sur la proposition obligante de M. le docteur Belloc, directeur-médecin de l'Asile, j'entreprends de lui appliquer l'appareil qui m'avait réussi chez Mme D.

Il y a rotation complète du membre en dehors, le raccourcissement est de 4 centimètres, une tumeur de forme arrondie très-apparente se montre au niveau du grand trochanter, et la peau environnante présente au bout de 8 jours la teinte jaunâtre propre aux ecchymoses.

M. Belloc fait remarquer que depuis longtemps il y a chez Thébault un grand affaissement de toutes les forces physiologiques. Ainsi, dès avant son entrée à l'Asile, la démence était déjà portée à son comble ; il marchait en titubant, comme un homme ivre, ses digestions étaient souvent pénibles, il était sujet à la diarrhée et il lui arrivait parfois de ne pouvoir retenir ses déjections. Au mois de septembre 1851, il fut atteint d'une fièvre typhoïde très-grave avec escarre gangreneuse au sacrum, il s'en est relevé mais plus faible que jamais.

La région sacrée est recouverte par un tissu de cicatrice et présente une teinte rouge lie de vin. Il existe même déjà au niveau de l'une des apophyses épineuses du sacrum une excoriation superficielle de 1 centimètre environ de diamètre.

Nous appliquons l'appareil le 4 mars, 8e jour de l'accident. La réduction s'opère avec la plus grande facilité, et le membre est ramené doucement à sa longueur primitive sans que le malade fasse entendre aucune plainte.

Les soins très-difficiles à lui donner jusqu'alors, et qui exigeaient le concours de plusieurs infirmiers, s'administrent maintenant avec la plus grande facilité. Une seule personne suffit pour le soulever, lui donner le bassin, panser la plaie du siége, renouveler les coussins et même le matelas ; tout cela se fait sans lui imprimer le moindre mouvement, et même sans l'éveiller.

Le 11 mars je constate que l'excoriation du sacrum

est parfaitement guérie. Mais ayant détaché une des courroies de la jambe, au niveau du mollet, j'aperçois des phlyctènes évidemment gangréneuses. Je diminue la pression sur tous les points comprimés en lâchant toutes les courroies et en faisant reposer le poids de tout le membre sur la plante du pied.

17 mars. L'agitation du malade étant devenue continuelle et incoercible par suite du rapprochement des accès, et les moindres pressions amenant au bout de quelques heures le détachement de l'épiderme, je cesse toute extension et je dépose le membre sur un double plan incliné d'oreillers à la manière de Dupuytren. Le raccourcissement de 4 centimètres se reproduit aussitôt ainsi que la tumeur de la région trochantérienne.

L'état général s'aggrave sensiblement, une fièvre lente et continue, une diarrhée que rien ne peut arrêter, minent le malade, dont les accès du reste s'éloignent et sont moins violents. Les extrémités s'infiltrent. La région du sacrum, qui avait pris un bon aspect, a rougi depuis deux jours, et la teinte lie de vin reparaît sur les points proéminents. On redouble de soins pour éloigner la pression des points malades.

21 mars. La peau qui recouvre la partie la plus saillante du sacrum prend une teinte noirâtre dans l'étendue d'une pièce de 5 francs environ.

28 mars. Le malade est dans un état voisin de l'agonie et il succombe le 29.

AUTOPSIE.

Avant de procéder à l'incision des téguments, M. Belloc ayant porté fortement le pied gauche en dehors, on entend un bruit semblable à celui d'un os qui éclate.

Les téguments étant incisés, nous trouvons les muscles environnant la fracture imprégnés de matières calcaires et criant sous le couteau qui ne les divise qu'avec beaucoup de peine; plus profondément, cette couche s'épaissit et forme une sorte de coque continue. En enlevant cette coque pour distinguer les fragments, on voit quelques cuillerées de pus sanieux venant de l'intérieur de la fracture s'échapper de la partie la plus déclive.

Les fragments étant isolés, on en distingue trois: un supérieur portant la tête et le col de l'os, et se terminant inférieurement en forme de coin ; un inférieur comprenant tout le corps du fémur et se terminant en haut par une lame concave où se loge la base du col, et qui comprend toute la face antérieure du fémur jusqu'au grand trochanter. En arrière de ces deux fragments se trouve le troisième formé uniquement par le grand et par le petit trochanter et la partie du fémur qui les unit.

Il semblerait véritablement que la fracture ait été produite par l'enfoncement du col dans le corps de l'os qui aurait été fendu en deux fragments, l'un antérieur et l'autre postérieur.

La lame osseuse du fragment antérieur et inférieur présente à sa base une solution de continuité transversale, produite évidemment après la mort, et sans aucun doute au moment où M. Belloc porta la jambe en dehors. La surface de cette solution de continuité a 6 centimètres de longueur et de 4 millimètres à 1 centimètre de largeur.

De ce fait on peut tirer cette conséquence importante, savoir : que grâce à l'immobilité des fragments, la résistance du cal provisoire était supérieure à celle de cette lame osseuse, et par là même évidemment égale à celle que présente le cal, le 32e jour d'une fracture, dans les os dont les fragments sont assujettis par les appareils ordinaires.

NOTA. Cet appareil a reçu quelques modifications importantes que je dois indiquer. C'est ainsi que j'ai renoncé tout d'abord à la demi-flexion dans le traitement des fractures du col du fémur, abandonnant par conséquent le mécanisme surajouté, pour cela, à l'appareil fondamental visible sur la figure page 131.

Quant au lit proprement dit, je l'ai réduit à deux cadres superposés dont l'un, le cadre dit *élévateur* est chargé maintenant de soulever horizontalement le malade au dessus de sa couche, à une hauteur d'environ 20 centimètres; et dont l'autre, appelé *gestateur* ou *le fonds sanglé,* parce qu'il porte le malade, est chargé de fixer le tronc, le bassin, la cuisse, la jambe et le pied dans une immobilité relative.

L'élévation horizontale du malade à 20 centimètres au-dessus de sa couche, s'opère au moyen de 4 vis tournant au centre de 4 colonnes en fer creux, fixées aux 4 angles du cadre élévateur et reliées entr'elles par une chaîne à la Vaucanson dissimulée dans les 4 montants du cadre qui sont en bois. Deux baguettes en fer s'ajustent par 4 écrous dans les 4 vis, et montent et descendent alternativement par 4 fentes verticales pratiquées dans les 4 colonnes en fer. Le cadre gestateur repose sur ces deux baguettes. Une manivelle ajustée sur l'une quelconque des 4 vis, met tout le mécanisme en mouvement, et permet de soulever le malade sans effort et en toute sécurité.

Pour fixer le bassin dans le cadre gestateur j'ai recours :

1° A trois courroies de cuir souple larges de 4 centimètres. Elles s'attachent aux montants du cadre : d'un côté, au moyen d'une simple boucle, et de l'autre par l'intermédiaire d'une vis et d'un écrou. De ces trois courroies, deux sont en activité de service perpétuel et elles me répondent de la position du bassin dans le sens vertical.

2° A deux coussins rembourrés en cuir, semblables à deux bras de fauteuil, qui embrassent les trochanters, comme dans les bras mobiles d'un étau ; et qui assurent la fixité du bassin dans le sens horizontal.

3° A une semelle en bois mobile et que l'on fixe à volonté au moyen de deux écrous et de deux parallélipipèdes en bois fenestrés, superposés et croisés, pour recevoir le pied.

4° A deux toiles tendues au moyen de deux baguettes en bois et de 8 courroies portant deux oreillers, l'un pour soutenir et assujettir le membre fracturé, et l'autre le tronc du blessé.

Tel est l'appareil qui a été présenté par la Commission départementale de l'Orne à l'exposition universelle de 1855, et qui a obtenu une mention honorable sous le n° 3,996.

M. le docteur Demarquay l'ayant fait transporter à l'hôpital Saint-Louis, dans le service de M. Denonvilliers, ce professeur me raconta, six mois après, qu'il avait eu occasion de l'employer avec succès pour une fracture des deux cuisses par écrasement, que l'on songeait à amputer. Le malheureux, au bout de 3 mois en sortit diminué de 3 centimètres environ dans sa taille, mais parfaitement guéri de ses deux fractures. « Il faudrait qu'il existât un appareil semblable dans tous nos cantons » me dit M. Denonvilliers.

Je l'ai également fait fonctionner au Val-de-Grâce

sous les yeux de M. le baron Larrey ; et cette illustre chirurgien en a fait insérer, m'a-t-il dit, la description et le dessin dans l'*Arsenal de la chirurgie contemporaine*, publié par le docteur Gaujot, alors chirurgien-major à Oran.

Depuis 20 ans il a sauvé, je puis le dire, sous mes yeux, la vie à trois vieillards atteints de fracture du col du fémur avec escarre au sacrum.

Je considère comme un devoir de signaler ici à cette occasion l'appareil *Valvaire gélatiné-lacé* du docteur Hamon de la Rochelle, *seul* véritablement amovo-inamovible, qui nous donne le moyen d'improviser en tous lieux, avec de la toile et de la gélatine vulgaires, des appareils à fracture vraiment rationnels, par ce qu'ils permettent d'éviter à coup sûr ces catastrophes lamentables qui, trop souvent, sont le résultat de l'étranglement exercé par la compression continue d'appareils dont on est dans l'impossibilité matérielle de surveiller l'action.

Voyez-en la description dans la *Revue-médicale*, nº du 17 février 1872, page 212.

Quant aux soins à donner aux grabataires immobiles qui ne sont point atteints de fracture, il faut avouer que le lit chirurgical est fort imparfait et sujet à beaucoup d'inconvénients par suite de l'immobilité qu'il impose.

Dernièrement, en traitant une femme atteinte de péritonite puerpérale avec écoulement involontaire des urines, à qui les mouvements nécessaires au nettoyage de son lit étaient funestes ; et en voyant comment deux personnes la soulevaient sur un drap, j'ai eu occasion de donner le conseil de l'étendre sur toute la surface du matelas. Au lieu de le prendre avec les mains, j'ordonnai de le rouler dans toute la longueur du lit sur deux tiges en bois de 4 à 5 centimètres de diamètre environ ; et 4 personnes, une à chaque angle, soulevèrent la malade avec le drap tendu jusqu'au dessus des traverses de la tête et du pied du lit, sur lesquelles furent déposées les extremités des tiges en bois. On les empêcha de se rapprocher au moyen de 4 pitons. La malade fut ainsi soutenue en dehors de son lit à une assez grande hauteur au-dessus de sa couche, de sorte qu'il fut aisé de la changer et de la renouveler.

La partie du drap qui touchait le siége et qui était mouillée, fut enlevée après avoir été coupée avec des ciseaux ; et on déposa ensuite la malade sur une serviette pliée en 4 et chauffée ; et cela par une manœuvre exactement inverse de celle qui avait servi à l'élever.

Si l'on ne pouvait disposer que de deux personnes, on commencerait par élever les jambes et ensuite la tête. Une seule personne pourrait même au besoin, sans inconvénient, élever successivement chacun des 4 angles.

Dans le cas où une toile percée ne suffirait pas à maintenir l'exacte propreté du lit, on pourrait la faire disparaître dans toute la région correspondante au siége et la remplacer par une ou deux courroies en cuir moëlleux de cinq centimètres de largeur que l'on fixerait comme la toile aux deux tiges en bois.

Il serait facile également, si l'on voulait transporter le malade hors de son lit, de réunir les deux tiges longitudinales par deux traverses percées chacune de deux trous pour recevoir les 4 extrémités des tiges longitudinales, et de former ainsi un cadre gestateur solide.

Aujourd'hui 26 juin, je trouve ma malade suspendue

dans ce qu'elle appelle son *hamac* et où elle a goûté cette nuit 3 heures du plus parfait sommeil. Le *coucher sur la toile la défatigue du coucher sur le matelas*, et réciproquement ; et par le temps chaud qu'il fait, on comprend en effet, les charmes du décubitus sur la toile, d'autant plus que cette attitude nécessairement plus horizontale défatigue la région sacrée de la transmission du poids du corps dont une plus grande partie est ainsi transmise par les régions scapulaires.

ARTICLE

DE

M. le docteur HAMON, de la Rochelle,

A propos d'un cas de fracture simple de la jambe. Description du bandage valvaire gélatiné-lacé. Avantages marqués que réalise cet appareil contentif.

Un certain nombre de lecteurs de *la Tribune* ne connaissent pas, sans doute, l'appareil dont je fais usage pour la thérapeutique des fractures. J'ai consacré à sa description un long mémoire, publié en 1865 dans la *Gazette médicale* de Paris. Ce travail (1), tiré à un certain nombre d'exemplaires, est aujourd'hui à peu près épuisé. C'est à cette source que devront se reporter

(1) De l'appareil valvaire gélatiné-lacé, appliqué à la thérapeutique des fractures. Chez l'auteur.

ceux de nos confrères qui voudront se renseigner complétement sur un sujet que je ne puis ici qu'effleurer.

Mon appareil a été conçu dans les mêmes vues que celui de Seutin. Il offre toutefois, sur ce dernier, de très-marqués avantages. Sa solidité est à toute épreuve; il est d'une grande élégance ; il est fort léger, et, considération capitale, il est construit de telle sorte que la première personne venue (suivant le siége de la fracture, le malade lui-même) peut, aussitôt que le besoin s'en fait sentir, le resserrer ou le relâcher.

La pression exercée par cet appareil est tellement douce, que jamais le blessé n'en ressent la moindre douleur. Avec lui donc, jamais de pressions dangereuses. Un des plus grands avantages de mon bandage, c'est que sa déssication et sa solidification s'obtiennent très-promptement. A peine le dernier coup de pinceau est-il donné, que la siccité déjà en est complète. Il suffit de 12 à 24 heures pour qu'il affecte une consistance presque ligneuse; comme conséquence, la déambulation devient possible, au bout de ce court intervalle, dans les fractures simples de la jambe.

De tels avantages leur ont paru si marqués, que MM. les professeurs Courty et Bouisson, de Montpellier, ont bien voulu accorder la préférence à mes appareils sur tous leurs analoges. J'ai en main une lettre que m'a fait l'honneur de m'adresser le premier de ces professeurs, dans laquelle il veut bien reconnaître que, dans son genre, mon bandage est, à son avis, le meilleur du XIXe siècle.

Pour plus amples renseignements on pourra, du reste, se reporter à une thèse du Dr Rancurel (Montpellier, 1865), dans laquelle ce jeune confrère, élève distingué de M. le professeur Courty, a reproduit fidèlement les opinions de son maître. On y trouvera, page 67, un tableau synoptique de tous les apppareils amovo-inamovibles de notre siècle. Par cet examen comparatif, il deviendra facile de se convaincre que le bandage gélatiné-lacé l'emporte sur les autres par les avantages de toutes sortes qu'il réalise.

Plus d'un de mes lecteurs, peut-être, ne trouvera pas un tel préambule marqué au coin de la modestie la plus raffinée; mais, après tout, la science ne doit-elle pas s'affranchir d'un puritanisme de mauvais aloi? L'homme sincèrement convaincu doit marcher droit au but et suivre franchement sa voie. Mes appareils m'ont rendu de tels services dans la thérapeutique des fractures, que je ne saurais assez haut proclamer leurs avantages. J'espère, d'ailleurs, que mes lecteurs apprécieront comme il convient mes motifs et qu'ils comprendront que mon unique désir, en fixant ainsi spécialement leur attention, est de leur être utile; c'est pour de telles raisons que je n'hésite pas à parler haut et sans ambages. Du reste, les faits parlent plus éloquemment que bien des discours. Je me propose donc de relater aussi succinctement que possible un cas de fracture simple de la jambe, que j'ai eu tout récemment à traiter. Je décrirai, dans chacun de ses temps, la pose de mon appareil; je dirai les résultats de mon traitement. Chacun, dès lors, pourra à son gré apprécier les qualités propres de ce mode contentif et estimer comme il convient sa véritable valeur thérapeutique.

Le 5 juin dernier, une malheureuse femme de la ville se fracture la jambe gauche, à la réunion du tiers moyen avec le tiers inférieur.

Deux confrères, successivement appelés, constatent la lésion, déclarent à la malade qu'elle est condamnée à rester au lit une cinquantaine de jours et refusent d'assumer sur eux cette lourde charge. Redoutant au plus haut point le séjour de l'hôpital, la pauvre malade m'appelle à mon tour. Il me fallut, je l'avoue, un certain courage pour me charger de cette cure. Je ne veux pas parler de la noire misère de cette famille, hors d'état de fournir au médecin la moindre rémunération. Mais il fallait réellement avoir le cœur bien placé, pour s'approcher résolûment d'un grabat plein de souillures et, tranchons le mot, tout peuplé de vermine.

La journée étant trop avancée, je réduisis la fracture, que je maintins de mon mieux par une contention provisoire, et je remis au lendemain matin la pose de mon appareil, pour la confection duquel, du reste, j'avais à me munir de tout ce qui m'était nécessaire.

Il me fallait, à cet effet, 3 ou 4 mètres de bandes, larges de 4 centimètres environ; 1 mètre de ouate en feuille; 600 grammes de gélatine concassée; un cordonnet rond d'une longueur de 1 mètre 50; quant à mon appareil instrumental, je n'avais qu'à me munir de la petite boîte dans laquelle tous les engins nécessaires se trouvent de longue date réunis. Le lendemain matin, je me mis à l'œuvre en procédant ainsi qu'il suit:

Je vidai mon sac de gélatine dans une casserole, puis j'y versai assez d'eau pour bien la pénétrer. Un aide, muni d'un bâtonnet, fut chargé d'opérer sur un réchaud, par le brassage, une solution qui, pour être bien préparée, doit affecter une consistance fortement sirupeuse: cette condition est de rigueur, si l'on désire obtenir une rapide dessiccation de l'appareil.

Pendant que s'effectuait cette opération, j'attirai hors du lit la jambe fracturée, que je fis maintenir par deux aides, l'un fixant le genou, l'autre le talon. Une telle attitude était assez bien supportée par la malade. Dans les cas où la jambe ne peut être ainsi tenue en suspens, je la pose sur le lit. J'ai alors recours à un autre bandage, sorte d'appareil de Scultet prolongé et d'une seule pièce, dont un appendice s'adapte sur le pied.

Dans l'espèce, il m'était possible de recourir au classique étrier. Je lui donnai donc la préférence, un tel mode de déligation devant sensiblement abréger le cours de l'opération.

Je commençai par envelopper tout le membre, jusqu'au jarret, d'une épaisse couche d'ouate, agent précieux de résolution et de protection. M'armant alors de ma bande roulée, je jetai une série de doloires sur toute l'étendue de l'organe, préalablement recouvert de coton.

Pendant que j'effectuais ce premier temps de mon opération, la solution gélatinée avait pu être préparée à point. Je fis apprêter une chaufferette munie de cendre chaude, sur laquelle je déposai tout près de moi, à la portée de ma main, la casserole contenant l'agent solidifiant. Puis, je saisis un pinceau de blaireau, dont je me servis pour étendre une couche épaisse de la préparation sur toute l'étendue de ce premier plan de doloires.

Je repris alors la bande confiée à un aide et j'en jetai en sens inverse, c'est-à-dire de haut en bas, une seconde série de tours, que je gélatinisai bientôt avec soin, ainsi que précédemment.

Le linge employé me paraissant suffisamment résistant, eu égard à la grosseur de sa trame, je jugeai ce double plan suffisant pour assurer à l'appareil un degré convenable de solidité. Dans des conditions opposées, il devient convenable d'effectuer une triple superposition de doloires.

Le premier temps de l'opération était terminé. Pour achever l'appareil, il me restait encore à en opérer la section longitudinale, à le réadapter convenablement d'après la configuration de l'organe, et le munir d'œillets, puis enfin à le lacer ; ce que j'effectuai de la manière suivante :

Le dernier coup de pinceau donné, je pris un soufflet, et j'en dirigeai le vent sur chacune des parties de l'appareil, à l'effet de hâter l'évaporation de l'eau de la solution. Au bout de cinq minutes, la dessiccation du bandage était telle que les doigts pouvaient y toucher sans y adhérer. Je pus donc aussitôt m'armer de mon sécateur et opérer la section longitudinale de mon double plan gélatiné (sans toucher au coton, bien entendu), depuis la partie médiane du coude-pied jusqu'à la tubérosité antérieure du tibia.

Mais toutes mes doloires avaient été effectuées largement ; le bandage, par conséquent beaucoup trop lâche, s'adaptait fort mal à la forme du membre. Je dus, pour obtenir une adaptation convenable, en détacher, sur le rebord de l'une ou de l'autre valve, une lanière large de 1 à 2 centimètres, suivant les points.

Notons-le en passant, cet appareil est le seul que l'on puisse ainsi travailler et adapter à volonté, eu égard à sa faible consistance, à sa flexibilité primitive. Toutefois, pour le préparer de la sorte, il faut agir au moins dans les premières heures de son application. Plus tard il deviendrait nécessaire, pour le retailler, de recourir au ciseau et au marteau, tant sa dureté devient extrême.

Les deux valves pouvant, dès lors, s'affronter convenablement, je saisis un emporte-pièce à main, et je m'en servis pour préparer une série d'œillets symétriques, situés à $0^m,02$ c. environ les uns des autres, et distants de $0^m,01$ de chacun des bords libres de l'appareil. On le voit, le bivalve que je venais de préparer constituait un véritable *corset de la jambe*. Pour rendre plus juste la comparaison, je pris un cordonnet rond que, à la manière d'un lacet, je fis courir de bas en haut, d'une ouverture à l'autre. Pour adapter l'appareil avec une précision parfaite sur l'organe malade, je n'eus plus qu'à faire affecter au lacet un degré de striction convenable.

La pose de cet appareil m'avait demandé environ trois quarts d'heure de travail. Le mode de contention ordinaire au moyen des attelles nécessite une première dépense de temps beaucoup moins longue, il est vrai; mais, sans même parler de la différence marquée entre les résultats obtenus, s'il s'agissait d'estimer la somme de peine que comportent l'un et l'autre moyen, il y aurait assurément un avantage considérable, à ce point de vue, en faveur de la méthode valvaire.

Lorsque l'un de mes appareils a été une fois bien ajusté, il est à peine besoin de le surveiller durant la période de consolidation. Lorsque j'exerçais la médecine à Fresnay-sur-Sarthe, il m'est, nombre de fois, arrivé d'être appelé à cinq ou six lieues de distance, pour remédier à de telles lésions, pour le traitement desquelles j'avais eu le bonheur de me faire une certaine réputation. Or, bien souvent, j'ai pu me borner à une seule visite consécutive à la pose de mon appareil; chez plus d'un malade, même, j'ai pu me dispenser de cette visite supplémentaire.

Avec un tel mode de contention, d'ailleurs, on n'a rien à craindre du déplacement des fragments. Toute ma petite ville a été, un jour, vivement émotionnée par l'arrivée d'un bon campagnard qui, le vingtième jour d'une fracture de la jambe, a pu, sans le moindre inconvénient, se livrer aux plaisirs de l'équitation. Ce brave homme a fait de la sorte six grandes lieues à cheval, au travers d'un pays de montagnes.

Tel est, en effet, un des grands bienfaits de cette méthode, qui permet tout de suite la déambulation, grâce à laquelle toutes les grandes fonctions organiques ne subissent par la moindre atteinte dans leur normalité. Avec les moyens que la séculaire routine a consacrés, au contraire, le séjour prolongé au lit exténue les malades et entraîne à sa suite une longue convalescence. Le blessé devient malade, non par le fait de la maladie, mais par celui du traitement.

Mais revenons à notre pauvre femme. La nuit qui suivit la pose de mon appareil, elle souffrit un peu du talon. Le lendemain matin, j'en reconnus aisément la cause, tenant à la consolidation imparfaite d'une partie qui, reposant sur le lit, n'avait pas été suffisamment exposée à l'action siccative de l'air ambiant. Je me bornai à placer un tampon de ouate en un point correspondant au tendon d'Achille. La souffrance cessa à l'instant. Le soir même, la région du talon était devenue très-solide ; aussi, à partir de ce moment, la malade cessa d'y accuser la moindre douleur.

En faisant mes visites en ville, j'ai surveillé cette malade, mais je n'ai touché qu'une seule fois à son appareil, au bout de quelques jours devenu trop large, par suite du tassement de la ouate. J'ai entièrement enlevé le cordonnet, puis j'ai relacé le bivalve, précaution prise d'étendre à la face antérieure du membre une couche supplémentaire de l'agent protecteur.

Le 22 juin, c'est-à-dire le dix-septième jour de l'application de l'appareil, le Dr Phélippeaux, de Saint-Savinien, était venu me faire une trop courte visite. Je fus heureux de profiter de cette circonstance pour lui faire examiner mon appareil, qu'il ne connaissait encore que par la lecture de mes travaux. Je délaçai, sous ses yeux, le bandage, puis je le priai d'en écarter suffisamment les valves, et j'en retirai entièrement le membre. Tous deux nous constatâmes la consolidation de la fracture. La consolidation était obtenue ; l'organe affectait une rectitude parfaite. Un calus peu volumineux traduisait seul la nature et le siége de la lésion.

Et cependant, à partir du surlendemain de son accident, c'est-à-dire *vingt-quatre heures après la pose de son appareil,* la malade n'avait cessé de savourer le plaisir de la déambulation. Or, je dois dire dans quelles scabreuses conditions elle a dû se livrer à ce genre d'exercice.

Cette femme habite un deuxième étage. Ce n'est pas tout : l'escalier qui y conduit n'est autre chose qu'un véritable casse-cou, même pour les personnes le plus heureusement douées, au point de vue du système locomoteur. Eh bien ! (grand ébahissement de tout le voisinage !) on a pu, chaque jour, voir notre éclopée s'engager résolument dans ce passage si difficile, pour s'en aller, de là, béquillonner dans tous les quartiers de la ville.

Pas le moindre accident n'a marqué la durée de la cure. Une nuit pourtant, la pauvresse a eu grand'peur. Toute la chambre s'est réveillée en sursaut, par le fait d'un bruit épouvantable. La malade poussait des cris affreux, rêvant qu'elle était tombée au fond d'un précipice. La chute, pour être moins dangereuse, n'en était que trop réelle. Les traverses vermoulues de son misérable lit avaient cédé sous le poids du corps, et, bonne femme et maigre literie, tout ensemble, avait pris un billet de parterre.

La malade en a été quitte, au moment de sa chute, pour une légère douleur, qui a vite disparu, tant l'organe malade avait été heureusement protégé par le fait d'une contention aussi douce que rigoureuse.

Je n'ai plus rien à ajouter concernant cette malade, qui n'a pas tardé à enlever définitivement un appareil devenu inutile.

Depuis que je me suis fixé à La Rochelle, je n'ai eu que deux fois l'occasion d'appliquer l'appareil gélatiné.

Dans le premier cas, il s'agissait d'une fracture de la clavicule, que j'ai rapidement guérie au moyen du bandage bi-annulaire-lacé.

Quant au fait de fracture de jambe qui précède, il est tellement simple, que je n'en aurais donné aucune mention, si je ne me fusse aperçu qu'il en est dans les grandes villes comme dans les plus humbles bourgades. On en est encore partout, je le vois, à notre époque de lumières, à l'enfance de l'art, pour ce qui a trait à la thérapeutique des fractures. Le primitif appareil à attelles règne encore parmi nous en souverain. Ne serait-il pas temps cependant de faire enfin justice de ces grossiers engins, dignes d'un temps de barbarie? Le croirait-on? dans une ville comme La Rochelle, cette cure s'est élevée à la hauteur d'un événement! Fort heureusement pour mon honorabilité, deux confrères du lieu avaient, avant mon arrivée, constaté la nature de la lésion. Chacun, ici, a considéré comme un tour de force inouï de faire marcher, au bout de vingt-quatre heures, une malade atteinte de fracture simple de la jambe!

C'est dire combien cette ligne de conduite a trouvé encore peu d'imitateurs. Les promoteurs de cet admirable méthode n'ont donc fait, ou à peu près, jusqu'ici, que parler dans un autre désert! A quoi sert d'écrire, pour que le plus grand nombre tire un pareil fruit de ses lectures?

Il serait donc indispensable de revenir encore, de revenir avec insistance sur un précieux mode qui, chaque année, serait susceptible de rétablir l'intégrité d'un nombre incalculable de membres fracturés. Espérons que cette œuvre de vulgarisation sera encore dévolue à cette précieuse *Tribune*, si libéralement hospitalière, et toujours prête à accueillir favorablement tout ce qui tient au progrès de notre art. Si son zélé rédacteur en chef le désire, je pourrai faire quelques autres communications sur cet important objet, et montrer, par des faits bien remarquables, l'immense parti que l'on peut retirer de mes appareils, pour le traitement des fractures compliquées.

Voilà, mon cher Hamon, comment l'*inamovible,*
Dans un heureux hymen, s'unit à l'*amovible.*
Plâtre, gomme, dextrine ont fait leur temps. Seutin
Frémit dans son tombeau sous le coup qui l'atteint.

Il aurait fallu rimer *tin-tin*; mais je n'ai pas le temps. J'admire votre appareil et plus encore votre activité féconde. Revenez sur ce sujet et dites-nous comment des valves d'une dureté *presque ligneuse* se laissaient écarter si facilement. Ce n'est pas un doute que j'exprime; à Dieu ne plaise quand il s'agit de vous! c'est une explication que je demande, dans l'intérêt même de votre précieux appareil. Autant que possible, il ne faut laisser prise à aucune objection.

MARCHAL (DE CALVI).

(*Tribune médicale* du 31 octobre 1369.)

A notre principale ambulance de la Sénatorerie d'Alençon, dont j'ai été chargé, en 1871, la méthode *Valvaire gélatinée lacée* du docteur Hamon de la Rochelle, m'a rendu les plus grands services dans des cas de fractures horriblement compliquées.

L'objection spécieuse du docteur Marchal de Calvi relativement à des valves d'une dureté ligneuse et qui se laissent pourtant si facilement écarter, s'évanouit au lit du malade : la face postérieure des appareils étant toujours entretenue, par la transpiration cutanée, dans un état d'humidité qui, ne lui permettant pas de s'élever à la dureté ligneuse, *la maintient à l'état de dureté flexible.*

H. D.

SUR LA VALEUR DES TOPIQUES

DANS LE TRAITEMENT DE L'ANGINE COUENNEUSE.

—

Lettre au docteur MARCHAL de CALVI.

—

MON CHER ET TRÈS-HONORÉ CONFRÈRE,

En lisant votre lettre à notre très-distingué confrère, le Dr Liégeard père, de Caen, à propos des cas d'angine couennneuse qu'il a observés en Normandie, je me suis souvenu des faits qu'il m'a été donné de constater moi-même sur cet important sujet. Et, à vrai dire, je n'aurais pas attendu jusqu'à cette heure pour répondre à votre appel d'il y a deux ans, si un formidable courant d'opinion contre la méthode de Bretonneau et de Trousseau ne m'eût plusieurs fois fermé la bouche. « Tais-toi, me disais-je, il n'y a rien à dire où il n'y a pas d'oreilles pour entendre. »

Enfin une parole bienveillante que vous avez adressée à la très-ingénieuse méthode du Dr Guillon, pour cautériser le pharynx et l'entrée des voies aériennes à l'aide de la poussière de nitrate d'argent, m'a donné à penser que l'heure de l'impartialité et de la justice était enfin venue.

Le sort de la cautérisation ressemble vraiment beaucoup à celui de la saignée; les élèves des Bretonneau et des Trousseau ont cautérisé trop souvent, comme ceux des Broussais et des Bouillaud avaient trop saigné, sans se rendre compte les uns et les autres du but réel qu'ils poursuivaient, soit en saignant, soit en cautérisant; et de là des insuccès et de graves mécomptes, qui bientôt devaient retomber sur deux méthodes excellentes en elles-mêmes, au grand préjudice de la science et de l'humanité.

Comment, en effet, cautériser utilement les malades, si l'on n'a pas avant tout présentes à l'esprit les indications de la cautérisation en général, et ensuite celles qui se tirent de la présence des fausses membranes dans l'arrière-gorge, le pharynx et la glotte (1) ?

Un médecin de premier ordre, le Dr Debreyne, a formulé très-heureusement la première partie du problème de la manière suivante, dans son ouvrage de *Thérapeutique appliquée* (p. 127 et 128, édit. de 1846):

« Toute lésion *circonscrite*, soit du tissu cutané, soit du tissu muqueux, produite par une cause interne ou par une cause externe, mais vireuse, toxique ou sceptique, et manifestée par érosion, ulcération, tache,

(1) Je ne blâme pas ceux qui sont à la recherche d'un antidote ou spécifique contre le poison diphthéritique, s'ils ne négligent pas pour cela le traitement topique et local. J'ai été très-frappé, l'an dernier, je dois l'avouer, de la confiance que notre très-distingué confrère, le Dr de La Bordette, de Lisieux, nous a témoignée, à notre dernière assemblée générale, pour la potion anticouenneuse au cubèbe et au copahu du Dr Trideau.

phlyctène, bouton, pustule, papule, fausse membrane, etc., doit être généralement, s'il est possible, cautérisée dès sa naissance. Cette sage prophylaxie peut souvent empêcher de graves désordres, de vastes ravages dans les systèmes cutanés et muqueux, ou même quelquefois prévenir des maladies générales ou mortelles.

« Dans le cours de la grave épidémie de 1833, on a fait très-peu de cautérisations, et on avait fini par les regarder comme inutiles, ou du moins comme insuffisantes. Cependant, si nous avions aujourd'hui une pareille épidémie à traiter, nous insisterions davantage sur ce genre de médication, conforme aux principes ci-dessus, que nous n'avions pas encore assez médités. »

Il m'est arrivé, en cautérisant largement avec un bâton de nitrate d'argent, promené, suivant toute sa longueur, sur la surface d'un vésicatoire envahi par les fausses membranes, de voir les phénomènes locaux et généraux disparaître immédiatement, et de constater ainsi directement les effets thérapeutiques d'une cautérisation bien faite.

La cautérisation de l'arrière-gorge et du pharynx est une opération délicate, quelquefois très-douloureuse, généralement très-effrayante pour les malades, et toujours fort difficile à faire accepter au public. Voici toutefois, comment j'ai réussi à la pratiquer dans trois épidémies différentes aux environs d'Alençon.

Intimement convaincu de la vérité de cette observation d'Hippocrate, que le médecin n'a rien à entreprendre pour la guérison de ceux que l'excès du mal a vaincus, je commençais tout d'abord, en arrivant sur le théâtre de l'épidémie, par écarter tous ceux dont le larynx était envahi par la fausse membrane, et par prendre l'engagement solennel de préserver d'un pareil malheur, c'est-à-dire d'une mort certaine, ceux qui voudraient bien se laisser cautériser. Eh bien, dans trois épidémies, à La Ferrière-Bochard en 1846, à Saint-Denis-sur-Sarthon en 1857, et à Colombiers en 1859, l'expérience ne m'a donné aucun démenti.

A La Ferrière, en 1846, neuf malades atteints d'angine avaient succombé avant mon intervention : sur les huit auprès desquels je fus appelé, six consentirent à se laisser cautériser et furent sauvés. Le septième ayant refusé, succomba à une gastrite pseudo-membraneuse. Le huitième était une jeune fille de dix-huit ans, qui mourut à la suite d'accidents que je qualifiai de fièvre intermittente pernicieuse nauséeuse, mais dont la cause de la mort a été, si je ne me trompe, une fausse membrane laryngienne.

A Saint-Denis-sur-Sarthon, en 1857, huit malades avaient succombé avant mon arrivée sur le théâtre de l'épidémie : trois qui étaient atteints de ce sifflement caractéristique produit par la présence des fausses membranes dans les cordes vocales, furent déclarés incurables et succombèrent au bout de quelques jours.

Les douze malades qui, se fiant à ma promesse, se laissèrent cautériser, furent tous sauvés.

Le succès ne fut nulle part aussi saisissant que chez les deux enfants de la femme Billot. Ces petits malades, âgés l'un de six et l'autre de huit ans, furent tellement indociles, que je dus renoncer à les traiter par la cautérisation proprement dite, et dans l'espérance de briser le lacet pseudo-membraneux, qui est l'agent habituel de la strangulation, j'eus l'idée de prescrire à la mère d'introduire toutes les deux heures l'éponge ou le tampon à cautériser, dans le pharynx à une profondeur suffisante pour provoquer de violents accès de toux et de vomissements. Je recommandai d'imbiber l'éponge ou le tampon de vinaigre ordinaire, et de les enduire de miel aluminé au dixième.

Le renouvellement perpétuel des fausses membranes obligea la veuve Billot à recommencer nuit et jour pendant trois semaines cette même opération, qui ne manquait jamais de provoquer l'expulsion d'une grande abondance de crachats jaunâtres, entremêlés de lambeaux pseudo-membraneux.

Témoins de ce fait, les mères du voisinage qui venaient de perdre leurs enfants se lamentaient en disant : « Certainement ils ne seraient pas morts, s'ils eussent été ainsi traités. »

A Lonrai et à Colombiers, en 1859, douze malades atteints d'angines couenneuses graves, traités de la même manière, furent tous également guéris.

Depuis cette époque, quand, après la cautérisation, les fausses membranes se sont reproduites, je n'ai jamais manqué de recommander l'emploi de la même méthode, et j'ai été heureux de constater qu'elle réussit généralement. Mais, je l'avoue, mon expérience repose encore sur un nombre de cas manifestement insuffisant.

Ayant eu occasion, dans les premiers temps de ma pratique, en traitant un malade atteint d'angine couenneuse, de concert avec mon confrère, le Dr Hobon, de La Fresnaye, d'initier ce modeste et judicieux praticien à la théorie de cette méthode, il ne tarda pas à trouver l'occasion de l'employer lui-même avec succès dans des milliers de cas, et de se faire ainsi une sorte de spécialité incontestée, qui dernièrement, m'a-t-on dit, l'a fait appeler jusqu'à Rouen.

La confiance qu'il inspirait à ses clients pendant l'épidémie était telle, qu'étant lui-même tombé malade et ayant été frappé de la paraplégie consécutive, aux affections diphtéritiques, il fut obligé de faire transporter son lit à la porte de sa maison, et là, couché sur le ventre, il cautérisait les malades que chaque jour on amenait dans des voitures, et qui passaient tour à tour devant lui. Pendant quelques jours le bourg de La Fresnaye (Sarthe) fut témoin de ce défilé singulier et si honorable, disons-le, pour notre modeste profession (1).

Je me suis demandé bien souvent comment l'illustre et si regretté professeur Trousseau, après avoir brillamment inauguré parmi nous la méthode de son maître Bretonneau, avait fini par la délaisser, en quelque sorte, pour ne plus s'occuper, pour ainsi dire, que de la trachéotomie, qui, pourtant, suivant la remarque si judicieuse d'un célèbre praticien, le Dr Vigla, « est un expédient et non une médication (2). »

Évidemment Trousseau avait été découragé par les insuccès de la cautérisation ; qu'il me soit donc permis d'en appeler à nos confrères en faveur de cette précieuse méthode, en leur proposant, pour combattre la strangulation pseudo-membraneuse, de mettre en jeu, toutes les deux heures, au moyen d'une simple friction à la paroi postérieure du larynx, toutes les puissances curatives de la toux et du vomissement, dont les effets

(1) Je ne la trouve pas si *modeste*. Telle que je la conçois, c'est-à-dire s'appliquant au physique et au moral, qui sont inséparables, je la mets au-dessus de toutes les autres. — M. (de C.)

(2) Un expédient qui sauve des malades mérite bien quelque considération. L'assertion de M. Vigla, d'ordinaire si judicieux, n'est qu'une formule d'apparat. Je ne puis me résoudre à quitter ce travail sans protester de toutes mes forces contre l'abandon des malades dès qu'il existe des fausses membranes dans le larynx. — M. (de C.)

sont d'ordinaire si salutaires entre les mains de la nature médicatrice

Veuillez agréer, etc

H. D.

(*Tribune médicale* du 27 février 1870.)

FIN DE LA PREMIÈRE PARTIE.

DEUXIÈME PARTIE

AVANT-PROPOS

Je reçois de M. le docteur Ballière une lettre où je lis cette remarque qui sera faite sans doute par bon nombre de nos confrères :

« Nous regrettons peut-être un peu que votre titre ne dise pas assez clairement que dans votre travail vous parlez du *Forceps* et du *Rétroceps,* de la *Pleurésie* et de la *Thoracentèse*, de la *Térabdelle* et du *Lit chirurgical* ; nous craignons que le lecteur n'y cherche pas ce qu'il y a, et n'y trouve pas ce qu'il cherche : nous aurions préféré un titre plus précis et plus net. »

Cette observation est éminemment juste : et je suis heureux de cette occasion d'y répondre.

Lorsqu'en 1845, je quittai le plus cher de mes maîtres, Lisfranc, avec lequel, pendant deux années, j'avais eu tant d'entretiens précieux, à l'ombre des tilleuls de la Pitié; comme parole d'adieu, il me dit du ton le plus solennel :

« Bientôt vous allez vous trouver par la force des

choses, obligé de passer de longues heures auprès des femmes en travail d'accouchement, profitez-en donc pour méditer sur cette merveille opératoire où la nature, en quelques heures, et sans l'emploi du couteau, fait traverser la masse et le volume relativement énormes d'un enfant à terme, à travers des passages qui n'existent pas, et qu'elle est obligée de se créer elle-même !»

Fidèle à cette parole vraiment magistrale, ce point de vue devint pendant quelque temps le plus habituel objet de mes réflexions : et le muscle utérin ne tarda pas à m'apparaître comme la main de la nature elle-même. Le secret de ses succès me parut être l'*intermittence* si remarquable de son action, et le *Lit chirurgical* fut établi sur le principe suivant :

« Entre les solides et nos tissus vivants, l'intermittence est la loi des compressions inoffensives.» (1852).

Mon attention était fixée d'ailleurs sur le souffle circulatoire *un* et *universel* ; ce lien de toute notre économie vivante, par les intuitions saisissantes de Broussais, à son cours de pathologie et de therapeutique générales, sur le rôle physiologique des coups de piston du cœur ; et par les invectives éloquentes de Lisfranc contre ceux qu'il appelait *les chirurgiens au bois sec* ou la *menuiserie chirurgicale.*

Je fus ainsi conduit à stimuler directement à la périphérie cutanée, à l'aide de la série des coups de piston d'une pompe à air, la série des systoles et des diastoles du cœur et des artères : de là la *Térabdelle* (1854).

Sans la respiration, la circulation ne saurait exister. Or par une coïncidence fortuite, il s'est trouvé que mes travaux antérieurs sur *la loi des Courbes*, dans la circonscription des épanchements pleurétiques, et sur les trois formes distinctes de la crépitation (bronchique, vésiculaire et *pleurétique*) (1843) se sont rattachés au soufle respiratoire ; et enfin, sans m'en douter encore, pour ainsi dire, j'ai été conduit dans la pratique, à traiter les angines coënneuses pharyngiennes et laryngiennes *en faisant provoquer toutes les deux heures, nuit et jour, de violentes secousses de toux et de vomissement par l'introduction au dessous de l'épiglotte d'une petite éponge ou d'un pinceau enduit de miel aluminé* (1) (1859).

L'objet de mes études a donc, pour ainsi dire, été double, savoir : les deux souffles respiratoire et circulatoire qui, étant intimement unis, semblent n'en faire qu'un seul au quel s'appliquent les noms d'esprit, de feu, de lien, ou plus généralement encore de *rapport*.

« Ceux qui travaillent à la forge, dit Hippocrate (2), sont sans ouvrage quand le feu manque.»

Observation profonde dont nous ne tenons pas compte; et, c'est ainsi que nous laissons les pauvres femmes en couches s'épuiser en efforts inutiles, sans songer à leur porter secours, quand il est temps encore de le faire avec succès et sans danger. Nous attendons que la nature soit réduite à l'impuissance pour nous substituer à elle au moyen d'un instrument barbare.

Favoriser au moyen du simple levier la rotation spontanée de la tête d'une part, et ajouter ensuite la force des bras de l'accoucheur à la force insuffisante du muscle utérin, pour pousser la tête au dehors, sans changer en rien d'ailleurs le mécanisme physiologique, telles sont les merveilleuses propriétés du *Rétroceps*. (1867).

(1) Provocation artificielle du *Massage respiratoire* naturel ou vital.

(2) De l'Art.

ANNÉE 1866

—

LE VRAI ET LE FAUX POSITIF

A PROPOS DE LA TRADUCTION DE STAHL

PAR LE DOCTEUR BLONDIN, DE MONTPELLIER.

—

Plusieurs fois déjà nos principaux journaux, l'*Union* et la *Revue médicale*, par exemple, ont appelé l'attention de leurs lecteurs sur la traduction que M. le docteur Blondin, de Montpellier, nous a donnée des ouvrages de Stahl : qu'il soit donc permis à un souscripteur qui en est en même temps lecteur assidu, d'entretenir quelques instants ses Confrères de cette importante publication.

Par un privilège qui n'appartient qu'aux esprits de premier ordre, la gloire de Stahl grandit avec le cours des années ; et après les hommages de Leibnitz, elle recueille successivement ceux de Barthès, de Cabanis, de Broussais, enfin d'un célèbre philosophe, M. Cousin, qui voit dans le savant professeur de Hale, le colosse médical de la Germanie.

Dans le chaos toujours croissant des doctrines médicales à notre époque, combien n'est-il pas utile et profitable de pouvoir, en toute occasion, prendre l'avis d'un praticien qui, après avoir subi le jugement de l'histoire, a réuni pour ainsi dire tous les suffrages et mérité ainsi vraiment le titre d'Hippocrate moderne ?

Et toutefois, les ouvrages de ce médecin illustre, nous étaient jusqu'ici demeurés pour ainsi dire inaccessibles.

On y rencontre en effet trois ordres de difficultés, savoir : 1° la profondeur de la pensée ; 2° les détails infinis que le praticien seul peut connaître ; 3° enfin les obscurités innombrables d'un latin vraiment germanique.

Pour mener à bien l'immense travail d'une traduction semblable en français, il fallait un praticien qui réunît aux talents du littérateur et du philosophe, la patience et l'abnégation d'un vrai bénédictin ; or, je me plais à le reconnaître, M. le docteur Blondin est resté jusqu'ici à la hauteur de la grande œuvre à laquelle il a voué son existence.

La lecture des œuvres de Stahl répond d'ailleurs à un besoin que nous sommes habitués à entendre signaler de toutes parts, qui est cette nécessité de plus en plus pressante de ne point nous en tenir au langage superficiel et banal, mais d'imiter la langue exacte des sciences, en définissant rigoureusement nos expressions. Or la méditation des œuvres de Stahl a cela d'éminemment salutaire sous ce rapport, qu'elle nous fait pénétrer sans cesse de la surface au fond des choses et nous oblige à faire les efforts d'intelligence indispensables pour atteindre la précision scientifique.

M. Amédée Latour nous l'a répété cent fois : nous admettons que la médecine est toute entière dans les faits, *Medicina tota in observationibus*, et nous ne pouvons nous mettre d'accord sur ce qu'il faut entendre par un fait ! Le premier travail de philosophie médicale serait donc de définir les termes. Il y a effectivement plusieurs catégories de faits, savoir : les faits vulgaires, les faits scientifiques et les faits anthropologiques ou médicaux.

Les faits vulgaires, qui correspondent à ce que j'appelle le faux positif, se rapportent aux simples impressions ou formules sensoriales purement passives. Les faits scientifiques et anthropologiques, au contraire, s'adressent à l'intelligence qui élabore et raisonne ces mêmes impressions.

Mais quelle différence y a-t-il entre le fait des sciences physiques et le fait des sciences anthropologiques ? Je crois pouvoir établir ici cette proportion : le fait scientifique est au fait anthropologique ce que l'un des corps, quel qu'il soit, qui composent le monde physique est à l'homme lui-même.

Les astronomes, les physiciens et les chimistes, mettant de côté tout ce qui se rapporte à la méthode, et ne s'occupant que des corps divers qui sont les objets particuliers de leurs investigations, laissent aux physiologistes, aux médecins et aux philosophes le soin de rentrer en eux-mêmes, et d'étudier les organes des sens et les formules sensoriales dont ils se servent pour observer l'univers.

Le médecin, au contraire, par suite de l'objet de ses études qui est l'homme lui-même, doit inévitablement posséder une bonne ou une mauvaise théorie de la connaissance, et c'est pourquoi il est rigoureusement tenu d'être bon ou mauvais philosophe.

Or la science de l'homme nous découvre dans tout fait soumis à notre observation trois points de vue parfaitement distincts :

1° La Matière ou substance qui est le fond ;

2° Le Phénomène ou l'image qui est la forme ;

3° Enfin, le *Lien* qui unit le fond à la forme ; et ces trois points de vue n'en font réellement *qu'un seul*, qui est le point de départ et le fondement de la science vraiment positive.

Ainsi considéré, le fait anthropologique ou médical est certainement inexpliqué et inexplicable ; c'est une merveille qu'il faut admettre sans la comprendre ; et de là vient sans doute que Platon avait appelé le second degré de la connaissance πίστις, la foi, et que M, Latour ne craignait pas de nous dire le 5 juin 1858 :

« La science, c'est la foi intelligente et éclairée. »

Le téméraire qui voudrait sonder le mystère a devant lui trois abîmes tout prêts à l'engloutir.

Celui par exemple qui, confondant la matière avec son image, croit découvrir la vérité au moyen du microscope, s'absorbe dans la contemplation inféconde des faits vulgaires, et il appartient par là même à la multitude immense de ceux qui, se disant *matérialistes*, sont les adeptes du faux positivisme.

Celui qui, à l'exemple de penseurs éminents, tels que Hume et Berkley en Angleterre, Kant et Hegel en Allemagne, concentre trop exclusivement son attention sur les phénomènes ou formules sensoriales, finit par se perdre et s'évanouir dans l'*idéalisme* objectif ou subjectif.

Et enfin le *scepticisme* est là tout prêt à absorber les désabusés de tous les systèmes.

L'un de nos plus célèbres chirurgiens, qui dans sa verte vieillesse a conservé toute la vigueur de son intelligence nous donnait naguère sous ce rapport, dans sa profession de foi, un exemple remarquable de l'état intellectuel des meilleurs esprits à notre époque.

« En fait de *causes générales étrangères à la matière,* « dit M. Velpeau, j'avoue humblement *mon ignoran-* « *ce* (1). Si loin que l'esprit puisse aller dans l'espace, « il arrive toujours à cette question désespérante : « *et après* ? Que mon intelligence s'élève vers les cieux « ou les régions éthérées, qu'elle descende sous l'hori- « zon, qu'elle compte les astres du firmament, qu'elle « se demande même s'il y a eu un commencement, s'il « y aura une fin de toutes choses, elle tombe dans le « vide et se heurte à une barrière infranchissable qui « l'avertit *qu'on ne comprend rien à rien !* Il y a là un « abîme, un chaos dont l'imagination ne peut point « sortir, qui oblige la pensée à rentrer bien vite à l'om- « bre d'une légende quelconque, et l'oreille basse, dans « le champ-clos de l'étude, de l'observation des objets « terrestres, dans le cercle des sciences physiques et « naturelles. »

On le voit, M. Velpeau, découragé, se replie et s'absorbe de propos délibéré dans la contemplation stérile du simple phénomène qui est le fait vulgaire, et il tombe aussitôt dans le scepticisme le plus absolu : « On ne comprend rien à rien ! »

(1) Velpeau, préface à la chirurgie iconographique de M. le Dr Anger.

Que fût-il advenu de cette belle intelligence, et quels admirables travaux n'eût-elle pas enfantés, si au début de sa carrière, reconnaissant avec Stahl le mystère qui se cache dans la notion de matière, au lieu de poursuivre des explications impossibles, elle se fût appliquée toute entière à observer les merveilles très-réelles que la nature étale à nos yeux ?

Or ce que M. Velpeau n'a pas fait, c'est tout justement ce qui constitue la véritable gloire de Stahl. « *Ut* « *jam dudum veteribus notatum est*, dit-il, *anima humana* « *na abhorret ab infinito trepidatione vera, et omnis* « *suœ potentiœ velut in irritum quodam lapsu, tan-* « *quam sui impos, hinc evadit ; tantm abest ut fines* « *migrare, adeo que summam rerum corporearum et* « *prœcipuam proprietatem transcendere possit.* » (1).

« Comme l'ont déjà depuis longtemps fait remarquer « les anciens, l'âme humaine, dit-il, recule avec un « vrai tremblement devant l'infini, et frappée d'impuis- « sance, à son aspect elle tombe dans le vide et s'enfuit, « tant il s'en faut qu'elle puisse s'élever jusqu'aux fins « et atteindre surtout jusqu'à la suprême et principale « propriété des choses corporelles !

M. Velpeau, qui ne peut soutenir la vue de l'Infini, prend sans hésiter ce qu'il appelle *la matière* pour point d'appui, et, sans se donner la peine de définir cette expression, il cherche à expliquer toutes choses avec la notion obscure qu'elle représente ! Vaine tentative, puisqu'en réalité, comme le fait si bien remarquer Stahl, les choses corporelles sont une éternelle énigme pour l'entendement humain, et qu'avec son dogmatisme affecté, M. Velpeau nous donne aussitôt le spectacle de

(1) *Disquisitio de mechanismi et organismi diversitate*, paragraphe 50.

sa chute de matérialisme en scepticisme par ces désespérantes paroles : « On ne comprend rien à rien ! »

Notre Broussais lui-même, que l'on ne méprise que parce que l'on ne se donne pas la peine de l'étudier et de le comprendre, était de l'avis de Stahl sous ce rapport :

« La conception de l'existence des corps établie sur « la faculté de les percevoir, est inhérente à notre na- « ture, dit-il, c'est un fait primitif incontestable, inex- « pliqué, inexplicable. » (Cours de phrénologie, page 40). « Considérons ce fait comme un principe sur lequel « nous pourrons baser nos raisonnements ultérieurs « (loc. cit.) »

Envisagé de la sorte, le fait médical est vraiment l'élément constitutif de la médecine. On le reconnaît d'abord à ce qu'il se reproduit devant quiconque se place dans les conditions indiquées par celui qui l'a découvert ; et ensuite, à ce qu'il peut se généraliser et ainsi devenir *intelligible*.

« Il faut, dit Fontenelle, que les expériences natu- « rellement bornées à des cas particuliers, prennent par « le moyen de la spéculation, un esprit universel et se « changent en principes.» (1).

« Les faits primitifs et élémentaires, dit-il encore, « semblent nous avoir été cachés par la nature avec « autant de soin que les causes ; et quand on parvient à « les voir, c'est un spectacle tout nouveau et entière- « ment imprévu. » (loc. cit.).

Je conclus en terminant que si les œuvres de Stahl étaient généralement lues et méditées, elles seraient l'antidote infaillible de ce positivisme faux et abject qui,

(1) Flourens sur Fontenelle, page 165.

en dégradant l'homme, porte atteinte à la dignité de notre profession.

Car, si du point de vue purement imaginaire de cette fausse science, l'homme ne paraît pour ainsi dire qu'un atôme perdu sur un grain de sable dans l'immense univers, considéré au contraire au point de vue de la science vraiment positive et traditionnelle qui nous vient d'Hippocrate et qui est « *cette essence mystérieuse et « divine que nous appelons la vie* » (1), il est plus grand à lui seul que le monde matériel tout entier, puisque l'univers se peint dans son cerveau, et que l'Infini lui-même se réfléchit dans son intelligence.

LA DOCTRINE DE L'ESPRIT

Réduite à quelques paroles adressées aux Médecins de Paris et de la Province, réunis au banquet de l'Association générale des Médecins de France, au grand hôtel des Capucines, le 8 avril 1866, en forme de toast :

—

CHERS COLLÈGUES,

Permettez à l'humble représentant de l'une de nos sociétés locales de vous ouvrir ici son cœur.

Réunis pour la septième fois autour de notre illustre et vénéré président, je me demande, je vous demande, qu'avons-nous fait ?

Nous avons poursuivi l'exercice illégal de la médeci-

(1) Paroles de M. Dumas, sénateur, dans son rapport pour le rétablissement de la chaire de pharmacie (Union du 7 nov. 1859).

ne sous toutes les formes ; et nous avons bien fait ; nous avons fondé une caisse de retraite, et nous avons très-bien fait. Mais cela suffit-il ? Je ne le pense pas.

La médecine que nous avons l'honneur de représenter n'est point en effet un métier, ni même une profession vulgaire : car pour se transmettre, vous le savez, cet art divin doit descendre de l'âme, du cœur et de l'intelligence d'un maître, comme la sagesse et la vertu, dans l'âme, le cœur et l'intelligence d'un disciple....

Ici une réflexion un peu tardive m'arrêta : comme ce n'était pas le moment d'aborder une question aussi sérieuse, je compris de suite qu'il fallait en ajourner le développement et je cédai la parole à mon illustre maître M. le professeur Piorry.

Voici toutefois ce qui me restait à dire :

Etant donc les ministres d'un art aussi relevé, il nous sied mal, ce me semble, de ne nous occuper, pour ainsi dire que de questions plus ou moins personnelles.

Le médecin doit être philosophe, et Hippocrate admettait avec Platon plusieurs degrés dans la connaissance. Il ne s'arrêtait pas, comme nous le faisons trop souvent aux phénomènes ou espèces anatomiques, sous le nom banal et mal défini de *matière* ; et il n'eût certes pas compris l'inadvertance vraiment étrange de ceux qui répètent sur tous les tons que le microscope grossit les objets, quand bien évidemment, il n'est capable, comme le télescope, que d'amplifier plus ou moins leurs images.

Je regrette vivement, pour l'honneur de notre grande association médicale, qu'il ne se soit pas trouvé un maître pour descendre dans la lice, et prendre part à cette croisade entreprise de nos jours par les plus nobles esprits, contre cette fausse science qui, sous le nom de positivisme, n'a pris de si effrayants développements que parce qu'elle a mis à profit la propension maladive de l'intelligence humaine déchue, à s'absorber dans la sensation visuelle et à prendre ainsi, sans s'en douter, *la forme pour le fond des choses.*

Des investigations d'une immense portée sur la question capitale de la méthode, c'est-à-dire sur l'usage des sens dans les sciences, en substituant au matérialisme *extérieur* et *solidiste* des sensualistes du 18e siècle, un matérialisme *intérieur* ou *cérébral*, nous avaient ouvert, il y a 40 ans, pour ainsi dire un nouvel univers ; mais parce que le *trop fameux* Broussais en était l'auteur, elles ont été livrées aux mépris officiels d'un eclectisme banal; et il a fallu que la science allemande s'en emparât, au moins en partie, et qu'ainsi elle payât la dette de la France, en rendant au génie les honneurs qui de droit lui reviennent.

Un progrès soudain, immense, qui en déplaçant tout-à-coup le point de vue de l'observation nous faisait tomber à genou devant *l'infini*, et rétablissait ainsi, par le fait même, l'autorité de Dieu dans l'âme humaine, a été honni et bafoué, au nom d'un spiritualisme prétendu, sous prétexte de morale et de religion, par nos pharisiens de tous les ordres ! .....

En manifestant le premier les merveilleuses et presque divines prérogatives du cerveau, Broussais a séparé pour toujours la formule, ou le *phénomène*, du *fonds* ou de la *substance*, et il ne restait plus, pour achever le cercle du *véritable fait scientifique*, et inaugurer enfin dans la science, la notion trinitaire essentielle au mécanisme de l'entendement humain, qu'à trouver le *lien ineffable* de leur union qui, avec la doctrine de l'Esprit, s'élève majestueusement aujourd'hui à l'horizon du monde intellectuel, réalisant à nos yeux cette prophétie de notre grand poëte :

« ...... Dans l'ordre éternel de la réalité,
« Nous voilà face à face avec la vérité (1),
« Cet astre universel, sans déclin, sans aurore,
« C'est Dieu, c'est ce grand tout qui soi-même s'adore !

(LAMARTINE, *34e méditation.*)

« Notre nature primitive était *une*, dit Platon, et « nous étions autrefois un tout parfait ; le désir et la « poursuite de cette unité s'appellent amour ; mais en « punition de notre injustice, nous avons été séparés. « Nous devons donc prendre garde à ne commettre « aucune faute contre la divinité, de peur d'être exposés « à une plus grande division.....

« Si nous sommes fidèles à Dieu, il nous rétablira « dans notre primitive nature, et venant au secours de « notre faiblesse, nous donnera un bonheur sans mé-« lange. » *(Le Banquet.)*

Le Dieu que Platon désigne ici sous le nom d'amour est en langage chrétien l'Esprit Saint; et l'on peut ajouter que *l'alpha et l'oméga de toutes choses, qui est l'*HOMME DIEU, *possède en soi l'Esprit de tous les esprits et le lien de tous les liens.*

(1) L'autopsie !

ANNÉE 1867

MEDICUS VIR PROBUS CURANDI PERITUS

CHERS CONFRÈRES,

Je tiens à rester fidèle aux devoirs que vous m'avez imposés avec les honneurs de la présidence. Comme les années précédentes, j'ai assisté à Paris aux séances générales de l'Association, les 28 et 29 avril dernier, et je vais aujourd'hui, suivant l'usage, vous rendre compte de mes impressions.

471,000 francs en caisse ; 24,000 répartis avec cœur et intelligence aux déshérités de la profession ; 80 et quelques présidents ou délégués qui, pour la huitième fois, sont venus de tous les points de la France apporter et mettre en commun le tribut de leurs vœux, de leurs idées et de leur bonne volonté pour relever notre malheureuse profession ; voilà, chers Confrères, autant de résultats positifs que l'Association générale peut enregistrer à son huitième anniversaire.

Mais, me direz-vous, et l'exercice illégal de la médecine ?

Ici, chers Confrères, il n'y a pas d'illusion possible; M. le Ministre de la Justice, dont la bonne volonté a été d'ailleurs évidente pour tous, nous a répondu par des paroles bienveillantes sans doute, mais qui au fond n'ont été, et je le crois, ne pouvaient être que des *fins de non recevoir* déguisées.

Voilà certes un résultat qui, s'il n'est pas tel que nous le désirions, est du moins fécond en précieux enseignements : M. Houssard, président de l'Association médicale de la Manche, me semble en avoir voulu tirer la morale en demandant la parole sur un texte que le docteur Caillard, mon vieux maître de l'Hôtel-Dieu, me répétait sans cesse :

Medicus vir probus curandi peritus.

J'ai vivement regretté pour ce qui me concerne que l'heure avancée n'ait point permis à notre collègue de développer sa pensée.

Le médecin en effet est homme, *vir* ; et il ne lui sied pas de demander puérilement à qui que ce soit, fût-ce même à un Ministre, ce que seul il peut conquérir. Quelle puissance humaine, je vous le demande, est capable de discréditer dans le public la fausse médecine, si ce n'est le libre exercice de la vraie médecine elle-même ?

Au lieu donc de solliciter l'impossible, attendons, pour les offrir, que l'on réclame nos services; nous ferons entendre alors à l'Administration le langage de la saine politique et de la justice sociale en la priant seulement de nous rendre la médecine rurale possible, au moyen d'indemnités de déplacement, allouées sur le budget des communes, aux médecins librement choisis par leurs malades indigents.

Nous pouvons espérer d'être accueillis cette fois quand l'heure des réformes sérieuses aura sonné ; car un grand nombre d'hommes politiques comprennent aujourd'hui combien, à un certain point de vue, le salut de la Société actuelle est intéressé à une bonne organisation de la médecine pour les classes laborieuses des campagnes.

La médecine rurale, il faut l'avouer, n'a rien qui l'encourage ; et ce sont les difficultés matérielles presqu'insûrmontables inhérentes à ce service qui nous ont retenus jusqu'ici dans les villes, où rêvant succès et fortune, nous nous sommes quelquefois laissés entraîner, il faut bien en convenir, à cultiver l'art de plaire à nos clients plus encore que celui de leur être utile et de les guérir. Le jour est venu, croyez-moi, chers Confrères, de rompre avec la vie molle et oisive de notre aristocratie et de notre bourgeoisie contemporaines. Confondant dans un égal dédain la partie laborieuse de la population et ses médecins, ces classes privilégiées nous ont donné trop souvent ici la mesure de leur niveau intellectuel.

Le terrain vraiment scientifique, favorable aux découvertes, ne se trouve plus d'ailleurs dans les hôpitaux des grandes villes : l'art de guérir n'étant pas plus possible, en effet, dans les classes découragées et dégradées par la misère et le vice, que dans celles qui, séduites par la tromperie des richesses, sont en proie à l'orgueil, au luxe et à la mollesse. Il faut à la médecine véritable ainsi qu'à la vertu, pour se développer et prendre son essor, des âmes et des corps préparés par l'austère discipline du travail.

En résumé, chers Confrères, secondons de toutes nos forces les vues philanthropiques de l'Administration envers les indigents des campagnes, non-seulement par des études, mais encore par un dévouement sans réserve et à toute épreuve; c'est le vœu unanime de l'Association générale dans sa dernière assemblée.

Maintenant, chers Confrères, je ne vous le dissimulerai pas : notre securité serait troublée si elle pouvait l'être. Un journal, qui jusqu'ici s'est maintenu à la hauteur de son titre, et qui contraste, par la vigueur de sa rédaction, avec la pâleur et l'effacement de notre ancienne presse médicale, *La Réforme*, a adressé à l'Association générale quelques attaques vraiment inattendues ; permettez à un Président de Société locale de lui formuler ici une courte réponse.

« L'Association générale, nous dit-on, n'est pas un « acheminement vers la réforme, c'est un obstacle ! »

N'en déplaise à notre adversaire, cette objection est pour le moins paradoxale ! Comment ? Six mille médecins régulièrement associés ne sont pas plus près de s'entendre sur la réforme, comme sur toute autre chose, depuis qu'ils ont des relations entr'eux, qu'à l'époque où ils vivaient isolés et complètement étrangers les uns aux autres ! Cela est évidemment insoutenable.

Si l'Association n'a pas encore remédié complètement à nos maux, il faut lui rendre toutefois cette justice que, par l'organe de M. le docteur Barrier, Président de l'Association médicale du Rhône, et grâce à une enquête solennelle, elle les a du moins courageusement fait connaître ; et c'est là un premier point dont l'importance n'échappera à personne.

On nous fait ensuite ce grave reproche :

« Vous n'avez, dit-on, aucun principe qui puisse

« servir de base au ralliement intellectuel du corps médical.»

On ne saurait le contester : la préoccupation exclusive des intérêts du corps médical ne peut être considérée comme une base suffisante de l'Association générale des Médecins de France ; car à ce point de vue, nous ne pouvons être évidemment autre chose que des Sociétés de secours mutuels ordinaires, naturellement centralisées au ministère de l'Intérieur.

Le principe de l'Association générale qui nous fit battre le cœur à tous au moment où cette grande idée nous apparut pour la première fois, il y a huit ans, a sa raison profonde dans le sentiment instinctif du rôle social et providentiel réservé à la médecine dans les temps nouveaux où nous entrons.

Je ne puis le dissimuler ici : dans nos réunions générales, si belles d'ailleurs sous tant de rapports, j'ai toujours été attristé par l'absence complète de l'élément doctrinal. Où allons-nous avec cette indifférence, me suis-je dit cent fois ? Car enfin, quand il n'y a plus de religion, il ne faut plus de prêtres et quand, à notre exemple, le monde ne croira plus à la médecine, il ne faudra plus de médecins.

Disons-le à la louange des Sociétés locales : elles sont moins en défaut sous ce rapport que l'Association générale, car dans un grand nombre d'entr'elles nous voyons figurer les questions de science et de pratique.

Je ne doute pas que dans un avenir prochain une haute Commission régulièrement instituée dans le sein de l'Association générale, ne nous donne chaque année, dans notre annuaire, des solutions pratiques magistralement déduites, à l'occasion de ce déluge de paroles et d'écrits contradictoires qui nous égarent faute de critique, ou vont se perdre dans le chaos des productions éphémères.

Telle qu'elle est aujourd'hui et avec ce vernis d'égoïsme professionnel que malheureusement elle s'est donné par ses démarches officielles, l'Association générale, disons-le hautement, n'a plus sa raison d'être suffisante dans l'état actuel de la Société contemporaine. Si nous voulons vivre sous cette forme, nous devons désormais monter plus haut et établir nos bases dans les régions sereines et pures de l'intelligence, d'où nous pourrons verser sur le corps social d'abord, puis sur le corps médical lui-même, tous les bienfaits qui découlent naturellement de l'art de guérir envisagé dans sa notion la plus générale et la plus sublime.

Nous touchons évidemment, chers Confrères, à un moment solennel dans l'histoire, puisque toutes les conceptions abstraites et vaines de la théologie et de la métaphysique scholastique étant écartées, l'entendement humain se trouve placé face à face avec la réalité même sans aucun intermédiaire.

Tel est l'état *positif* où nous entrons, mais dont ceux qui affectent de se dire positifs ne se doutent guère assurément, car, suivant la remarque profondément juste de notre Secrétaire général : « Cette époque qui pro-« clame si haut sa tendance au positivisme, est la plus « naïve et la plus crédule de toutes les époques. »

« Après un labeur séculaire, nous dit-on, l'esprit po-« sitif s'est enfin rendu maître du domaine spéculatif. »

Cela est vrai, je l'accorde, en astronomie, en physique et en chimie, sous ce rapport seulement que la méthode de ces sciences consiste à étudier les corps à l'aide de la balance et du calcul dans les régions de *l'impalpable* et de *l'invisible*; mais cela est essentiellement faux en ce qui touche nos connaissances anatomiques et physiologiques qui, jusqu'ici, se sont totalement absorbées dans la contemplation inféconde du phénomène sensorial.

On nous l'a fait observer avec beaucoup de raison : ces graves questions ne nous sont point particulières, mais elles embrassent l'ordre social dans sa totalité; il serait donc puéril de supposer que l'esprit positif soit le monopole de la France à notre époque.

En ce qui nous touche personnellement, nous nous trouvons depuis quinze ans en relations suivies avec un célèbre théologien d'Italie qui consacre un génie de premier ordre à l'introduction de l'esprit positif au foyer et au cœur même de la civilisation chrétienne; mais ses généreuses tentatives lui ont suscité naturellement d'énergiques contradictions, sans toutefois qu'il ait rien perdu de l'estime, et de l'admiration même des plus illustres personnages de notre clergé de France et de la Cour de Rome, tant la vérité se laisse entrevoir au fond de sa doctrine.

On nous propose enfin, chers Collègues, « de placer « notre grande œuvre et nos réunions médicales sous le « patronage du véritable fondateur de la biologie posi- « tive, du père de toute médecine rationelle, de Xavier « Bichat ! »

J'y consens d'autant plus volontiers, en ce qui me concerne, que l'illustre auteur de l'anatomie générale et des recherches sur la vie et la mort, par ses belles expériences touchant la respiration et la circulation, nous a littéralement mis le doigt sur le phénomène vital par excellence où se trouve le critérium expérimental de la vie et de la mort, de la santé et de la maladie ; en un mot, du bien et du mal en général, c'est-à-dire non-seulement en médecine, mais encore dans l'ordre des faits moraux, religieux et philosophiques.

Mais ce phénomène vital par excellence, quel est-il en réalité, si ce n'est *cette effusion complète de sang* qui s'accomplit à chaque systole ventriculaire ; et l'admirable mécanisme du cœur, incarnation visible de la loi éternelle, divinement exprimée par ces deux mots : *travail et sacrifice ?*

Chers Confrères, en face de l'avenir redoutable qui s'ouvre devant nous, arborons avec confiance cette noble devise qui, depuis dix-huit siècles, rayonne du calvaire et civilise le monde. Elle sera pour nous et le flambeau de la vraie lumière et le foyer de la véritable philanthropie.

« Il faut à la vie sociale autre chose que des actes « frappant par l'éclat de leur grandeur, dit M. le pro- « fesseur Joire, de Lille ; les dévouements obscurs et « ignorés qui sont de tous les instants, et qui constituent, « pour ainsi dire, la sauvegarde de la Société, demeu- « rent pour la plupart sans rémunération et sans fruits « personnels.

« La science qui se nomme positive méditera long- « temps encore sur l'essence des mobiles qui détermi- « nent les dévouements à la Société ; considérant « l'homme dans les conditions de sa nature, elle n'abou- « tit, et n'aboutira jamais qu'à une formule plus ou moins « dissimulée de l'amour-propre.

« Qu'elle continue donc, je l'en convie, à rechercher « *le vrai point d'appui du sacrifice dans la Société*, « qu'elle jette les yeux dans le passé, qu'elle regarde de « tous côtés dans le présent, et si elle découvre un jour « dans quelque coin du globe un peuple qui soit par- « venu à faire pratiquer le dévouement à autrui sans

« nulle arrière-pensée d'avantage personnel, à donner « du sacrifice l'idée la plus sublime au point de l'élever « au charme de l'amour, elle doit aussitôt scruter les « bases d'un pareil établissement, s'enquérir à tout prix « de son organisation pour répandre partout le bienfait « d'une pareille lumière, comme la véritable théorie du « progrès.»

(*Union médicale du 2 février* 1866).

LA MÉTHODE SCIENTIFIQUE

—

MESSIEURS ET CHERS CONFRÈRES,

Nous nous sommes placés de prime abord, vous le savez, à un point de vue élevé. Il me semble donc nécessaire de revenir un instant, au début de ces conférences, sur la grande et fondamentale question de *la méthode scientifique*.

Devant ici raconter ou entendre raconter des faits médicaux, donnons d'abord une idée exacte *du fait médical* lui-même.

Or, ainsi que je vous l'indiquais l'an dernier, la science de l'homme nous découvre en tout fait soumis à notre observation, trois points de vue parfaitement distincts :

1° *La matière* ou substance qui est *le fond* ;

2° *Le phénomène*, c'est-à-dire l'image, le poids, le

son, l'odeur, la saveur ou toute autre qualité sensible qui constitue *la forme* ;

3° Et enfin *le lien* invisible qui unit le fond à la forme. Or, ces trois points de vue n'en font réellement qu'un seul qui est *le point de départ*, et le fondement de la science vraiment positive.

La confusion du phénomène avec l'objet qu'il représente, exprime le chaos correspondant à l'enfance de l'esprit humain ; et tel est encore aujourd'hui l'état déplorable où sont restées nos connaissances en anatomie et en physiologie.

Observer les corps à l'aide de leurs phénomènes, comme si l'on était immédiatement en rapport avec eux, et sans interroger ces phénomènes eux-mêmes qui nous les manifestent, ainsi qu'on le pratique encore aujourd'hui en astronomie, en physique et en chimie; cela s'appelle faire du *matérialisme scientifique*, à la manière dont Berkley et Kant faisaient de l'idéalisme sans se préoccuper des corps eux-mêmes.

La méthode d'observation telle qu'il faut l'entendre en médecine évite ces deux excès également condamnables : elle s'élève de l'examen des phénomènes à la connaissance des objets corporels ; et elle sait tenir également compte des uns et des autres.

Elle n'en reste pas là : l'étude comparative du phénomène dans nos cinq sens la conduit au foyer essentiellement un de cette quintuple lumière ; et il faut signaler ici une différence remarquable : l'intelligence humaine n'a pour interprète habituel que le sens de l'ouïe; mais l'intelligence infinie, c'est-à-dire la vie elle-même, met en œuvre les cinq formules de nos cinq sens, comme cinq langues différentes, pour révéler individuellement à chacun de nous et à chaque instant de notre vie, non-seulement notre propre corps et les corps prochains qui l'entourent, mais encore, et jusqu'à certain point, l'état matériel du reste de l'univers,

Chose profondément digne d'attention ! Pendant que Broussais, dans sa lutte mémorable avec la philosophie contemporaine, triomphait avec tant d'orgueil des arguments de ses adversaires par la considération des fonctions de la matière organisée, il ne se doutait pas assurément que le rôle de son génie si éminemment révolutionnaire fût alors de poser les fondements de la science de l'avenir, qui ne devait voir dans l'organisation qu'un pur résultat, une ombre de la vie !

Broussais toutefois n'est pas mort sans rendre hommage à cette vie qui est aussi la lumière de toutes choses. Dans un article publié un an après sa mort sur la valeur objective des sensations, je lus cette phrase qui fut pour moi dès-lors comme une sorte de révélation :

« Ne nous y trompons pas, dit-il, le monde extérieur « ne nous est montré que par l'intelligence, d'après les « formules de nos sens (1).»

Telle était d'ailleurs la doctrine d'Hippocrate et de Platon sur la connaissance, mais un fait immense, principe de toute civilisation dans notre occident, s'est accompli il y a dix-huit siècles. Cette intelligence infinie dont nous parlons, ce verbe, vie et lumière de tout homme venant en ce monde, s'est incarné, comme dit l'apôtre, et le corps dans lequel il s'est manifesté est devenu pour nous le vrai positif, *le positif divin* qui est le sol ferme et l'inébranlable fondement de toute spéculation morale ou médicale, théologique ou philosophique.

(1) Voyez la *Gazette de France* ou le *Constitutionnel* du 14 janvier 1859.

Le plus dangereux de tous les écueils de l'intelligence humaine, *l'identité* absolue de *tout* en *tout* ou le Panthéisme qui, né autrefois dans l'Inde, devait fleurir de nos jours dans la rêveuse Allemagne, se trouve pour jamais écarté par la doctrine qui nous fait voir *l'union* pure et simple de toutes choses dans *l'universel* ou le grand *tout* : l'Homme-Dieu. Disons-le donc, le Christ est tout en tous, ou encore il est *tout* éminemment, suivant ce que Saint-Thomas nous enseigne de Dieu lui-même ; ou enfin proclamons-le avec Pascal : « Jésus-Christ est « l'objet de tout et le centre où tout tend. Qui le con- « naît, connaît la raison de toutes choses (Pensées) (1). »

« La médecine, disait Bordeu dans l'autre siècle, a « toujours été intimement liée avec la religion ; on ne « saurait enlever cet honneur à notre art. »

Cet insigne honneur, hélas ! chers Confrères, nous en avons malheureusement été dépouillés. Le matérialisme des sciences physiques et chimiques que nous avons imprudemment laissé pénétrer dans le sanctuaire d'Hippocrate, a vraiment déshonoré notre profession devant l'opinion publique contemporaine.

Hâtons-nous de chasser cet étranger, et au lieu de nous laisser absorber comme par le passé, dans la stérile contemplation du cadavre, élevons désormais nos intelligences au-dessus des espèces anatomiques, et posons enfin les bases d'une physiologie et d'une anatomie, d'une pathologie et d'une thérapeutique vraiment générales dans le corps même de l'homme-type : l'Homme-Dieu.

Auguste Comte et son école nous parlent sans cesse

(1) Fontenelle n'a-t il pas dit : « La véritable physique s'élève jus- « qu'à devenir une sorte de théologie. »

de *réforme mentale*, et en cela, il faut le reconnaître, ils ont évidemmeni raison : car l'erreur est la cause de la misère des hommes; et la source de la plupart de nos erreurs, c'est l'usage irrationnel que nous faisons de nos sens dans la recherche de la vérité.

Nous oublions en général qu'indépendamment de nos cinq sens extérieurs, nous possédons un sens intérieur, ou *sens vital*, vaguement connu jusqu'ici, mais bien décrit dans ces derniers temps par M. Albert Lemoine ; et enfin nous ne pensons pas qu'au-dessus de ces six sens, il en est un septième, *le sens commun*, ou bon sens, qui est établi juge et arbitre naturel de nos six sens inférieurs.

Par suite de cet oubli nous nous laissons absorber dans les organes des sens et les phénomènes dont ils sont pour nous l'occasion.

Cet évanouissement de nous-mêmes dans la sensation, qui est le caractère propre de notre déchéance originelle, a des effets étranges lorsqu'elle s'opère dans les organes qui sont la dépendance la plus infime du sens vital, et que Buffon a cru devoir décorer du titre de *sens génital*.

Les passions se déchaînent alors ; et au milieu de profondes ténèbres, éclatent au moral comme au physique, dans l'individu comme dans la société, les guerres, les révolutions et tous les genres d'attentats.

Envisagée de ce point de vue, l'histoire toute entière n'est, si l'on peut parler ainsi, qu'une longue et perpétuelle débauche, une orgie incessante, une sorte de carnaval permanent, dont la cause profonde se révèle aux époques de grandes crises par l'apparition d'une Vénus quelconque au-dessus des multitudes en délire.

J'ai lu sur ce grave sujet un passage tellement remar-

dans la République de Platon, que je vous demande la permission de vous le citer en entier :

« Ceux qui ne connaissent ni la sagesse ni la vertu, » dit-il, qui sont toujours dans les festins et les autres » plaisirs sensuels, passent sans cesse de la basse région » (la sensualité) à la moyenne (l'ambition) et de la » moyenne à la basse. Ils sont toute leur vie errants » entre ces deux termes, sans pouvoir jamais les fran- » chir. Jamais il ne se sont élevés jusqu'à la haute ré- » gion ; ils n'ont pas même porté leurs regards jusque » là ; ils n'ont point été véritablement remplis par la » possession de ce qui est ; jamais ils n'ont goûté une » joie pure et solide. Mais toujours penchés vers la terre, » les yeux toujours fixés sur leurs pâtures comme les » animaux, ils se livrent brutalement à la bonne chère » et à l'amour, et dans leur avidité jalouse, ils en vien- » nent aux coups de cornes et aux ruades, et finissent » par s'entre-tuer avec leurs cornes et leurs sabots de » fer, grâce à la fureur d'appétits insatiables ; parce » qu'ils ne songent à se remplir ni d'objets réels, ni dans » cette partie d'eux-mêmes qui tient de l'être et qui est » capable d'une vraie plénitude.

» N'est-ce donc point une nécessité pour eux de » goûter seulement des plaisirs mêlés de douleurs, vains » fantômes du plaisir véritable, qui ne prennent de cou- » leur et d'éclat que par leur rapprochement, et dont » l'aspect imposteur excite alors dans l'âme des insensés » des transports d'amour si violents qu'ils se battent » pour les posséder, comme le fantôme d'Hélène, pour » lequel les Troyens se battirent, selon Stésichore, faute » de connaître l'*Hélène véritable* ? (1). »

(1) Traduction de Cousin, page 220.

Et quelle est-elle, je vous le demande, cher Confrères, cette Hélène véritable que pressent ici le philosophe, si ce n'est son véritable type, celle qui est la virginité sans tache dans le culte chrétien ?

Intègre dans ses facultés et possédant ses sens dans leur hiérarchie normale, la Vierge les voyait tous soumis à ce bon sens, à ce sens commun qui est l'intelligence. Le libre exercice de ce sens des sens, caractère propre de l'intégrité de l'entendement, exprime la sagesse de l'homme parfait ; et voilà pourquoi sans doute le Christ, fils de Marie, s'appelle également fils de l'homme.

Nous pouvons donc le dire ici : le secret de la paix, du bonheur social et du progrès universel, est le culte de l'Homme-Dieu dans la personne de cette Vierge, emblême divin de la raison, vrai symbole de l'art, et muse unique de toutes les nobles inspirations.

Quant à l'esprit qui doit présider à ces conférences, ne l'oublions jamais, je vous prie, chers Confrères, il ne doit s'inspirer qu'à cette source pure et sublime, et demeurer essentiellement conforme aux sentiments de cordialité et d'expansion confraternelle qui nous animent tous si délicieusement en ce jour. Nous devons tout accepter, tout admettre ici de confiance, en attendant qu'après une lecture attentive, un examen approfondi dans le silence et le recueillement, nous puissions faire à la critique sa part légitime.

LE GRAND PROBLÈME DE LA POPULATION

ET

LA PROFANATION DES SOURCES DE LA VIE (1)

Chers Confrères,

Notre honorable collègue, le docteur Delaporte, de Vimoutiers, par le sujet délicat dont il vient de nous entretenir, nous a mis sur la voie du grand problême de *la population* qui, depuis quelques mois, préoccupe à juste titre tous les esprits.

Le résultat des investigations les plus approfondies a été jusqu'ici de nous conduire en face de cette terrible maladie de l'âme et du corps qui rongeait l'empire romain en décadence, et à laquelle on a donné le nom d'*onanisme conjugal.*

L'onaniste conjugal, après avoir librement accepté le mariage avec ses suites naturelles, choisit dans l'acte de la génération le plaisir que le Créateur y a attaché, et il s'oppose ensuite par un artifice quelconque à la transmission de la vie.

La Providence n'a pas permis que ces odieuses manœuvres demeurassent impunies, et je n'hésite pas à

(1) Si l'acte de la génération a déjà quelque chose de sacré dans le règne végétal où il s'opère au sein de chaque fleur comme sur un autel magnifiquement paré, que pourrions-nous dire de la génération animale et surtout de la génération humaine?

attribuer à cette cause un grand nombre de ces graves maladies des organes de la génératiou et du système nerveux, qui font le désespoir de la médecine et de la chirurgie à notre époque.

Le symptôme le plus étrange de la nuit morale qui nous enveloppe aujourd'hui de toutes parts est, sans contredit, qu'un tel crime ait pu se produire au grand jour sans soulever l'indignation générale, et qu'il ne se soit rencontré qu'un seul médecin et un seul journal pour le caractériser et le flétrir : le docteur Castelnau et le journal la *Réforme* ! On n'a pas fait attention que cet attentat contre la vie à son début et consommé dans l'ombre, est réellement et au fond plus coupable que l'homicide des grands chemins.

Si le fatal couperet de la guillotine arrête le jet de sang artériel qui préside à la conservation de la vie chez l'adulte, l'onaniste dans le mariage, par ses manœuvres odieuses, intercepte le souffle générateur au moment même où il allait allumer le flambeau de la vie: de part et d'autre le résultat est identique : au lieu de la vie *continuée* ou *commencée*, c'est la *mort* ou le *néant*.

Ce crime, le plus lâche de tous, parce qu'il est caché et que l'impunité lui paraît assurée, a été signalé et discuté dans nos grandes assemblées scientifiques ; et loin de le flétrir, nos orateurs et nos professeurs à la mode, par leur silence ou même par les circonstances atténuantes dont ils l'ont complaisamment entouré, n'ont pas craint de s'en constituer, pour ainsi dire, les auxiliaires et les complices.

C'est ici ou jamais l'occasion de nous le rappeler, chers Confrères : nous exerçons la médecine dans le département de l'Orne, le plus coupable de tous nos départements, dit-on, en cette matière. Ne l'oublions donc jamais : à cette funeste et implacable dégénérescence des nations arrivées au faîte de la puissance, de la grandeur et de la richesse, il n'existe qu'un seul remède, et ce remède est infaillible, c'est la foi chrétienne, sincère et pratique.

Il y aurait lieu sans aucun doute de désespérer entièrement du salut social, si nous n'étions témoins depuis quelques années d'une double renaissance en Europe : la renaissance chrétienne et la renaissance scientifique sur le fonds commun de la philosophie d'Hippocrate et de Platon.

Ne semble-t-on pas vouloir restituer à notre Pascal, en ce moment, la gloire de Newton, au moyen de lettres écrites, dit-on, par l'auteur des *Provinciales* au jeune savant anglais, âgé de 13 ans seulement (1) ? Quoiqu'il en soit, au fond, de cette revendication, ce n'est pas à Pascal seulement que doit légitimement revenir la gloire de Newton en philosophie, c'est à Descartes qui, en écrivant son livre des *Méditations*, s'élevait à la hauteur où devait atteindre parmi nous, deux siècles plus tard, l'illustre Biot.

« Les sciences naturelles sont belles, disait notre cé-
» lèbre compatriote et contemporain, quand on peut en
» pénétrer l'esprit; mais fort nuisibles, quand on ne va
» pas jusque là : car si elles n'élèvent pas l'homme jus-
» qu'au ciel, elles le ravalent jusqu'à la terre..... Il faut
» étudier beaucoup pour comprendre et pour admirer la
» matière, mais bien plus étudier encore pour arriver
» à découvrir qu'elle n'est rien (2) ! »

(1) Newton est né le 25 décembre 1642 ; la lettre en question lui eût été écrite le 2 mai 1655.

(2) Eloge de Biot, par M. de Carné.

Oui, assurément, Descartes et Biot ont cent fois raison : la matière n'est rien sans *la force* qui la *meut* et sans *l'intelligence* qui la *gouverne* et nous la *fait connaître au moyen du phémomène.*

Le même syptôme se produisait dans le monde universitaire, quand nous avons vu ces derniers jours son Excellence le Ministre de l'instruction publique lui-même, dans son discours à l'occasion du Concours général, rentrer solennellement dans la voie des grandes traditions philosophique inaugurées dans notre France par le livre des *Méditations.*

Nous devons à ces convergences d'un si heureux augure de voir poser à cette heure même les premières assises de l'édifice immense du *Positivisme* et du *Socialisme catholiques,* providentiellement destiné à couvrir de son ombre tutélaire les générations à venir, moins malheureuses que leurs ancêtres dans le chemin si rude et si laborieux de la vie.

Il s'agit ici de *cette restauration du pouvoir spirituel en occident,* tant annoncé par M. Littré (1), et de cette *nouvelle révélation qui,* d'après lui, *surgit à l'horizon du monde : l'humanité devenue l'objet du culte de la Religion pure.* Complétons la pensée du philosophe, sous les traits de la Vierge toute rayonnante de la gloire divine de son fils.

La cause la plus profonde de la division des esprits à notre époque est, sans contredit, la confusion que l'on fait trop généralement aujourd'hui entre *la Religion*

(1) « Le correctif définitif du suffrage universel, dit-il, est dans *l'organisation spontanée d'un pouvoir spirituel* qui mette hors de conteste les bases de la morale sociale et de l'ordre public. »

(*Conservation, Révolution, Positivisme,* page 222.)

pure, la vraie science et leurs odieuses et éternelles contrefaçons : *le Fanatisme et le Pédantisme* ; le fanatisme qui tue les prophètes et se fait marchand dans le temple, le pedantisme qui ferme l'oreille à la vérité nouvelle et persécute le savant qui l'a découverte, tout en faisant métier et marchandise de ses prétendues connaissances.

M. Littré l'a fort bien dit : le caractère de la vraie science, comme la marque certaine de la religion pure, est la *philanthropie* ou le *culte de l'humanité*, ajoutons, dans la personne de l'Homme-Dieu.

Descartes avait écrit dans sa 4e méditation :

« Et déjà il me semble que je découvre un chemin, » qui nous conduira de cette contemplation du *vrai* » *Dieu*, dans lequel tous les trésors de la science et de » la sagesse sont renfermés, à la connaissance des au- » tres choses de l'univers. » (1)

(1) « Là, dans une philosophie positive, dit encore M. Littré, est » une doctrine née des entrailles mêmes de l'histoire humaine, une » éducation qui régénérera le monde, une religion qui rassemble les » intelligences et les cœurs sous la notion suprême de l'humanité.

» Le Socialisme intervient comme un anneau entre le passé, qui se » dissout, et la notion suprême de l'humanité, qui sera la religion de » l'avenir.

» Il n'y a qu'une grande cause en Europe et une grande solution. » La religion démontrée et la science, confondues sous le nom de phi- » losophie, refont une nouvelle base religieuse pour la société de l'ave- » nir »

(*Loc. cit.* page 528.)

« Ce fut au milieu de la commotion sociale la plus décisive que » la biologie connue seulement jusqu'alors dans ses conditions *statiques* » ou anatomiques, commença principalement par les immortelles décou- » vertes de Bichat, à passer à sa période *dynamique*. »

(*Loc. cit.*, page 81.)

En face de cette union toute puissante de la Religion pure et de la science véritable doivent enfin disparaître tous les genres d'hypocrisies avec la pernicieuse engeance des charlatans.

ANNÉE 1868

—

L'IDÉAL DU MÉDECIN

—

MESSIEURS ET CHERS CONFRÈRES,

Depuis notre dernière Assemblée un funeste événement a frappé notre grande association médicale. Celui que, dans les élans d'une reconnaissance vraiment filiale, nous aimions à appeler le Père de la Médecine Française et qui recevait, les larmes aux yeux, les témoignages spontanés de nos cœurs, notre cher et vénéré Président, M. Rayer, a été enlevé à sa famille adoptive.

De toutes les œuvres de ce maître illustre, la plus glorieuse sans contredit est celle où il a mis son cœur, comme il nous le disait lui-même dans sa dernière allocution, c'est-à-dire l'Association générale des Médecins de France, qu'en 8 années de laborieux efforts et de sacrifices, il a faite viable et capable d'affronter désormais avec confiance les chances toujours redoutables de l'avenir.

« Les hommes passent, dit le Sage, et les institutions « demeurent ; répétons donc la célèbre devise de nos « ancêtres : Le Roi est mort ! Vive le Roi ! »

Saluons en conséquence aujourd'hui l'avènement de notre nouveau Président, M. le professeur Tardieu, que Sa Majesté l'Empereur, déférant aux vœux exprimés dans le vote solennel du 20 avril dernier, vient de placer à la tête de notre grande institution.

Notre Société locale de l'Orne, Messieurs et chers Confrères, elle aussi, a été cruellement éprouvée par la mort. L'un de nos Membres les plus estimés et les plus aimés, le docteur Lecorney, d'Alençon, a été enlevé à sa femme, à ses quatre enfants et à nous-mêmes, le 4 mars dernier, dans sa quarantième année.

A notre cher confrère nous pouvons appliquer ce que je vous disais il y a quatre ans du vrai médecin, et de lui comme de tant d'autres, nous pouvons dire, hélas ! que la mort seule l'a fait connaître.

Méditons un instant le douloureux mystère de cette existence si tourmentée telle que l'art d'Hippocrate l'a faite à notre époque et sous nos yeux à un homme d'élite à tous les égards, et qui soutenu à juste titre par les plus puissantes et les plus légitimes influences, n'est point parvenu toutefois à subvenir par son art à ses besoins matériels, ni à pouvoir calmer quelque peu dans son cœur les préoccupations bien naturelles du père de famille.

Et pourtant imaginez, si vous le pouvez, Messieurs, un plus heureux ensemble de circonstances favorables accumulées sur une seule tête. Des sympathies profondes qui se rattachent aux souvenirs les plus durables, qui sont les amitiés de collège, permettaient à M. Lecorney de serrer la main d'un ami dévoué et fidèle à l'ombre de tous nos clochers environnants. Ni les grâces de l'esprit, ni celles de la personne ne lui manquaient ; il joignait à des talents naturels une instruction profonde en médecine, un dévouement à toute épreuve qui le rendait attentif et obéissant à l'appel du public comme un religieux à la voix de son supérieur.

Ayant donc pour soi « le vent et les étoiles, » et possédant une rare énergie de volonté, qui n'eût prédit à notre confrère un succès en rapport avec de telles et de si légitimes espérances !... Et pourtant qu'avons-nous vu ?

Ce médecin qui s'épuisait à distribuer aux pauvres et aux classes laborieuses le jour et la nuit les secours de son art pendant de longues années, n'avait point pour cela conquis la confiance de cette partie de la population qui seule eût été en état de rémunérer ses soins.

Trop généralement accessible au savoir-faire et à ces petits moyens auxquels un médecin sérieux ne consentira jamais à descendre, cette classe, rendons-lui du moins ce témoignage, qu'elle a su venir honorer après sa mort par des funérailles mémorables celui qu'elle avait dédaigné pendant sa vie !

Telle a été parmi nous le sort d'un médecin savant, honnête et dévoué ! Et maintenant, jeunes hommes dont la tête et le cœur sont remplis d'illusions généreuses, abordez, si vous l'osez, le temple d'Hippocrate. Naïfs adolescents, dont la tête est encore toute pleine de la belle poésie d'Ovide :

Navita de ventis, de bobus narrat arator,
Enumerat miles prœliæ, pastor oves.

et qui ne doutez nullement que dans nos écoles actuelles de médecine on s'occupe de l'art de guérir les hommes, détrompez-vous : à vingt ans je partageais vos illusions, mais j'ai constaté depuis, hélas ! à mes dépens, qu'en ces lieux le temps se passe en explications oiseuses des inexplicables mystères de la nature. On vous y parle de Biologie, de Physiologie, de Nosologie, mais surtout de Nécroscopie, de tout enfin, hormis de ce que vous demandez, c'est-à-dire de médecine pratique, au moyen d'une initiation bienveillante et magistrale aux grands problèmes diagnostiques et thérapeutiques qui, durant votre vie entière, doivent être l'objet de vos préoccupations quotidiennes !

Si du moins nous pouvions vous faire espérer dans un avenir prochain la réforme d'aussi étranges abus. Mais il n'en est pas ainsi : déjà, en 1845, le Congrès médical de France demandait solennellement à un ministre bienveillant et libéral de faire rentrer l'enseignement dans les voies de la pratique, et 23 ans se sont écoulés, sans que cette question de vie ou de mort pour notre malheureuse profession paraisse avoir avancé d'un seul pas !

Et cela vous explique pourquoi M. Lecorney fut homéopathe ! Car quelle est au fond la raison d'existence de l'homéopathie, si ce n'est d'être une protestation vivante contre les intolérables abus de la médecine officielle ?

D'un excès on est tombé dans un autre : tandis qu'à la Faculté on perdait de vue la nature et ses merveilles, l'homéopathie, par ses doses infinitésimales ayant frappé l'art d'impuissance entre ses mains, retrouvait les anciens fondements de la médecine et cela en réhabilitant scientifiquement par ses succès incontestables d'ailleurs le rôle de la nature aux yeux des vrais observateurs : c'est ainsi que Stahl avait placé ce titre profondément remarquable à la tête de ses œuvres :

« La vraie théorie médicale, établissant par une saine raison et une expérience hors d'atteinte, la physiologie et la pathologie comme les parties vraiment comtemplatives de la doctrine médicale, sur les vrais fondements de la *Nature* et de l'*Art.* »

Cette année encore, Messieurs et chers Confrères, j'ai assisté à Paris aux deux séances générales des 19 et 20 avril dernier. J'étais inquiet, je vous l'avoue, de l'effet produit par le vide immense résultant de la disparition de notre illustre Président, dont la prépondérance si grande avait été nécessaire jusqu'ici pour rapprocher les uns des autres, pour coordonner et discipliner tant d'éléments divers et étrangers entr'eux.

Eh bien ! je vous le déclare, jamais les discussions n'avaient été plus calmes et plus concluantes, jamais les relations n'avaient été plus cordiales, jamais plus fraternel abandon n'avait montré un tel degré d'estime et de confiance réciproques.

Voilà donc, telle qu'elle est, cette association générale, objet de tant d'attaques passionnées, la voilà telle qu'elle apparaît avec sa vitale et intime cohésion, que n'a point altérée la perte de son chef, et qui consiste dans l'esprit de sacrifice et de dévouement de ses Membres à la chose publique d'abord, et ensuite aux vrais intérêts du Corps médical.

Mais s'il est bon, pour se connaître, de s'étudier, il est nécessaire aussi quelquefois de regarder autour de soi et d'écouter les critiques de ses adversaires.

Donnons donc la parole à un écrivain distingué qui a fait une étude approfondie de la question du travail au point de vue social dans toute l'Europe, à M. Le Play sénateur :

« Le principe de corporation qui se lie si utilement

« dans toute l'Europe à l'exercice de la médecine, pré-
« sente en France deux vices principaux ; il n'exerce
« point une action moralisante et répressive ; il sert de
« plus en plus à fortifier un monopole contraire à tous
« les intérêts. C'est ainsi qu'une société récemment
« fondée dans le but d'établir entre tous les médecins
« de France les liens salutaires de l'assistance mutuelle,
« consacre déjà une portion de son activité et de ses
« ressources à combattre la concurrence des prati-
« ciens qui, sans caractère légal, mais conformément à
« des traditions séculaires, exploitent certaines parties
« de l'art de guérir. »

Vous le voyez, M. le sénateur Le Play se montre ici pénétré de ce même ordre d'idées et de sentiments qui agitaient ces foules, presque toujours malveillantes et hostiles, devant lesquelles nous avons eu à défendre nos droits d'un bout de la France à l'autre.

Ne nous y trompons pas, je vous prie, Messieurs et chers Confrères, elles ont une portée significative ces voix parties de régions si différentes : elles nous font un devoir impérieux de rechercher avec impartialité et bonne foi ce qu'il pourrait y avoir de vrai dans une impression si générale.

De quoi s'agit-il au fond ? Depuis le commencement du siècle, l'Etat, pour suppléer à l'ancienne organisation, s'étant déchargé de tout ce qui concerne la médecine, en exigeant des candidats au doctorat une avance considérable de fonds pour frais d'études et d'examens, s'est vu dans la nécessité logique d'interdire l'exercice de la médecine à ceux qui ne sont pas munis de ses diplômes. Cela était juste ; et nous avons mille fois raison de réclamer des droits aussi chèrement achetés.

Mais telle n'est pas la question pratique : *la médecine*

d'état n'ayant rien de réel, et n'étant qu'une pure fiction, la conscience publique s'est révoltée, et les lois qui nous protégeaient ont été réduites à l'impuissance.

Notre situation est d'autant plus fausse aujourd'hui que la thérapeutique n'étant malheureusement point encore de mode parmi nous, mais au contraire en pleine défaveur dans nos facultés et nos corps savants, nous n'en sommes pas moins réduits à réclamer juridiquement le monopole absolu et le privilége exclusif de guérir les hommes !

Ah ! croyez-moi, Messieurs et chers Confrères, la corporation médicale, si l'on venait un instant à la prendre au sérieux, ne tarderait pas à devenir la plus impopulaire et la plus odieuse de toutes les corporations. Laissez-moi vous l'avouer ici, tel est l'écueil redoutable contre lequel je vois notre chère association générale menacée de se briser à l'heure présente

Je n'avais pas encore jusqu'ici, j'en conviens, touché du doigt toute l'importance sociale de la question des corporations, et je ne comprenais pas suffisamment la répulsion profonde qu'elles inspiraient à juste titre à nos pères de 89, mais un très-remarquable passage de Pascal m'en a, ce me semble, donné l'intelligence ; et c'est pourquoi je le livre à vos méditations ;

« Dieu, dit Pascal, a voulu faire des êtres qui com-
« posassent un corps de membres pensants. Tous les
« hommes sont membres de ce corps, et pour être heu-
« reux, il faut qu'ils conforment leur volonté particulière
« à la vérité universelle qui gouverne le corps entier.
« Cependant il arrive souvent que l'on croit être un
« tout, et que ne voyant pas de corps dont on dépend,
« l'on croit ne dépendre que de soi, et l'on veut se

« faire centre et corps soi-même. Mais on se trouve en « cet état comme membre séparé de son corps qui « n'ayant point en soi de principe de vie, ne sait que « s'égarer et s'étonner dans l'incertitude de son être. « Enfin quand on commence à se connaître, on est « comme revenu chez soi. On sent que l'on n'est pas « corps ; on comprend que l'on n'est qu'un membre « du corps universel ; qu'être membre c'est n'avoir de « vie, d'être, de mouvement que par l'esprit du corps « et pour le corps ; qu'un être séparé du corps auquel il « appartient n'est plus qu'un être périssant et mourant ; « qu'ainsi l'on ne doit s'aimer que pour le corps, ou « plutôt qu'on ne doit aimer que lui, parce qu'en l'ai- « mant on s'aime soi-même, parce qu'on n'a d'être « qu'en lui et pour lui. »

Telle est, Messieurs et chers Confrères, le point de vue sublime d'où nous devons envisager nos devoirs, mais en un sujet si capital, permettez-moi de décliner encore ici ma compétence et d'emprunter les paroles de Hufeland :

« La plus haute mission de l'homme après le service « des autels, dit-il, est d'être prêtre du feu sacré de la « vie... c'est-à-dire médecin... Crois-tu que, quand un « jour tu paraîtras devant le trône de l'Eternelle Vérité, « on te demandera d'après quel système tu as agi, si « tu es resté fidèle à celui que tu avais embrassé, si tu « y as fait honneur ? Non, il te sera dit : je t'avais con- « fié pour le bien de tes semblables les forces merveil- « leuses disposées par moi dans la nature et dans ses « produits ; à quoi les as-tu employées ? Est-ce au salut « du genre humain avec reconnaissance et adoration ? « Ou bien est-ce au profit de ta réputation et de ta for- « tune ? Dans toutes tes études, dans toutes tes actions,

« as-tu eu en vue la vérité, le bien de tes frères, ou ton « intérêt personnel ? Quand le malade était en danger « de mort, as-tu tout risqué pour le sauver, même ta « réputation ? (1) »

Hufeland comme Pascal, vous le voyez, fait graviter nos devoirs autour de l'homme considéré en général, c'est-à-dire autour du corps social résumé dans l'unité de la personne humaine.

C'est donc bien à tort que l'on a généralement pris au sérieux ces expressions à la mode de *corps médical* ; car, considérée en elle-même et dans sa réalisation pratique, l'idée de former un corps de médecins dans le grand corps de la société serait une pensée non-seulement absurde, mais odieuse, et que nous devons repousser avec indignation comme une injure.

Il faut dire, pour parler avec exactitude, que nous constituons dans la société, non un corps, *mais un organe*... Mais quel organe, je vous prie ?

Préposés par nos fonctions à l'entretien du feu de la vie, ne ressemblons-nous pas à ces millions de cellules qui dans les profondeurs mystérieuses du thorax, rendant à chaque instant le sang et l'air qu'elles reçoivent, vivifient autant de fois le corps humain tout entier, et se contentent néanmoins pour leur propre entretien d'artères nourricières presque imperceptibles ?

Membres de la grande Association générale des Médecins de France, quand comprendrons-nous enfin la nécessité urgente de faire trève un instant à nos préoccupations matérielles, pour compléter notre grande œuvre en fusionnant dans un même organisme, au moyen d'une haute Commission et d'un journal scientifi-

(1) Manuel de médecine pratique.

que, les innombrables intelligences médicales qui jusqu'ici ont été paralysées par l'isolement et l'antagonisme, mais qui pourraient ainsi bientôt verser sur les plaies envenimées du corps social le baume salutaire des saines doctrines, et vulgariser enfin la grande hygiène, qui, procédant de la vertu, est réellement la base de la vie physique et morale, et doit un jour régénérer l'humanité toute entière ?

Voilà, Messieurs et chers Confrères, une courte formule de nos devoirs, tels qu'ils sont inscrits dans nos consciences, et pour ainsi dire dans nos organes, non moins que dans le cœur de nos malades, quand ils nous choisissent et nous accordent leur confiance !

Chose incroyable et contradiction étrange de l'esprit, ou plutôt du cœur humain ! Ces mêmes malades, si exigeants d'abord et si sévères pour les médecins qu'ils honorent de leur choix, ne tardent pas à trouver en eux la simple vérité trop austère ! Ils veulent être trompés !... *vulgus vult decipi.*

Ah ! prenez-y garde, la tentation est subtile et des plus délicates ; gardez-vous de céder ; car malheur à ceux qui consentent à descendre à ce facile et trop naturel, *decipiatur* !... Ceux-là pour unique punition seront condamnés toute leur vie à ne plus se reconnaître désormais dans le miroir de leur conscience, où brille éternellement avec la sincérité et la vérité, l'idéal du médecin : *Virtutem videant intabescantque relicta* !...

INDEX ANALYTIQUE D'UNE PROTOLOGIE MÉDICALE

OU

PROGRAMME PRIMORDIAL DE LA RAISON MÉDICALE

Restitué à sa simplicité et à son intégrité native

Par le docteur GIOVANNI PELLIZZARI, de Brescia (*Lombardie*).

Voici à cette occasion une lettre de l'auteur.

MONSIEUR,

....Mon manuscrit n'est rien autre chose, comme vous le verrez, qu'une série d'axiômes, de problèmes et de thèses : il a trait à ce que la médecine a ou devrait avoir de mieux formulé, présenté au point de vue où toute science apparaît, alors qu'on en médite la théorie, ou qu'on essaie de l'exposer dans la sereine et impartiale hauteur de ses principes.

Monsieur votre frère trouvera, j'espère, dans ce petit nombre de pages, bien des vues identiques, parallèles ou au moins concordantes avec les pensées qu'il exprime dans l'opuscule que vous avez eu la bonté de me confier, par exemple sur les deux points que voici :

1° L'insuffisance de l'élément *matériel*, corporel, et même *organique* pour entendre médicalement la vie et la maladie (1).

(1) C'est-à-dire la nécessité de l'intervention de l'*élément dynamique ou de l'Esprit*.

2° La sainteté, j'oserais dire, de la plus grande des traditions hippocratiques, les progrès, les déviations et les retours de l'activité médicale durant le cours des temps, suivant qu'elle marchait dans la voie royale de cette grande tradition, ou qu'elle en déviait ou qu'elle y retournait, et la nécessité actuelle et séculaire d'y rentrer en Europe et dans tout le monde civilisé.

Cette tradition est à mes yeux : *la grande loi de l'action provoquante et de la réaction provoquée* (1) ; et elle comprend le rythme, la rémittence, l'intermittence de ces provocations curatives et réactions réorganisatrices, sanatives, sur lesquelles votre honorable frère a fait des recherches (2) et des expériences si recommandables (3).

(1) Cette action provoquante et cette réaction provoquée nous sont manifestées par le coup de piston du cœur et par la diastole qu'il excite dans cet admirable système de tubes élastiques que l'on appelle l'arbre artériel, systole cardiaque et diastole artiérielle dont l'alternance constitue bien évidemment le phénomène capital de la vie. (H. D.)

(2) Quel est le mécanisme du puissant agent thérapeutique qui est tout à la fois l'objet et l'instrument de ces recherches ? Le voici en deux mots :

Tandis que la ventouse ordinaire produit, au moyen de l'aspiration continue du vide, la stagnation du sang ou la congestion dans nos tissus, ce qui est un état morbide, la Térabdelle (ventouse mécanique ou sangsue très-puissante) au contraire, par son influence tour-à-tour active et passive, imite le va et vient perpétuel de l'inspiration et de l'expiration, de la systole et de la diastole des mouvements du cœur et des pulsations artérielles, qui président à la circulation *une* et *universelle*, et qui caractérisent l'état de santé. (H. D.)

(3) Action *provoquante* et réaction *provoquée* se manifestant par une succession alternative et non interrompue de *plein* et *de vide*, de *va-et-vient*, de *contraction* et de *dilatation*, de *recette* et de *dépense* etc. etc.

Ces identités et concordances me font éprouver d'autant plus de plaisir et de consolation que c'est seulement, à mon avis, cette vérité partout et toujours la même, et conforme à elle-même, qui les a inspirées à lui et à moi, (qui d'ailleurs étions si éloignés et inconscients (*insapevoli*) l'un de l'autre. Aussi, je vous prie, veuillez lui en adresser mes plus sincères félicitations. — Dans sa prochaine brochure que vous voulez bien m'annoncer, je m'attends à une autre lecture qui, comme la précédente, m'instruise et me console.

Votre dévoué et très-obligé serviteur.

GIOVANNI PELLIZZARI.

Brescia, 25 octobre 1862.

PRÉAMBULE

LES TROIS NOTIONS PRÉLIMINAIRES.

I. Le But ou terme final de toute la médecine.

II. Le Principe qui doit nous servir de flambeau pour éclairer chacun de nos pas dans cette route.

III. L'unique voie ou méthode qui puisse nous conduire à ce but.

Voilà trois notions qui une fois clairement établies, constituent le programme primitif de la raison médicale. Qu'on en supprime une, ou seulement qu'elle vienne à s'obscurcir, ce programme, et avec lui toute la rationalité médicale vacille et s'obscurcit.

Cet obscurcissement devait être suivi de sa conséquence naturelle : on devait donc voir le despotisme arrogant et la flexible imagination, des évidences fantastiques et des conclusions arbitraires, des traditions erronées et des innovations hétéroclites prendre la place, des droits imprescriptibles de la raison, non sans danger et dommage de la santé et de la vie des hommes; et voilà en effet ce qu'à démontré l'événement.

Nécessité urgente de revendiquer au nom de la raison ses droits essentiels, en commençant précisément par en rétablir (dans la sphère des idées médicales) le programme primitif avec sa simplicité logique et son intégrité.

LIVRE PREMIER

BUT FINAL, OU PREMIÈRE PRÉNOTION PROGRAMMATIQUE ET INTRODUCTION A LA DEUXIÈME.

I. Diminuer en général, autant que possible, chaque espèce de maladie.

Dans les nations, diminuer de même les maladies endémiques, épidémiques et contagieuses : dans les familles, durant le cours des générations, les maladies de famille ; dans les individus les maladies sporadiques; en diminuer autant que possible le nombre, les souffrances, la durée, les conséquences fâcheuses.

Tel est le but final de toute la Médecine.

Et ce but final est évident, aux yeux non seulement des médecins, mais encore de tous les hommes sages et raisonnables de tous les temps, de tous les pays et de toutes les langues. — Au petit nombre d'esprits qui dans un but final ainsi défini trouveraient, soit par nonchalance, soit par misanthropie ou désespoir un thème trop vaste, trop ambitieux ou trop compatissant.... Qu'y a-t-il à répondre ?

II. Il n'y a pas autant d'accord sur les principes et les méthodes ; ou plutôt on ne voit sur tout le globe habité que nombreuses et graves dissensions, non-seulement entre les diverses nations, mais aussi dans la même nation, entre une époque et l'autre ; et dans la même époque, entre une école et l'autre ; et même bien souvent, entre les élèves d'une même école.

Qu'on se borne à une seule espèce de maladie toujours et partout identique ; combien de regrettables divergences et de quelle gravité, soit dans le mode mental de l'interpréter, soit dans le mode clinique de la traiter ? Dans ces cinquante dernières années notez comme éloquent exemple, la vagabonde épidémie cholérique.

III. Mais il n'y aurait pas cette discordance dans les interprétations et les traitements, c'est-à-dire dans les méthodes diagnostiques et thérapeutiques, si tout d'abord il n'y avait pas eu désaccord dans les principes. Il est de nécessité logique dans les opérations des êtres raisonnables, que les méthodes soient précédées par les principes ; et que des principes égaux soient suivis d'égales méthodes.

IV. D'où vient en médecine la divergence des principes ? Est-ce peut-être du caractère changeant des maladies ? Mais il faut s'en rapporter à des comparaisons nosographiques fort étendues sur les contrées et les climats les plus divers, depuis les pays les plus bas et littoraux jusqu'à ceux qui sont plus élevés et limitrophes de la ligne des neiges perpétuelles, depuis les climats équatoriaux jusqu'aux dernières contrées habitables des deux pôles, lesquelles s'étendent d'ailleurs en certaines régions du globe (en Asie le long du Gange, en Europe dans les deux péninsules de Grèce et d'Italie) sur une échelle d'environ vingt siècles. Or ces comparaisons nous montrent que toute espèce de maladie reparaît partout et toujours avec sa physionomie et sa marche égale à elle-même.

V. Si ce n'est pas du caractère variable des maladies, cette discordance proviendrait-elle de la vertu variable des substances médicinales (morbifuges) ? Mais chacune de ces substances expérimentées dans des circonstances égales (notez égales) nous présente partout et toujours des vertus et des effets égaux. C'est-à-dire que les phénomènes suscités par le remède sur l'être vivant, comme aussi les symptômes provoqués par la maladie, révèlent eux-mêmes encore le style *classique* de la nature, laquelle n'est jamais différente d'elle-même, ni ne se contredit jamais. Et c'est pourquoi telle ne pourrait être non plus l'origine de la diversité des principes qui s'élevèrent parmi les médecins dans la diversité des temps et des lieux.

VI. Ne serait-elle point l'effet de la constitution essentielle de notre intelligence ? Pas davantage. L'essence de l'intelligence humaine est invariable comme toute autre essence créée ; ses intellections radicales sont justes et incorruptibles, comme sont toujours conformes à la vérité ses énoncés protologiques ; et la preuve, c'est la constante identité des procédés dialectiques dans toutes les langues quelque diverses qu'elles soient d'ailleurs.

VII. D'où vient-elle donc ? Il ne reste qu'une explication, c'est que ce désaccord si frappant prend son origine dans ce qu'il y a dans l'homme pensant de plus sujet à l'erreur et à la variation, c'est-à-dire dans la versatilité et la faillibilité de son libre arbitre ; dans cette facilité avec laquelle, sans un examen préalable et suffisant, il adopte inconsidérément pour *vrais*, tels principes qui ne sont pas *vrais;* et substitue d'inévidentes opinions à d'évidentes vérités.

VIII. Or un examen meilleur, et par là un retour de ces opinions à la vérité auparavant inaperçue, ou bien oubliée, un retour au vrai principe serait-il impossible ? Je ne demande pas : serait-il facile ? Mais serait-il impossible ? Sans doute que pour la plupart d'entre nous autres hommes, réexaminer dans leur racine nos opinions, nos affirmations et nos négations, peut-être caressées spéculativement depuis des années, et mises à exécution par la pratique, et ainsi professées, et cela dans des circonstances très-graves et solennelles devenues par là notre orgueil, et je dirais presque notre âme, et les examiner de nouveau avec impartialité, comme si elles n'étaient point les nôtres, c'est là une tâche qui loin d'être facile, est assurément très-difficile. Toutefois à qui le veut véritablement, elle n'est pas *impossible... En avant* !... (1).

IX. Tout principe, pour être tel réellement, doit être absolu. Des principes qui se limitent réciproquement,

(1) Voilà bien la méthode de Descartes, de Lavoisier et de Broussais ; la méthode vraiment scientifique, fondée sur l'évidence de la raison qui juge les cinq formules de nos sens, considérées d'ailleurs comme des faits primitifs inexpliqués et inexplicables. Comme le chimiste ne se contente pas de regarder le corps qu'il étudie, mais le fait résonner par la percussion, pour connaître sa structure intime, ainsi Laënnec et Piorry ont-ils associé les perceptions de l'ouïe et du toucher, pour pénétrer dans la poitrine, et révéler au médecin les modifications les plus intimes de la circulation de l'air et du sang dans les profondeurs de l'organe respiratoire. Ainsi d'autres ont-ils étudié le corps humain à l'aide du microscope, du thermomètre et de la balance. (H. D.)

qui se tempèrent, qui se modèrent l'un par l'autre, ne sont pas des principes ; ils pourront être des généralités qui approchent des principes, de grandes déductions ou applications de principes ou de grandes conclusions mais des principes, non. L'idée même de tempérament ne naît que de la comparaison du principe universel, absolu avec les conditions concrètes et avec les exigences rationnelles du temps, du lieu et du sujet auquel on veut l'appliquer : de là le nombre si grand d'applications pratiquement variées d'un même principe invariable.

X. En outre l'invariable et absolu principe de la médecine doit être vérité ; jamais l'ignorance et l'erreur ne constituèrent un vrai principe. Que dis-je ? il doit être formellement la première et la plus grande de toutes les vérités médicales, parce que cette vérité doit seule précéder logiquement toutes les autres, et que les autres, examinées dans leur genèse, doivent apparaître comme autant de manifestations de cette vérité première, ou comme ses déductions logiques ou applications. Tel est dans la série des vérités médicales le poste qui appartient à la Vérité-Principe (1). Mais quels en seront les éléments constituants ?

XI. La Vérité proprement médicale, n'est point celle qui, fût-elle vérité bio-logique, bio-chimique, physiologique, nosographique, nécroscopique, ne nous fournit toutefois pas de lumières pour la recherche et l'interprétation vraiment médicale de la maladie, pour l'investigation féconde, et par suite pour la découverte directe et le choix des moyens thérapeutiques. — Et parmi les vérités mêmes proprement médicales, on ne pourrait

(1) La Vérité-Principe en médecine doit être universelle ; elle est ici ce qu'elle est partout : elle est l'Homme-type qui résume en lui tous les êtres. (H. D.)

appeler principe de la médecine universelle, celle qui limitée et partielle ne s'étendrait qu'à quelques maladies, sans s'élargir sur toutes en général et chacune en particulier : c'est-à-dire que la notion médicale (je répète médicale) de la maladie, prise dans son universalité, doit être sans aucune limite ou exception (1).

LIVRE SECOND

INDICATION DU PRINCIPE (2).

1. *Corps et âme (caro et spiritus.)* (3). — Deux réalités distinctes, qu'on a vues seulement aux époques de civilisation rétrograde, tantôt l'une, tantôt l'autre, niées

(1) La grande et principale inconnue, dit M. Bouillaud, c'est réellement *cet acte vital* sous l'influence duquel se développent les altérations organiques : ajoutons, pour compléter la pensée de l'illustre professeur, que cette grande inconnue renferme en soi *le mystère du bien et du mal médical*, et qu'elle n'est point un acte, mais la décroissance ou l'absence, ainsi qu'il a été dit plus haut, de *l'acte vital par excellence* qui est essentiellement constitué, par le *va-et-vient* mystérieux du *souffle respiratoire* et *des pulsations cardiaques et artérielles.* (H. D.)

(2) « Les vrais principes, dit Descartes, sont le souverain bien de la vie humaine. » (Préface du *Traité des Principes.*) Ajoutons pour compléter et concréter à la fois cette pensée que le souverain bien consiste pour l'homme raisonnable, qui est un petit monde, à se réunir à son vrai principe, à la raison même qui est Dieu, c'est-à-dire à la Sagesse créée avant tous les siècles, en qui a été fait et doit être réformé l'Univers. (H. D.)

(3) Intervenir dans la lutte entre le bien et le mal médical pour favoriser l'un et combattre l'autre et venir en aide aux deux mains de la nature médiatrice qui sont le soufle respiratoire et les coups de piston de la pompe cardiaque.

par les sophistes (spiritualisme, matérialisme,) et tantôt l'une et l'autre fondues ensemble (panthéisme). Mais l'instinct intellectuel des générations humaines partout et toujours les affirma, et en les affirmant les distingua nettement.

II. *Forces du corps et forces de l'âme.* Les corps sont-ils inertes ? En tout être existant et connaissable il y a au moins la force d'exister et de plus celle de se faire connaître. Rapports, réciprocités possibles entre le corps et l'âme.

III. Forces du corps qui se subordonnant à celles de l'âme lui permettent de recevoir et d'avoir en soi son tempérament, sa structure, et son actualité vitale, et forces de l'âme qui le tempèrent ainsi, le construisent, le vivifient ; voilà deux termes intimement connexes, dont la connexion n'est détruite que par la mort. Donc, corps vivifié et âme vivifiante (1).

IV. Effets produits par les agents (*influenti*) qui environnent le corps vivant et en pénètrent toutes les parties internes : action provoquante ; réaction par laquelle du fond de ces parties les forces de l'âme vivifiantes et les forces subordonnées du corps vivifié répondent à cette action ; réaction provoquée.

V. Ces agents et leur action conviennent-ils aux besoins du vivant? La réaction provoquée les accueille avidement et elle en jouit. Au contraire, ne conviennent-ils pas à ces besoins? Cette réaction tend à les affaiblir, à les éloigner, à les dissiper. — Dans cette tâche réussit-elle promptemeut et facilement ? Alors la vie physique reste saine et sauve, la santé se maintient. — Mais au contraire, l'action nuisible, pernicieuse de ces agents

(1) Voir la dernière note.

persiste-t-elle indomptée, et par là engendre-t-elle incommodités, malaises ou autres désordres permanents ? Alors commence cette forme adventice d'existence qu'on appelle *maladie.*

VI. De même dans la maladie, action provoquante et réaction provoquée ; mais la première, par les sinistres modifications qu'elle engendre et entretient dans les parties vivantes, y devient force désorganisatrice, (*disordinativa*) ; la seconde par sa radicale et incessante tendance à retremper et réintégrer ces parties y devient force réorganisatrice. Le combat, le choc (*controsforzo*) de ces deux forces (1) persévère sans relâche depuis le premier instant jusqu'au dernier de la maladie laquelle ne cesse que par la complète et finale prédominance de la force réorganisatrice, c'est-à-dire par la guérison ou par la prédominance absolue de la force désorganisatrice, c'est-à-dire par la mort soit générale, soit locale

(1) Ces deux forces sont représentées par le sang rouge et le sang noir. Le rayonnement un et universel du sang rouge caractérise l'état de santé : la stagnation locale du sang noir indique l'acheminement vers l'état de maladie. Le sang noir trouve au foyer de l'hématose une piscine salutaire où sans cesse il renaît à la vie. La stagnation du sang dans le poumon conduit à l'irritation, et l'irritation à ce genre d'inflammation spéciale qui, suivant Broussais, M. Andral, M. Bouillaud, et de nos jours, les Allemands, produit les tubercules.

« Rien n'est plus irritable que le faible, a dit M. Pidoux avec une raison profonde, parce que nulle part plus facilement que chez le faible ne se produit la stagnation du sang : aussi ajoute-t-il aussitôt : « nul n'est plus altérable que lui ; »

C'est donc une grande indication médicale que de combattre chez les faibles le ralentissement de la circulation locale qui produit ces stases ou congestions veineuses au sein desquelles s'engendre la maladie sous toutes ses formes, inflammation ou tubercule, etc (H. D.)

(gangrène). Bien plus, c'est dans ce même antagonisme des deux forces que la maladie consiste radicalement, quels qu'en soient la forme symptomatique, le siége organique, la teneur, le degré, le nom ; et cela est si vrai qu'elle ne pourrait exister ni avant, ni en dehors, ni après lui.

VII. Exposition rationnelle de cet antagonisme.—Que sans la résistance, sans la limitation qu'elle reçoit de la force réorganisatrice, la force désorganisatrice vienne à se développer unique, libre et absolue, alors elle enlèvera sans intermédiaire, sans ralentissement aucun, aux parties vivantes, leur intérieure disposition et complexion vitale, c'est-à-dire qu'alors il n'y aura plus maladie, mais mort rapide. — Que la force réorganisatrice se développe pleinement, sans être ralentie, ni limitée par aucun obstacle ; alors il n'y aura plus de la maladie qu'apparences instantanées, ombres très-fugitives, parce qu'en un instant l'ordre vital menacé reparaîtra réintégré. - En d'autres termes ; supprimez l'insistance de la force désorganisatrice, alors l'origine, la durée, le résultat funeste des maladies deviennent des suppositions non seulement incompréhensibles, mais absurdes ; supprimez au contraire l'action de la force réorganisatrice, vous rangez de même parmi les choses absurdes les rétablissements et les guérisons qui, sans aucune intervention de l'art, se produisent tous les jours spontanément et en grand nombre dans l'espèce humaine, comme dans tout le règne végétal ou animal.

VIII. La notion de ce même antagonisme se présente tout d'abord, sinon dans la présente formule et expression verbale, au moins dans le sens radical lui-même parmi les idées traditionnelles de tout temps et de tout pays ; dictons, devises et proverbes, prières, symboles et rites religieux qui, chez les diverses nations, en fournissent la preuve.

IX. Dans les plus anciennes iatrographies, l'enseignement qui répond le mieux à cette notion est l'enseignement hippocratique ; et cet enseignement au temps d'Hippocrate n'était pas une pensée nouvelle, mais la continuation d'une tradition ayant cours déjà depuis plusieurs générations (περὶ ἀρχαίης ἰατρικῆς) ; et si après la chute des autres écoles celle d'Hippocrate ressuscita le plus souvent, on doit, ce semble, attribuer cette résurrection à sa plus grande affinité avec ce sentiment antique et universel.

X. Dans les écrits mêmes des médecins qui, par leurs doctrines étaient les plus éloignés de ces premières idées, comme les médecins méthodiques, les empiriques de l'antiquité, les iatro-chimistes et les iatro-mécaniciens depuis, et dans les temps plus modernes les excitabilistes, vous en rencontrerez çà et là des témoignages évidents, précieux aveux par où l'instinct intellectuel, commun à tous les hommes, protestait, par la plume elle-même de ces écrivains inconséquents, contre l'arbitraire de leur doctrine.

XI. Cette même notion pathonomique s'accorde parfaitement avec ce qui se lit sur l'âme vivifiante et sur les organes vivifiés, sur la vie et sur la mort, dans les traités psychologiques et physiologiques que l'une des plus sublimes et pénétrantes intelligences dont s'honore avec l'Italie toute la chrétienté, saint Thomas d'Aquin, jeta çà et là au milieu de sa Somme théologique. Elle s'accorde en outre avec ce que le XVe des Conciles Ecuméniques a dû, pour dissiper de graves erreurs, dogmatiquement définir sur cette même âme vivifiante et sur le corps vivifié.

XII. Enfin cette notion de la maladie est souverainement et très-largement médicale, en ce que seule elle nous met logiquement devant les yeux, pour toutes les maladies possibles, ce double but essentiel de l'opération médicale, lequel résume en soi naturellement tout le reste ; c'est-à-dire *contrarier la force désorganisatrice (contraria contrariis curare, cura antithetica) et affranchir, soutenir, seconder la force réorganisatrice (similia similibus curare, cura isothetica).*

XIII. En conséquence, je n'hésite pas à reconnaître et à proclamer dans la notion dont il s'agit : une grande vérité médicale ; ou plutôt la Vérité-Principe universelle de toutes les vérités médicales.

— Non. — Alors indiquez-moi donc, si vous le pouvez, un seul principe vraiment médical qui soit ou antérieur ou contraire à celui-ci, ou qui lui soit assez étranger pour n'y pas rentrer.

Mais comment cette grande Vérité-Principe universelle nous deviendra-t-elle une précieuse lumière en chacun des cas si divers de maladie au milieu desquels nous devons continuellement nous trouver? C'est le sujet du livre suivant.

LIVRE TROISIÈME

INDICATION DE LA MÉTHODE, OU GRADATION ORDONNÉE DES PROBLÈMES DIAGNOSTIQUES ET THÉRAPEUTIQUES.

Problème 1. *L'espèce de maladie* que nous rencontrons, à quels traits diagnostiques se distingue-t-elle de toutes les autres espèces qui lui ressemblent par certains autres traits, mais qui par nature en diffèrent ?

Problème 2. *Les différentes phases* propres à l'une des espèces ainsi distinguées, à quels traits caractéristiques se distinguent-elles aussi les unes des autres ?

Problème 3. Dans chacune de ces phases, *quels signes* sensibles nous indiquent les mouvements, les efforts de la force désorganisatrice, et quels signes sensibles nous révèlent les efforts, les mouvements de la force réorganisatrice ? (1)

Problème 4. Outre les indications précédentes, quelles sont les sources, et quels sont les points de départ, les acheminements et les voies, les produits et les résultats de l'une de ces forces, et quels sont ceux de l'autre ? — Jusqu'ici problèmes pathologiques, désormais problèmes thérapeutiques.

(1) M. Maurice Raynaud, professeur agrégé à la Faculté de médecine de Paris, a fort bien compris cette lutte dans son remarquable article, *cœur*, du nouveau dictionnaire de Médecine : « Le travail de désorganisation du cœur ne va pas s'accomplissant ni sans lutte, ni sans réactions salutaires. C'est la loi de l'organisme vivant : à chaque atteinte de la maladie correspond un effort en sens inverse de la nature médicatrice... Donc le cœur, comme tous les organes soutient contre les causes qui entravent son action un véritable combat qui, bien que trop souvent inégal, n'en fait pas moins partie intégrante de l'histoire de ses maladies. — Rien n'est plus difficile en pratique que le double jugement à porter sur la part respective qui revient, dans l'ensemble phénoménal, à chacune des deux tendances opposées que nous venons de signaler, parce que l'action et la réaction, *la modification qui tue et celle qui conserve* ont une marche parallèle, et sont liées étroitement l'une à l'autre, ayant pour *substratum* commun un seul et même organe, où tous les changements de structure, si diverse qu'en soit l'origine, se confondent en une apparente unité. » (H. D.)

Problème 5. Quant aux éléments que la solution des problèmes antérieurs nous met sous les yeux, quel moyen ou quels moyens, ou quel système de moyens nous suggèrent-ils pour anéantir dans ses principes, contrarier, limiter dans ses progrès l'œuvre de la force désorganisatrice ?

Problème 6. Quels moyens ces mêmes éléments nous suggèrent-ils pour faciliter, seconder l'œuvre de la force réorganisatrice ?

Problème 7. Ces six problèmes, par leur importance et leur ordre de gradation, ont pour eux la raison et l'histoire. — *La raison*, parce qu'ils conduisent successivement l'un à l'autre. Que l'on omette les antécédents, les subséquents deviennent insolubles ; que l'on omette les subséquents, l'office de la raison médicale reste incomplet. - *L'histoire*, parce que tous les médecins, à quelque époque, pays ou école qu'ils appartiennent, se trouvèrent heureux chaque fois qu'ils réussirent à résoudre en totalité, ou du moins en partie, quelqu'un de ces mêmes problèmes, et que lorsqu'ils n'en purent venir à bout, au moins ils l'essayèrent. Les plus grands bienfaits de la médecine envers l'espèce humaine se réduisent à *quelqu'une* de ces solutions, et l'on ne peut que déplorer, la doctrine et l'art de ces médecins cliniciens qui sautant par-dessus les antécédents de ces problèmes, prétendirent arbitrairement résoudre les subséquents.

Problème 8. Problèmes ultérieurs. Problème ampliatif (*ampliativo*). Lorsque par les six problèmes énoncés plus haut, plusieurs espèces de maladie auront été convenablement étudiées et déterminées, comment par la comparaison établie entre elles, les unes doivent-elles être envisagées sous un titre commun comme faisant partie du même genre; les autres, sous d'autres titres, comme appartenant à des genres différents? Indubitablement de semblables comparaisons et classements serviraient à réviser, au point de vue critique, et à améliorer les solutions antérieures de ces mêmes six problèmes, avantage prévu surtout dans ces deux derniers siècles par les divers architectes de Nosologies.

Problème 9. Problème températeur *(attemperativo)*. Lorsqu'il arrive que dans la personne du malade coexistent, avec la principale, d'autres maladies, et qu'il se rencontre de mauvaises complexions, de mauvaises tendances, ou des déformations organiques, comment faut-il approprier à l'exigence rationnelle de telles complications les moyens thérapeutiques suggérés par la maladie dominante? Mauvais augure... quand le casuiste clinicien est dénué de tout principe, mais augure bien pire encore, quand le clinicien se trouve être, par suite de quelque principe qui lui est propre, contempteur des individus, absolutiste!...

Deux titres laissés en blanc :

LIVRE QUATRIÈME

LE BUT, LE PRINCIPE ET LA MÉTHODE CI-DESSUS INDIQUÉS, CRITERIUM SUPRÊME POUR APPRÉCIER A SA JUSTE VALEUR CE QUE JUSQU'ICI L'ON A FAIT EN MÉDECINE.

LIVRE CINQUIÈME ET DERNIER

LE BUT, LE PRINCIPE ET LA MÉTHODE CI-DESSUS, INDICATION LUMINEUSE POUR APERCEVOIR ET DISTINGUER CE QU'EN MÉDECINE DÉSORMAIS IL RESTE A FAIRE.

Fin.

On me permettra de suppléer par une courte observation à une lacune qui a échappé, ce me semble, à mon savant confrère de Brescia dans la marche rapide de sa brillante, mais trop laconique analyse.

Il importe souverainement de distinguer, dans cette question si ardue, et pourtant si brûlante de l'âme et du corps, le point de vue de métaphysique pure ou d'ontologie spéculative, de la distinction constitutive des deux substances; et le point de vue pratique, aussi bien dans l'ordre de la médecine que dans l'ordre moral, de la distinction traditionnelle des principes bon et mauvais (*caro et spiritus*) dont la lutte incessante constitue l'état présent et réel de l'humanité. C'est ce dernier point de vue qu'envisageait notre immortel Buffon, quand il faisait de ce contraste perpétuel, d'où résulte la nature humaine, cet éloquent tableau où il s'est inspiré des plus hautes comme des plus antiques traditions :

« L'âme, ce principe spirituel, ce principe de toute « connaissance, est toujours en opposition avec cet « autre principe animal et purement matériel. Le pre- « mier est une lumière pure qu'accompagnent le calme « et la sénérité, une source salutaire dont émanent la « science, la raison, la sagesse ; l'autre est une fausse « lueur qui ne brille que par la tempête et l'obscurité, « un torrent impétueux qui roule et entraîne à sa suite « les passions et les erreurs. »

« ....Pour peu que par la réflexion nous venions à « blâmer nos plaisirs, ou que par la violence de nos « passions nous cherchions à haïr la raison, nous ces- « sons dès lors d'être heureux, nous perdons l'unité de « notre existence, en quoi consiste notre tranquillité ; « la contrariété intérieure se renouvelle, les deux per-

« sonnes se représentent en opposition, et les deux « principes se font sentir et se manifestent par les dou- « tes, les inquiétudes et les remords. »

Aux quatre questions fondamentales qu'appelle ici l'ordre de la logique, on peut faire les réponses suivantes :

Qu'est-ce qui signale et mesure l'influence du principe du bien et du mal (1) dans le corps et dans l'âme de l'homme?	Dans le corps:	1° *Le bien*, c'est la distribution une et universelle du sang rouge. 2° *Le mal*, c'est la stagnation locale du sang noir dans la trame trop condensée de nos organes.
	Dans l'âme :	3° *Le bien*, c'est le don de soi qui nous fait communiquer aux autres par le sacrifice, les avantages que nous possédons. 4° *Le mal*, c'est la concentration en soi par l'égoïsme de nos propres biens (2).

« Si la patrie a inspiré tant et de si touchants dévoue- « ments, que ne fera pas l'humanité, patrie universelle. (Littré, loc. cit.)?

« Qu'est-ce donc encore une fois que le XVIIIe siècle ? « dit Broussais. Je vous l'ai dit : c'est la morale de « l'égoïsme bien entendu ; mais le haut intérêt, l'égoïs- « me le mieux entendu ne soutient pas le parallèle avec « *les sentiments supérieurs* considérés comme mobile « de nos actions. » (Phrénologie, p. 880.)

(1) « Un homme possédant la connaissance du *bien* et du *mal*, dit « Platon dans le Protagoras, ne peut être ni entraîné ni dominé par « aucune force, et toutes les puissances de la terre ne sauraient le « contraindre à faire autre chose que ce que la science lui comman- « dera ; car elle suffit seule à *le sauver*. »

(2) « Aujourd'hui la science devenant égoïste, dit M. Littré, sa « mission expire si elle n'est renouvelée. » (Paroles de philosophie positive, p. 157.)

« Quand le XVIIIe siècle disait : si j'aime mes amis, « c'est pour moi-même, cela n'est pas exact. Combien « d'hommes se sont *sacrifiés* sans l'espoir d'une ré- « compense quelconque ? Eh bien ! ces hommes obéis- « saient aux impulsions des sentiments supérieurs qui « sont souvent assez puissants pour annuler les effets « de la réflexion. » (id.)

« Voilà la redoutable barrière qui s'est opposée au « progrès de la philosophie du XVIIIe siècle. » (id.)

« Prouver que *la vertu et la délicatesse de conscience* « *sont dans la nature organique* est un point important, « qui serait également compris des malfaiteurs vul- « gaires, et des malfaiteurs *comme il faut*, qui ont as- « sez de pouvoir, d'intelligence et d'adresse pour com- « mettre le crime sans s'exposer à la vengeance des « lois, et qui ne sont pas plus retenus par la crainte de « l'enfer que ceux qui vont finir à l'échafaud. » (p. 838.)

« Le fait est que l'ordre social aura beaucoup gagné « lorsqu'on pourra dire aux incrédules qui sont nom- « breux dans notre civilisation d'Europe, et qui très- « certainement remplissent les premiers emplois : vous « feignez de croire à la vertu, mais trop imbus des « préceptes d'un siècle que vous affectez de déprécier, « vous n'y croyez pas : votre intérêt, vos jouissances « sont vos seules Divinités. Prenez-y garde cependant : « la vertu n'est pas un vain mot ; elle est empreinte « dans votre cerveau avec la justice et la raison. Ecou- « tez les inspirations de ces facultés : elles vous com- « mandent le bien, le juste, le grand, la vénération qui « s'adresse, depuis l'Etre suprême jusqu'aux derniers « ministres de la Loi ; depuis les auteurs de vos jours « et toutes les supériorités intellectuelles, jusqu'au plus « obscur bienfaiteur de ses semblables. » (839).

« C'est l'école écossaise qui la première a signalé ces « sentiments ; mais c'est la phrénologie qui seule les a « distingués, et les a mis à leur place dans la tête hu- « maine. » (844).

« Ce progrès est immense, et les métaphysiciens qui « nous appellent continuellement *sensualistes*, n'en ont « aucune idée, et ils ne peuvent en prévoir les consé- « quences. Ils affectent toujours de nous assimiler aux « philosophes du XVIIIe siècle, à Locke, qui a donné « l'impulsion à la doctrine des sensations, en subor- « donnant également l'intellectuel, l'instinctif et le sen- « timental à un principe de connaissance. Ces faux phi- « losophes ne cessent de nous reprocher que nous rap- « portons tout à la sensation transformée, assertion « que nous combattons comme démentie par l'observa- « tion, et destructive de tout progrès. » (845).

Ce progrès immense que signale ici Broussais est évidemment de pouvoir montrer désormais les sentiments supérieurs, la vertu, la justice, le sacrifice, toutes ces réalités fondamentales de l'ordre invisible empreintes dans les phénomènes visibles que nous offrent le cerveau, les battements du cœur, les pulsations artérielles, le va-et-vient du souffle respiratoire. Je dis plus : il est impossible à qui réfléchit profondément sur l'unité gigantesque des plans de la nature, de ne pas les lire aussi dans l'ensemble des faits que nous présente ce que les anciens appelaient le *macro-cosme* : cette alternance remarquable de la lumière et des ténèbres, du jour et de la nuit, la vicissitude des saisons et la marche générale de l'univers.

« Il faut que chacun de nous s'attache à suivre les « révolutions de l'univers, dit Platon à la fin du Timée ; « les mouvements qui s'accomplissent dans notre tête

« ont été troublés à l'instant de la naissance : il faut « que chacun de nous les redresse en appliquant son « esprit à l'étude des harmonies et des révolutions de « l'univers. En les contemplant, il deviendra sembla- « ble aux objets de ses contemplations selon l'ordre pri- « mitif, et il atteindra à toute la perfection de cette vie « excellente que les dieux ont proposée aux hommes « pour le présent et pour l'avenir. »

LA DOCTRINE PHILOSOPHIQUE DE BROUSSAIS

OPPOSÉE AU

DÉTERMINISME DE M. CLAUDE BERNARD.

—

Trois lettres à M. Latour (Amédée).

—

PREMIÈRE LETTRE

Alençon le 7 juin 1868.

« MON CHER ET TRÈS-HONORÉ CONFRÈRE,

« Je ne puis de sang-froid vous entendre exprimer cette opinion malheureusement trop générale, que nous avons eu la maladresse de laisser s'accréditer, et que l'on répète sur tous les tons, à savoir, que la médecine est un art essentiellement conjectural.

« Vous nous dites donc dans l'une de ces *Causeries* dont nous sommes si friands (6 juin page 850) :

« Je serais complètement de l'avis de mon distingué confrère, (le docteur Marchal de Calvi), s'il prouvait que la science médicale est en possession d'une démonstration. »

« La pointe du scalpel, introduite dans telle région de l'encéphale, abolit instantanément la pensée, la volition, les sensations, la mémoire. »

« Que voulez-vous répondre à cela, à moins de vous » échapper par des tangentes qui n'ont plus rien de « médical et de scientifique ? »

Eh bien, je réponds à cela tout simplement, mon cher confrère, que ce fait est la manifestation expérimentale du grand et éternel problème de l'existence, de l'union et de la séparation de l'âme et du corps, problème dont les solutions diverses ont donné lieu à trois catégories d'opinions :

1° Les matérialistes purs qui n'admettent que le corps ; 2° les animistes ou idéalistes absolus qui nient l'existence des corps, et 3° enfin ceux qui croient que l'homme est double (*homo duplex*), et composé d'une âme et d'un corps fondus ensemble dans l'incompréhensible unité de la personne humaine.

M. Marchal est dans le vrai ; car, s'il est permis de cultiver les autres sciences sans s'élever à ces questions générales de Dieu et de l'âme, c'est l'éternel honneur du médecin de ne pouvoir les éluder, parce que l'homme, objet de ses études, est un petit univers.

Pourquoi faut-il que nous ignorions encore que Broussais fut un grand philosophe, dont la gloire sera d'avoir introduit dans nos sciences physiologiques et médicales la méthode vraiment scientifique de Descartes dans les sciences physico-mathématiques au XVIIe siècle, et de Lavoisier au XVIIIe dans la chimie?

Pour Broussais, en effet, comme pour Descartes et Lavoisier, *le premier pas*, *le point de départ* de l'observation dans les sciences de la nature, est un *acte de foi à l'existence des corps*, et par cette vue de simple bon sens qui n'appartient qu'au vrai génie, il terrasse du même coup et les sceptiques anglais (Hume et Berkeley), et les métaphysiciens germains (Kant, Ficthe, Schelling et Hegel), qui pour n'avoir pas voulu s'abaisser à croire à l'existence des corps, ont été se perdre dans les abîmes du panthéisme objectif ou subjectif, c'est-à-dire dans l'absurde et le contradictoire.

Voici deux textes tirés des *Leçons de phrénologie*, qui valent, à mes yeux, toutes les *démonstrations* scientifiques imaginables :

« Je vous le déclare, dit-il, l'opinion de Hume me paraît absurde, parce qu'il faut nécessairement *avoir croyance aux corps* pour admettre l'existence de l'homme. » (Page 38.)

« *La conviction de l'existence des corps*, dit-il plus « loin, établie sur la faculté de les percevoir, est inhé- « rente à notre nature ; c'est un fait primitif incontes- « table, *inexpliqué*, *inexplicable*, mais *qui explique* les « mouvements, les actes de la vie, soit instinctifs, soit « dictés par le sentiment et la réflexion ; considérons-le « donc comme un *fait principe* sur lequel nous pou- « vons baser nos raisonnements ultérieurs. »

L'*idolâtrie matérialiste* qui nous aveugle et nous abaisse aujourd'hui, et qui consiste *à prendre les images des corps pour les corps eux-mêmes*, est d'autant plus dangereuse qu'elle se confond avec l'un des préjugés les plus enracinés des premières années de notre vie :

« Il faut, dit Broussais, sortir du chaos dans lequel « nous avons été élevés, de ces fables dont nous avons « été bercés, dans tous les genres, depuis notre en- « fance. »

« Je vous livre ces réflexions, mon cher et très-honoré confrère, et je vous prie d'agréer la nouvelle expression de mes vives sympathies.

« Tout vôtre.

H. D. »

RÉPONSE DE M. LATOUR (Amédée)

Et d'abord, très-honoré confrère, je n'ai pas dit un mot qui puisse me faire ranger parmi ceux qui pensent que « la médecine est un art essentiellement conjectural. » Rien de semblable dans les lignes que vous citez. Je demande à mon honorable ami Marchal (de Calvi) de prouver que « la science médicale est en possession d'une démonstration ; » de quoi ? De l'existence de l'âme, évidemment, puisqu'il ne s'agit que de cela. Votre réponse « à la pointe du scalpel » vaut ce qu'elle vaut ; je la livre aux lecteurs telle que vous la donnez, et je désire sincèrement qu'elle fasse un spiritualiste de plus. Mais je crois devoir vous prévenir que les matérialistes vont sourire de vous voir appeler Broussais au secours du spiritualisme. Tout ce que vous citez de l'illustre écrivain n'a pas le moindre rapport à la question du spiritualisme : c'est, au contraire, l'affirmation la plus accentuée possible de l'existence *des corps*, c'est-à-dire de la matière, et la dernière phrase de votre citation, hélas ! aurait dû vous ouvrir les yeux sur ce que pensait Broussais « des fables dont nous avons été bercés. » D'ailleurs, les témoignages abondent sur le matérialisme de Broussais, et ce serait faire injure à nos lecteurs et à vous-même d'insister plus longuement sur ce fait irréfragable.

M. Marchal est dans le vrai, dites-vous? Dans le vrai de quoi? Je soutiens, moi, que la science médicale ne pouvant donner une démonstration ni du spiritualisme ni du matérialisme, la science médicale doit s'abstenir d'enseigner et d'affirmer l'une ou l'autre de ces croyances. Si votre science à vous, cher confrère, est en possession de cette démonstration, faites-la donc connaître et nous l'apprécierons. Jusque-là, permettez-moi d'abriter mon humble opinion sous celle d'un éminent esprit, de M. Claude Bernard, qui refuse nettement, lui, d'entrer dans ce domaine si tourmenté des croyances. « Pour l'expérimentateur, a-t-il dit, il ne saurait y avoir ni spiritualisme, ni matérialisme. Ces mots appartiennent à une philosophie naturelle qui a vieilli ; ils tomberont en désuétude par les progrès mêmes de la science. Nous ne connaîtrons jamais ni l'esprit ni la matière, et, d'un côté comme de l'autre, cette étude ne conduit qu'à des négations scientifiques. Il n'y a, pour nous, que des phénomènes à étudier, les conditions de leurs manifestations à connaître, et les lois de ces manifestations à déterminer. »

Voilà, aussi nettement tracé que possible, le rôle du savant et celui de l'enseigneur ; car, ne l'oublions pas, cher confrère, toutes les émotions récentes ne sont nées que du rôle mal défini et mal apprécié de l'enseignement de la science médicale, de ses limites et de ses droits. Les discussions dernières ont, je crois, rendu ce grand service, c'est de laisser à la science toute sa liberté de recherches, en fixant les limites où l'enseignement doit s'arrêter. Et l'enseignement s'arrête là ou la démonstration finit Là où la démonstration finit apparaît la conscience, le sentiment, et c'est là, mais là seulement, honoré confrère, que vous pouvez faire intervenir « cet éternel honneur du médecin, qui est aussi l'honneur de tout homme qui pense, de s'enquérir très-légitimement, mais anxieusement, de ce qu'il est, d'où il vient, où il va.

DEUXIÈME LETTRE

« Alençon, 16 juin 1868.

« MON CHER ET TRÈS-HONORÉ CONFRÈRE,

« Je soutiens, dites-vous dans votre réponse à ma « lettre du 7 juin (p. 889), que la science médicale, ne « pouvant donner une démonstration, ni du spiritua- « lisme, ni du matiérialisme, doit s'abstenir d'enseigner « et d'affirmer l'un ou l'autre de ces systèmes. Si votre « science à vous, cher confrère, est en possession de « cette démonstration, faites-la donc connaître, et nous « l'apprécierons. »

Vous nous l'avez souvent répété dans ces mêmes colonnes, mon cher et très-honoré confrère : *Définissez* (1), *définissez.....* »

(1) Par le mot *corps*, j'entends une substance étendue dont les dimensions sont invariables et qui par conséquent est *impénétrable*.

Sous le mot *image*, je range tout objet susceptible d'être amplifié ou réfléchi par un miroir ou une lentille.

Et enfin, cette substance prétendue de ceux qui s'arrêtent aux images comme si elles étaient les objets, ce *rien* que les animaux sans raison et ceux qui leur ressemblent prennent pour les corps, je l'appelle *matière*.

Suivons donc cet excellent précepte, et entendons-nous bien sur le vrai sens de ces deux mots, qui de nos jours ont acquis tant d'importance : MATÉRIALISME et SPIRITUALISME.

Je distingue trois espèces de matérialisme, dont un seul mérite cette énergique réprobation qui, dans tous les temps, a soulevé les cœurs honnêtes contre les doctrines anti-sociales.

Cette dernière et pernicieuse espèce de matérialisme, qui consiste à *confondre* les images des corps *avec les corps eux-mêmes*, n'est malheureusement point *un mythe* dans notre pays, depuis qu'un professeur célèbre, Magendie, nous en a donné la formule au commencement de son *Traité de physiologie* :

« En regardant les parties solides du corps au mi-
« croscope, dit-il, elles apparaissent comme des assem-
« blages divers de petites molécules dont les dimen-
« sions ont été estimées approximativement à un trois-
« centième de millimètre.

« Il ne faut pas confondre *ces molécules visibles* avec
« les *atômes ou particules* qui, selon les physiciens ou
» les chimistes, forment tous les corps. Celles-ci sont
« *de simples abstractions*, commodes pour expliquer plusieurs phénomènes, physiques ou chimiques. »

Pour que l'on ne puisse se méprendre sur sa véritable pensée, il ajoute plus bas :

« *Dire qu'une chose n'est visible que pour les yeux*
« *de l'esprit, c'est comme si l'on avait dit qu'elle n'existe*
« *point.* » (*Précis de physiologie*, t. I, pages 8 et 9, édition de 1836.)

Le succès prodigieux et universel d'une telle énormité scientifique ne s'explique, hélas ! que trop naturellement par cette tendance fatale et originelle de l'intelligence humaine à s'absorber comme les enfants dans les images et les spectacles, tendance ennemie de tout progrès scientifique, et contre laquelle tous les anciens philosophes sentaient le besoin de lutter par l'appareil si complexe des initiations traditionnelles, et qui arrachait à Socrate cette plainte sublime :

« *Je craignis*, dit-il, *de perdre les yeux de l'âme, si* « *je regardais les objets avec les yeux du corps.* »

L'un des grands services que nous a rendus Broussais est certainement de nous avoir délivrés de cette doctrine autant absurde qu'abjecte de Locke et de Condillac, en dépouillant l'extrémité périphérique des nerfs sensoriaux du phénomène de la sensation, pour le centraliser dans l'encéphale en action. De contact mécanique qu'elle était, la sensation est ainsi devenue un fait mystérieux et vital, qui n'a plus rien en soi d'essentiellement hostile aux traditions salutaires de notre civilisation.

Ce n'est pas tout encore, et je tiens essentiellement à le proclamer ici : indépendamment du matérialisme cérébral de Broussais, il existe une opinion orthodoxe qui attribue à la substance corporelle, après qu'elle a été transformée et est devenue céleste, par l'effet d'un souffle divin, les plus sublimes prérogatives. Je pourrais, au besoin, pour démontrer cette thèse produire des textes innombrables.

La *déclaration de principes* de M. Claude Bernard qu'on voit aujourd'hui, pour ne pas entrer dans le domaine si tourmenté des croyances, réduit pour dernière ressource au fameux expédient qui servit à Berkeley contre l'idolâtrie matérialiste de son temps, et qui consiste à se confiner exclusivement dans le phénomène sensorial, est assurément un événement scientifique de la plus haute importance, et qui impose une obligation logique à tous ceux qui veulent connaître la *contre-partie* du matérialisme contemporain de lire et de méditer, comme l'avait d'ailleurs fait Broussais, les fameux dialogues entre Hylas (matérialiste) et Philonoüs (spiritualiste) de l'illustre philosophe anglais.

Pour moi, je ne consentirai jamais à supposer que, derrière l'admirable spectacle astronomique dont chaque jour et chaque nuit nous sommes les témoins, il n'y ait point de mécanisme sidéral réel, et que tout se réduise à de simples apparences et à de purs phénomènes. Non : il y a une foi scientifique qui nous découvre légitimement, non-seulement le corps sous sa forme, mais encore la substance pensante du moi derrière l'infinie variété des phénomènes psychologiques.

« Laissez-moi vous l'avouer, mon cher confrère, ce n'est pas sans quelque surprise que je vous vois enfermé dans les étroites limites d'un système tel que le *phénoménalisme exclusif* ; et il me semble qu'autrefois vous nous donniez de plus hautes idées de la médecine.

« Le fait médical, nous disiez-vous il y a dix ans,
« n'est pas purement un fait chimique ou physique,
« mais quelque chose d'un ordre bien plus élevé, bien
« plus inaccessible aux investigations scientifiques, et
« dont la raison d'existence échappe à l'œil le plus au-
« dacieusement scrutateur (9 août 1856). »

Convenons-en donc, et soyons fiers de posséder en France le promoteur de la véritable méthode d'observation en médecine, qui est *la foi scientifique ou naturelle* en dehors de laquelle il n'y a que des systèmes.

« A vous de cœur.

H. D. »

RÉPONSE DE M. LATOUR (Amédée)

J'ai fait typographiquement reproduire avec toute l'exactitude possible les soulignements, les changements de caractères et les incidents de l'écriture de cette lettre que l'auteur a pris soin d'indiquer, et qui ont sans doute pour lui une certaine importance. Je crois que mes lecteurs m'approuveront de ne pas répondre à mon cher et très-honoré confrère. Ils voient où peut conduire une trop grande préoccupation de ces graves problèmes dont la solution, plus que jamais, je le soutiens, se dérobe à notre intelligence. Je connais depuis longtemps le matérialisme *orthodoxe*, — orthodoxe est beaucoup dire, et je ne crois pas que ce mot soit admis dans le diocèse de Mgr Dupanloup ; — je sais qu'il est des chrétiens, des catholiques même, ou qui croient l'être, qui admettent carrément l'activité et la spontanéité de la matière ; je me rappelle la réponse de ce philosophe chrétien aux pressants arguments d'un matérialisme implacable : « Après tout, Dieu n'a-t-il pas pu donner à la matière la faculté de penser ? » Cri d'inquiétude, aveu dissimulé d'impuissance, vaniteuse échappatoire pour ne pas reconnaître humblement que nous ne savons rien, absolument rien de l'esprit et de la matière.

Alençon, 18 juillet 1868.

TROISIÈME LETTRE

« Mon cher et très-honoré confrère,

Vous terminez brusquement la discussion par cette phrase : « Je crois que mes lecteurs m'approuveront de

« ne pas répondre à mon cher et honoré confrère : ils « voient où peut conduire une trop grande préoccupa- « tion de ces graves problèmes dont la solution plus « que jamais, je le soutiens, se dérobe à notre intelli- « gence. »

Ils conduisent d'après vous, n'est-il pas vrai, à une première absurdité qui est le matérialisme orthodoxe, et à une deuxième qui est l'invisibilité de la substance corporelle, et à votre avis, soutenir de pareilles absurdités, c'est ne pas mériter de réponse.

Et d'abord, mon cher et très-honoré confrère, je crois comme vous que l'essence intime de la matière sera toujours un mystère pour l'esprit humain ; mais je proteste contre l'excès d'humilité et d'impuissance où vous nous réduisez en disant : « Nous ne connaissons rien, « absolument rien de l'esprit et de la matière. »

Un tel découragement ne sera jamais universellement accepté : j'en appelle moi aussi à vos lecteurs, et je vais même plus loin, j'affirme qu'il n'a pas germé spontanément (1) dans un esprit tel que le vôtre.

La question après tout n'est point de rechercher la nature intime de l'esprit ou de la matière ; non, mais tout simplement de déterminer le sens exact et précis

(1) « Car, au nom des dieux, je vous prie. »

Au lieu de voler avec vos propres ailes ; ou, pour parler plus humainement, de marcher avec vos propres pieds sur le terrain ferme et solide de vos inspirations personnelles, pourquoi vous laisser séduire par l'offre inutilement périlleuse de monter dans le ballon de cette science creuse et enflée, qui dédaignant l'antique base où sont assises les notions primordiales, se laisse emporter dans les régions nuageuses et imaginaires du phénomène, loin de toute substance corporelle ou spirituelle ?

qui leur est attribué dans les traditions authentiques de notre civilisation.

Ma véritable thèse est donc celle-ci : il y a dans l'étude approfondie des plus anciens Pères de l'Eglise un fil conducteur qui sera bientôt découvert, et qui nous servira à parcourir aisément le labyrinthe inextricable où jusqu'ici s'est perdue la science anthropologique.

C'est uniquement pour mettre sur la voie de ces importantes études et dans le but d'éveiller l'attention sollicitée à cette heure par les préoccupations les plus contraires que je n'ai pas craint d'associer deux mots :

« ,.... Qui par force et sans choix enrôlés !
« Hurlent d'effroi de se voir accouplés. »

Vous avez dû voir dans ma dernière lettre, mon cher confrère, dans les quelques textes, choisis entre mille autres semblables d'ailleurs, à quelle réalité traditionnelle positive correspond le fait historique, dans l'ordre des croyances, que j'ai désigné par ces deux mots : *Matérialisme orthodoxe.*

Broussais sans nul doute eût immédiatement compris cette expression : « les psychologistes modernes, dit-il, ont pris le parti de se rapprocher des ministres du culte catholique ; ce qui les oblige à des efforts prodigieux de dialectique pour concilier leur psychologisme subtil avec le *matérialisme grossier*, incessamment reproduit et toujours nié des catholique *orthodoxes* (1). »

Et en second lieu, je vous dirai que l'invisibilité de la substance matérielle en elle-même, bien qu'elle semble encore dans le langage vulgaire un paradoxe, est pour-

(1) Phrénologie, p. 82.

tant une locution de tout temps en usage dans le langage philosophique, et bien plus, qu'elle est consacrée dans la langue de la science contemporaine.

De même qu'un ouvrier fait concourir par son intelligence les cinq doigts de sa main à son travail, ainsi le véritable observateur doit associer ses cinq sens à l'étude des corps que nous fournit la nature ; et celui qui ne voudrait s'en rapporter qu'à sa seule vue ou à son toucher seul, par exemple, ressemblerait à un ouvrier qui s'obstinerait à ne travailler qu'avec un seul de ses doigts. La substance matérielle n'est donc ni visible ni tangible *immédiatement* ; mais elle est intelligible. Et c'est pourquoi M. Serres se plaint amèrement de ce qu'on oublie trop que la connaissance d'un seul fait est elle-même *une abstraction*.

La gloire de Lavoisier est d'avoir institué cette méthode vraiment scientifique, et tout le monde sait aujourd'hui que c'est surtout en contrôlant les données de ses sens par la balance qu'il a créé la chimie moderne.

Il n'a du reste fait en cela que mettre en pratique les idées de Socrate que Platon a exprimées dans sa République.

« Mais n'est-il pas reconnu aussi, dit-il, que mesurer, « compter et peser sont d'excellents préservatifs con- « tre les illusions, de façon que ce qui prévaut en nous « ce n'est pas l'appareil sensible de la grandeur ou de « la petitesse de quantité ou de poids, mais bien le « jugement de l'âme qui calcule, pèse et mesure (1)? »

L'une des gloires incontestables de la médecine au XIXe siècle sera d'avoir appliqué cette méthode à l'étu-

(1) Traduction de Cousin, liv. X, p. 24,

de du corps de l'homme pendant la vie, et la postérité la plus reculée louera Laennec et M. Piorry pour l'admirable pensée qu'ils ont eue de ne point s'en tenir aux phénomènes visuels, c'est-à-dire aux seules images, mais d'associer les perceptions de l'ouïe et du toucher pour pénétrer dans l'intérieur de la poitrine, et étudier dans le plus grand détail et avec la plus grande précision les modifications intimes de la circulation de l'air et du sang dans la profondeur du tissu pulmonaire.

Telle est la méthode d'observation dans les sciences, méthode dont Broussais nous a donné la théorie philosophique en nous faisant observer que les images et les autres formules de nos sens sont des faits inexpliqués et inexplicables, dont il faut partir comme de principes pour étudier les êtres corporels.

Cette méthode, exempte de tout système, et qui porte le cachet du bon sens, est une sorte de foi scientifique naturelle qui ôte aux sciences physiques le venin que, sans ce contre-poison, elles recèlent, je veux dire cette tendance maladive de l'esprit aux vaines explications, où nous avons été condamnés vous et moi à voir s'engloutir hélas ! le temps des professeurs et celui des élèves.

Vous étiez autrefois dans cette excellente voie, mon cher et très-honoré confrère, alors que vous nous formuliez ce bel aphorisme qui ne saurait périr, quand bien même il vous prendrait fantaisie de le renier aujourd'hui :

« *La science, c'est la foi intelligente et éclairée* »
« 5 juin 1858. »

M. Claude Bernard nous enseigne aujourd'hui, dites-vous, « qu'il n'y a pour nous que des phénomènes à

« étudier, les conditions de leurs manifestations à « connaître, et les lois de ces manifestations à déter- « miner. »

Que penser d'une telle doctrine, et comment caractériser une science qui par système repousse de son sein l'idée même de substance et de cause, c'est-à-dire les élements constitutifs de toute science, et par conséquent celle des organes, sinon qu'elle est vide, creuse et fantastique, et ressemble à une tête sans cervelle?

« Belle tête, dit-il, mais de cervelle, point. »

Broussais pensait et s'exprimait autrement : « Il ne « faut pas s'y méprendre, dit-il, ce n'est pas l'abstrac- « tion *vie* qu'il s'agit d'étudier, mais les organes vivants. « Si l'observateur s'épuise en méditations sur des pro- « priétés, sur des forces considérées indépendamment « des organes, ou des corps de la nature qui ont sur « eux de l'action, il manquera son but après beaucoup « de travail, il ne connaîtra ni les organes, ni les agents ; « il ne connaîtra que les rêves de son imagination, il aura la tête remplie d'illusions (1). »

La véritable méthode doit donc consister à observer les organes vivants et en action : le *va-et-vient* du souffle respiratoire pour l'hématose, par exemple, ainsi que les pulsations cardiaques et artérielles qui embrassent l'être vivant dans son universalité. Voilà de quoi il faudrait s'occuper avant tout en médecine ; car chaque cellule pulmonaire agit comme un petit cœur, dont les diastoles et les systoles sont plus ou moins parfaites, suivant qu'elles rendent plus ou moins fidèlement et le sang et l'air qu'elles ont reçus. « Puisque la véritable

(1) Préf. de l'Irritation, 1828.

« observation médicale, ajoute Broussais, est celle des « organes et de leurs modificateurs, c'est une observa- « tion de corps, et elle ne se peut faire que par l'inter- « médiaire des sens : les sens doivent donc en fournir « les matériaux (ou formules), et c'est au jugement « qu'il appartient d'en tirer les inductions. » (Loc. cit.) Broussais, on le voit, fait connaître clairement ici sa méthode en distinguant nettement : 1° Les matériaux des sens ou phénomènes ; 2° les corps qu'ils représentent et manifestent ; 3° et enfin le jugement qui, de ces phénomènes, pénètre par induction jusqu'à la substance matérielle des organes et de leurs modificateurs (1).

Tout à vous.

H. D. »

UN MOT

SUR LA CELLULE DE M. VIRCHOW, DE BERLIN

Tandis que M. Claude Bernard bâtit dans les nuages, loin de toute substance matérielle, sur le fondement imaginaire du *phénoménalisme exclusif*, son nouveau système, appelé par lui *déterminisme*, nous voyons M. Virchow de Berlin descendre jusqu'au fétichisme maté-

(1) Nota. — Cette lettre n'a point, comme les deux autres, été insérée dans le journal l'*Union médicale*, et j'attends encore la réponse.

rialiste des peuples enfants, et se renfermer dans sa fameuse *cellule*, en la dotant avec complaisance de toutes les propriétés de la vie.

« Je le dis expressément, (ce sont ses propres paro-
» les,) la cellule n'a pas d'esprit, de recteur, pas d'ar-
» chée, pas d'âme qui la gouverne ; elle ne relève que
» d'elle-même, et ses activités ne dépendent que de la
» matière qui la constitue et *des influences agissantes*
» *qui lui viennent du dehors*. Son activité est mécani-
» que ou chimique comme celle de tous les autres corps
» dont elle ne se distingue que par l'arrangement parti-
» culier et constant de ses particules. »

(*Gazette hebdomadaire*, du 21 août 1868.)

Pour être conséquent avec lui-même, M. Virchow aurait dû, ce me semble, écarter aussi ces influences agissantes venues du dehors dont il avoue que sa cellule a besoin, et qui sont, sans qu'il paraisse le soupçonner, une large porte de rentrée pour ce qu'il appelle l'esprit, l'âme, l'archée etc.

Mais je ne veux point profiter de cette inadvertance, en admettant un instant avec lui que sa cellule *ne relève que d'elle-même*, je me contente de lui demander comment il est parvenu à connaître cette idole scientifique d'un nouveau genre ?

Un homme étranger à la physiologie n'éprouverait aucun embarras et répondrait avec assurance :

« La cellule ! mais elle est immédiatement visible,
» tangible, palpable, odorante, sapide, et il faut avoir
» perdu le sens pour en douter. »

Je ne ferai point à M. Virchow l'injure de le croire capable d'une telle naïveté, comme si lui était tout-à-fait étrangère cette vérité élémentaire de physiologie qui a été si bien formulée par Broussais, à savoir :

« Que nos facultés perceptives ne peuvent saisir que » les attributs des corps... et que nous adoptons le mot » de matière ou de substance pour désigner les corps » en général... c'est à dire pour faire entendre que la » matière est cachée sous les formes diverses que nous » présentent les corps, quoique nos sens ne puissent les » saisir, qu'avec des formes ou des attributs tels que le » blanc, le noir, le dur, le mou, le liquide, le savoureux, » l'odorant, le mobile, l'immobile, le silencieux, le » bruyant, etc.»

(Phrén. p. 655).

Toutes les qualités sensibles sont autant de témoignages de nos cinq sens dont la comparaison nous fait connaître à tout moment la substance corporelle ou la matière essentiellement invisible et intangible en elle-même, mais intelligible au moyen du quintuple phénomène sensorial. Et c'est pourquoi l'illustre auteur de la médecine physiologique laissa échapper dans les derniers temps de sa vie cette profonde pensée :

« Ne nous y trompons pas : le monde extérieur ne » nous est montré que par l'Intelligence d'après les formules de nos sens.»

Ainsi donc cette cellule à jamais célèbre qui, d'après M. Virchow, ne relève que d'elle-même, ne lui eût jamais été connue, si sa propre intelligence n'eût eu la force, bien qu'à son insu, de pénétrer au-delà du quintuple voile des formules sensoriales qui l'enveloppent !

On le voit, M. Virchow n'admettant absolument rien autre chose que la matière est moins avancé que son compatriote, le trop fameux auteur de l'ouvrage intitulé: *Force* et *Matière*.

Mais cette dernière formule est elle-même encore trop étroite, et c'est : *Intelligence*, *Force* et *Matière* qu'il faudrait dire ; et voilà pourquoi, grâce aux merveilleuses conquêtes de la science moderne, nous pouvons répéter aujourd'hui, sans crainte, ce dogme scientifique admis par les sages dans tous les siècles :

Par l'*Intelligence finie*, c'est-à-dire l'âme humaine ou l'art, et par l'*Intelligence infinie*, c'est-à-dire l'*Ame du monde* (1) ou la nature, *un Souffle* met *la Matière en mouvement* (2). Et de la sorte la triple distinction dans

(1) Cette expression Pythagoricienne qui, si elle n'était pas exactement définie, serait évidemment panthéiste, se rapporte à une vérité de premier ordre, correspondant au sens d'un grand nombre de passages de l'Ecriture très-remarqués par les Pères. En voici quelques-uns: — Ipse dat omnibus vitam et inspirationem et omnia. — In ipso vivimus, movemur et sumus. (Saint-Paul, acte XVII). Omnium artifex docuit me sapientia (Sagesse VII). — Spiritus Domini replevit orbem terrarum, et quod continet omnia scientiam habet vocis (Ibid.) — Amorem, sive divinum, sive angelicum, sive spiritalem, sive, ut ità dicam, animalem, sive naturalem, vim quamdam conjungentem miscentemque intelligamus, quæ superiora quidem impellit ut inferioribus prospiciant et consulant, paria autem ut inter se societate jungantur, ac denique inferiora ut se convertant ad superiora. (Saint Denis l'aréopagite, des Noms divins.)

Mais quel est donc cet esprit qui préside à tous les mouvements? La question est complexe, et toutes les cosmogonies n'ont su résoudre ce grand problême qu'en admettant la coexistence de deux principes: la lumière et les ténèbres, le bien et le mal, la vie et la mort; doctrine dont la tradition chrétienne donne l'explication par la foi qu'elle professe à l'existence de l'*Esprit du mal* dont le propre caractère est de contrarier l'action vitale en ne rendant pas à son principe le don qu'il en reçoit et en s'opposant physiquement aux alternances mystérieuses du *va-et-vient* respiratoire et circulatoire qui constitue essentiellement le mécanisme intime de la vie.

(2) Principio cœlum ac terras camposque liquentes,
(Lucentem que) globum lunæ Titaniaque astra,

l'unique Nature Divine étant représentée visiblement dans l'univers, il ne manquerait aujourd'hui qu'un génie vaste et synthétique pour réaliser enfin cette parole prophétique de Fontenelle :

« La véritable physique s'élève jusqu'à devenir une sorte de théologie. »

Et cette autre parole de Broussais :

« Si nous pouvons arriver à lever simplement une » petite portion du voile de ce grand tableau, toutes les » merveilles factices tombent devant la contemplation » de la nature et de *son moteur suprême.* »

(Phrén. p. 407).

Nota.— J'avais rédigé l'article ci-dessus d'après une citation de l'écrit récent de M. Virchow ; mais aujourd'hui cet écrit lui-même m'étant tombé sous les yeux, au moment où je corrigeais mes épreuves, je dois à la vérité de le reconnaître :

1° Le chef de l'Ecole allemande n'a pas commis l'énorme bévue qui consiste à prendre les images des molécules et des atômes pour les molécules et les atômes eux-mêmes (1).

2° Il défend le grand principe de la médecine physio-

Spiritus intus alit ; totamque infusa per artus,
Mens agitat molem... .

(1) « Ni la molécule ni l'atôme ne sont matériellement démontrables, « dit-il ; ce sont des grandeurs qui échappent aux sens, et que l'esprit « ne parvient à mesurer qu'en se fondant sur des rapports. »

« La molécule et l'atôme sont *suprasensibles*, elles appartiennent au « domaine de la spéculation. »

« Aucun histologiste *n'a jamais vu* la molécule ou l'atôme, n'a pu « les apprécier à l'aide de ses sens. »

logique, en soutenant que l'*irritabilité* est une propriété générale de notre économie vivante (1).

3° Broussais, suivant lui, n'est pas seulement un illustre écrivain, mais un véritable grand homme (2).

Lettre à un étudiant en médecine

SUR LE MATÉRIALISME

Mon cher X...

Je te remercie de la franchise avec laquelle tu m'as exposé l'état de ton esprit, et aussi de l'idée que tu as eue de me mettre sous les yeux l'une des *professions de foi matérialistes* qui courent le quartier latin.

J'espère pouvoir y répondre de manière à te satisfaire, comptant toutefois sur la confiance que tu voudras

(1) « Ce n'est pas faire preuve d'esprit pratique que de nier les irri-« tants, comme le fait M. Robin. »

« Dans la pathologie, la notion d'irritation est de la plus haute im-« portance, et les processus doivent être séparés en *actifs* et *passifs*.

« Le mot irritable est l'expression du fait lui-même, et l'on peut, « suivant les cas, la rapporter à la *nutrition*, à la *formation* et à la « *fonction*, ces trois manifestations fondamentales de l'activité vitale. »

(2) « J'ai, dans le temps, analysé les doctrines de Broussais sur la contraction. Personne plus que moi n'a publiquement reconnu les services rendus par ce *grand homme.* » (*Loc. cit.*)

bien m'accorder, en raison des 25 ou 30 années dont je te précède dans la vie.

Tous les hommes se ressemblent plus que l'on ne pense, mon cher ami : et moi-même, pendant le long espace de temps (de 1835 à 1845) qu'il m'a fallu passer dans le dangereux milieu où tu es condamné à respirer aujourd'hui les plus mortelles émanations, je me suis imprégné de toute une atmosphère de préjugés matérialistes dont il m'a fallu dix ans pour me débarrasser entièrement.

Comme il ne faut point tenter l'impossible, et que l'expérience nous apprend que rien ne saurait développer notre puissance de réflexion, si ce n'est le cours des années et la pratique de la vie, je renonce pour le moment à aborder le fond même de la question, me bornant à te démontrer provisoirement que la doctrine matérialiste dont tu me donnes la formule et qui t'offusque, est non seulement absurde, mais qu'elle ne saurait en imposer qu'à des enfants et à des jeunes gens, et que la plupart de tes professeurs n'y croient même plus depuis longtemps. Je copie :

« La science proclame l'*activité de la matière* ; la matière a ses propriétés constantes, inséparables d'elle-même. L'acide sulfurique attaque le zinc : n'est-il pas actif ? N'a-t-il pas la force de faire cette décomposition ? La force est ce qu'il y a de plus inhérent à la matière ; chaque matière a des propriétés et des forces différentes. »

Voilà bien cette même thèse que, il y a 32 ans, je trouvai sur mon chemin en arrivant à Paris : elle n'a pas changé. Pour éclairer donc ma conscience troublée, je suivis assidûment à la Sorbonne le cours que M. Damiron faisait alors sur Descartes et son école, et je ne tardai pas à trouver dans la lecture du livre des *Méditations* la solution pleinement satisfaisante que voici :

Descartes prend un morceau de cire et démontre que c'est par l'entendement seul que nous le connaissons, en nous élevant jusqu'à lui au moyen des formules que nos cinq sens nous en donnent (1).

Et ensuite il ajoute qu'il faut examiner s'il y a un Dieu qui soit trompeur, si l'on veut être certain de quelque chose (2).

Et, en effet, comme nous ne connaissons les corps qui nous environnent que par les formules de nos sens, qui leur forment pour ainsi dire un vêtement complet, il est évident qu'il faut s'assurer d'abord qu'elles ne sont point produites par quelque génie trompeur ; et ce n'est qu'à ce prix qu'il nous sera donné de croire légitimement à l'existence de la matière. Je conclus de là que, pour croire à la matière, il faut admettre d'abord l'existence d'un Dieu véridique. Et voilà pourquoi Platon avait appelé le premier degré de la connaissance, théâtre suivant lui de la conjecture et de l'opinion, εἰκασία, qui veut dire représentation ; et le second, qu'il nomme πίστις, l'heureux pays de la certitude et de la science.

« Si, par hasard, dit Descartes, je regardais d'une fe-
« nêtre les hommes qui passent dans la rue, à la vue
« desquels je ne manque pas de dire que je vois des
« hommes, de même que je dis que je vois de la cire,
« je dirais que je vois des hommes ; et cependant, que
« vois-je de cette fenêtre, sinon des chapeaux et des
« manteaux, qui pourraient couvrir des machines arti-
« ficielles qui ne se remueraient que par ressorts ?

(1) *Méd. II, art.* 14.
(2) *Méd. III, art.* 4.

« Mais je juge que ce sont des hommes, et ainsi je com-
« prends, par la seule puissance de juger qui réside en
« mon esprit, ce que je croyais voir de mes yeux (1). »

Cette doctrine n'appartient pas exclusivement à l'auteur de *la Méthode*, car on lit dans *le Phédon* : « Je
« craignis, dit Socrate, de perdre les yeux de l'âme, si
« je regardais les objets avec les yeux du corps, et si je
« me servais de mes sens pour les toucher et pour les
« connaître ; je trouvai que je devais avoir recours à la
« raison, et regarder en elle la vérité des choses (2). »

Je t'ai raconté, ce me semble, qu'ayant rencontré pour la première fois M. Littré dans les salons du grand Hôtel du Louvre, en 1860, je lui adressai la question suivante :

« Illustre traducteur d'Hippocrate, vous devez certai-
« nement connaître les quatre degrés que Platon dis-
« tingue dans la connaissance, à la fin du livre VI de sa
« *République*. Voudriez-vous avoir l'extrême obligeance
« de me faire comprendre auquel de ces quatre degrés
« correspond la méthode de connaître que vous avez
« décorée du beau nom de science positive ? »

M. Littré fut très-aimable à mon égard ; mais j'attends encore la réponse à ma question, et c'est pourquoi j'ai fini, en l'attendant, par soupçonner la science positive de n'avoir point franchi le premier degré de la connaissance, et de nager encore dans les eaux troubles de la conjecture et de l'opinion.

Une fois en possession de cette théorie élémentaire de la connaissance, j'ai été complètement invulnérable à tous les sophismes matérialistes ; et j'ai forcé mes ad-

(1) Méd II, art. 16.
(2) *OEuvres de Platon*, trad. de Cousin, t. 1, p. 281.

versaires à distinguer *le contact mécanique* purement matériel de *la sensation du toucher*, qui suppose entre le moi et les objets une intelligence véridique qui nous les montre et qui met en jeu trois termes essentiellement distincts et irréductibles, savoir : 1° le moi ou l'âme qui perçoit ; 2° l'objet perçu, et, enfin ; 3° l'intelligence ou l'esprit qui le manifeste.

Je refuse à quiconque ne sait pas s'élever au-dessus du phénomène sensorial, le droit de prononcer les mots de science et de certitude ; et je le relègue, en attendant qu'il y parvienne, dans le ténébreux repaire de la sensation et des passions.

La première démarche de l'esprit dans la voie du progrès est donc un acte de foi au Dieu véridique, qui transporte l'observateur dans le monde des être corporels réels dont est composé l'univers. Tel est le deuxième degré de la connaissance, que le divin philosophe a caractérisé par ce mot sacré, qui de nos jours a donné lieu à tant de blasphèmes ineptes : πιστις, la foi (1).

On le comprend, sans que j'aie besoin d'insister davantage, la science et la foi se rencontrent au deuxième degré de la connaissance, et j'ajouterai que la vraie méthode scientifique qui en découle, nous montre la grande querelle du XVIe siècle, à propos de la rotation de la terre, comme un simple malentendu entre le pape, qui, placé au point de vue de la représentation phénoménale ou du firmament, *avait raison*, et Galilée, qui considé-

(1) Le troisième degré était désigné par le mot διανοια, qui signifie *connaissance raisonnée*, la spéculation mathématique, par exemple, se nourrissant d'axiomes et de vérités abstraites, qui, comme des étincelles, jaillissent du soleil intelligible ; et enfin, le quatrième degré portait le nom de νοησις ou *connaissance pure*, qui met en présence du soleil lui-même.

rant avec les yeux de son esprit le mécanisme astronomique, *n'avait pas tort*. On peut le dire, ce qui manqua de part et d'autre, ce ne fut point *la logique*, mais *le point de départ*. On se battit comme des aveugles dans une cave, quand il eût fallu commencer par en sortir, et franchir le premier degré de la connaissance pour se placer sur le terrain commun de la science et de la foi, qui est aussi celui de la véritable observation.

Tout cela a pour moi le cachet de l'évidence mathématique. A vous donc qui vous plaignez de ne trouver ni Dieu, ni l'âme, soit que vous plongiez vos regards, à l'aide du télescope, dans les profondeurs du ciel, soit qu'à l'aide du microscope, vous vous perdiez dans les infiniment petits, je dirai : le Dieu et l'âme que vous cherchez se trouvent entre votre moi qui perçoit et les objets perçus ; et vous les distinguerez nettement le jour où vous aurez eu la force de rentrer véritablement en vous-mêmes, c'est-à-dire d'étudier d'abord les fonctions de votre cœur et de votre cerveau, ces organes mystérieux qui, étant votre maison et votre toit paternels, doivent être aussi votre observatoire, et il vous sera donné de sentir alors la vérité de ces profondes paroles du plus illustre des cartésiens allemands :

« Je suis convaincu, dit Leibnitz, que l'âme a des « rapports plus intimes d'union avec Dieu qu'avec les « corps, et qu'elle n'a pas été uniquement ni absolu- « ment destinée à étudier ou à connaître plutôt les « états et les propriétés extérieures des corps, qu'à « se connaître elle-même, et par là à connaître l'au- « teur de l'univers (1). »

Je crains beaucoup, mon cher ami, que le tourbillon

(1) *OEuvres de Stahl*, trad. Blondin, t. VI, p. 67.

de la vie parisienne ne te permette pas de saisir l'exactitude de ces démonstrations. Je vais donc prendre un autre chemin pour te prouver la parfaite inanité des doctrines qui retentissent à tes oreilles, en te montrant qu'elles varient dans chaque tête, et n'ont rien de commun ni de fixe que leur opposition à la vérité traditionnelle; et qu'enfin elles se transforment à peu près constamment, suivant une loi bien connue, qui est la métamorphose obligée, dans les têtes intelligentes, du matérialisme en scepticisme.

Les doctrines matérialistes varient, d'ailleurs, profondément avec les personnes, comme cent fois je l'ai constaté : c'est le cas ou jamais de dire que *quot capita tot sensus* ; et dans le même individu, on les voit subir, sous l'influence de la réflexion, les plus complètes transformations. C'est à ce point que tel homme qui, à 25 ans, était matérialiste sincère, est à 40 ans entièrement sceptique, ce qui est malheureusement le cas le plus commun, s'il n'est revenu, plus ou moins éclopé dans ses facultés viriles, morales et intellectuelles, au giron des grands principes de la civilisation traditionnelle.

De grâce, mon cher ami, songe que tu n'es plus un enfant, ni même un adolescent, et montre-nous qu'un jour tu deviendras un homme, en n'imitant pas l'imprudence et la témérité de ces êtres d'un jour, de ces papillons qui, à l'approche de la nuit, se précipitent aveuglément dans la flamme, sans que les cadavres gisants de leurs pareils leur servent d'exemple, et les empêchent de se jeter eux-mêmes dans l'abîme.

Au reste, puisque tu en appelles à la philosophie, tu me donnes le droit de te renvoyer au maître des maîtres, à ce Descartes dont la gloire aujourd'hui surpasse, Dieu merci, toute autre gloire humaine.

Tous les hommes se ressemblent, t'ai-je dit en commençant : tu trouveras donc comme moi dans cette étude les meilleures armes que je connaisse pour défendre ce qui, en réalité, est plus précieux que ton existence physique, je veux dire la base et le fondement de toute ta vie morale et intellectuelle.

Je m'en tiens à ces considérations pour le moment, espérant que tu m'en exprimeras franchement ton opinion. Excuse, en attendant, mes formes peut-être trop dogmatiques : c'est une affaire de tempérament, ou, si tu l'aimes mieux, c'est mon *idiosyncrasie.*

Adieu, porte-toi bien.

H. D.

ANNÉE 1869

—

LA MÉDECINE D'ÉTAT

—

CHERS CONFRÈRES,

Vous n'avez certainement point oublié le remarquable incident de notre dernière Assemblée, à l'occasion du désaccord solennel survenu entre M. Tardieu et M. Jeannel. Vous le savez, le sentiment d'un grand devoir à accomplir, nous faisant oublier notre propre faiblesse, nous inspira le courage d'intervenir, en joignant l'unanimité de nos suffrages aux réclamations du savant et excellent confrère bordelais, qui a eu la principale initiative dans la grande œuvre de la fondation de l'Association générale des Médecins de France.

Je vous dois raconter ici les suites de cette affaire délicate. Dans les premiers jours de novembre dernier, je reçus le journal de médecine de Bordeaux, où se trouvait un article intitulé:

Nouvelles de la réclamation de M. JEANNEL *à* M. TARDIEU. — *Société de Prévoyance et de Secours mutuels des Médecins du département de l'Orne. — Assemblée générale annuelle et Congrès départemental, tenu à Alençon, le 5 août 1868.*

(Extrait du discours de M. le Docteur DAMOISEAU, Président).

Après avoir cité toute la partie de l'allocution de notre secrétaire qui a trait au débat, M. Jeannel continue ainsi :

« Il faut convenir que l'honorable M. Damoiseau est « un rare original. Comment! voilà une réclamation « adressée par un faible à un fort, par un provincial, « par un excentrique à un parisien, et il a l'audace de « le soutenir, l'audace de se déclarer pour le faible, « pour le provincial, pour l'excentrique, et il a le succès « d'entraîner le vote unanime de ses co-associés! En « vérité, c'est à n'y pas croire! c'est presque inconve- « nant! Mais voyez donc, mon cher Monsieur, cela va « exiger des retouches au siége fait par l'habile, l'aima- « ble et savant causeur qui tient la double plume de « l'*Union* et de l'Association. D'ailleurs, pas un journal « n'a épousé la querelle de M. Jeannel; deux ou trois, « tout au plus, l'ont mentionnée à l'appui des pronostics « de dissolution qu'ils envoient périodiquement à l'As- « sociation générale des médecins pour saluer ses mer- « veilleux progrès. Il faut qu'il règne dans le départe- « ment de l'Orne une morale toute particulière. Ce « département est une curiosité de l'anthropologie mé- « dicale. — C'est égal, je ne puis m'empêcher d'éprou- « ver un sentiment de reconnaissance pour l'inconce- « vable Président de l'Association de l'Orne, et de lui « envoyer par la présente mon sympathique étonne- « ment. »

Vous le voyez, chers Confrères, notre démarche a été appréciée à Bordeaux, mais il restait à savoir quel accueil lui était réservé à Paris, et ce n'est pas, je vous assure, sans quelque appréhension que je me suis présenté devant M. Tardieu.

La bienveillance extrême qui me fut tout d'abord témoignée m'ayant mis à l'aise, me permit de parler à cœur ouvert, et je déclarai tout de suite à notre illustre Président que la Société de l'Orne avait entendu protester avant tout contre la prédominance exclusive du despotisme de Paris, et l'effacement complet des provinces dans toutes les affaires médicales. La tête actuelle de notre Corps médical français qui est à Paris, ajoutai-je, a l'instinct fatal de dévorer ses membres qui sont en province, et la crise qui en est résultée est telle que nous sommes condamnés à voir la Faculté s'évertuer depuis plusieurs années à poursuivre la solution de ce problème insoluble, qui consiste à faire enseigner la médecine par des savants dans les sciences accessoires à ce grand art, et cela en laissant de côté les Médecins véritables, c'est-à-dire ceux qui l'ont pratiquée exclusivement pendant une notable partie de leur existence.

« A qui le dites-vous? me répondit M. Tardieu. Plus « que qui que ce soit, j'ai souffert, et plus que qui que « ce soit, je gémis de l'état lamentable de nos institu- « tions médicales parisiennes ; et j'appelle de tous mes « vœux une réforme qui puisse substituer à cette absor- « ption du corps par la tête, dont vous vous plaignez à « juste titre, une fédération médicale française, dont « cette grande ville ne serait plus désormais que le chef- « lieu légitime et respecté.

« Tel est, ajouta-t-il en terminant, le but où nous de-

« vons évidemment faire converger nos efforts com-
« muns. »

Voilà en deux mots, le sens des expressions de M. Tardieu, telles au moins que j'ai cru les comprendre.

Les discours si vivement applaudis le lendemain, et que tous vous avez lus avec attention, donnèrent, comme vous le savez, gain de cause à la réclamation de M. Jeannel, et cela, de la manière la plus aimable et la plus grâcieuse, en représentant notre chère Association générale comme un nouveau-né vivace, confié par ses parents, les généreux confrères de la Gironde et les Médecins qui avaient répondu à leur appel, aux soins paternels de M. Rayer et de son Conseil général.

Mais ce fut au Grand-Hôtel, à ce moment favorable où éclatent les toasts, que M. Jeannel ouvrant son cœur se laissa aller à un mouvement de véritable enthousiasme, qui provoqua dans toute l'Assemblée la plus vive émotion.

Telle est, chers Confrères, l'issue infiniment heureuse d'un dissentiment dont les proportions au premier abord étaient vraiment effrayantes, mais qui, par le choc des opinions, a fait jaillir la lumière. Sortie victorieuse de cette lutte intestine par la noble franchise et les généreux sentiments de ses Membres, l'Association générale devient plus forte, plus vigoureuse et plus capable enfin d'aborder toute la série des graves problèmes qu'il lui faudra résoudre pour atteindre un jour ou l'autre son but véritable, qui est notre émancipation professionnelle.

Avant d'aller plus loin, j'ai ici toutefois un devoir de justice à remplir. Cette lutte si hardie pour une cause juste qui devait triompher, quel est celui d'entre nous qui le premier a eu l'inspiration de l'entreprendre? Qui a soutenu la discussion devant vous, et a su rallier l'unanimité des suffrages? Qui enfin a formulé le si remarquable jugement cité dans le journal de Bordeaux, et qu'on a cru devoir mettre dans ma bouche? Ce n'est pas moi, vous le savez, chers Confrères, et je suis heureux d'en renvoyer tout le mérite à qui de droit, à celui que je n'ai pas besoin de nommer pour le faire connaître, vous le devinez sans peine, à notre cher et très-distingué Secrétaire.

Notre affranchissement professionnel, but légitime de nos efforts, et dont j'ai hâte de vous entretenir, ne saurait se produire, chers Confrères, qu'autant que nous serons fidèles à la vérité de notre rôle dans le Corps social. De même que le sacerdoce est appelé à procurer le salut des âmes, ainsi la Médecine doit tendre à sauver les corps; et de la même manière que le Prêtre qui monte à l'autel sans la foi religieuse est un charlatan méprisable aux yeux de tous, ainsi le Médecin qui exerce sa profession pour le lucre et sans y croire, se déconsidère à ses propres yeux, et est à jamais incapable d'accomplir dignement la noble et difficile mission qu'il a embrassée sans la connaître. Ne l'oublions pas: c'est contre ce Tartufe médical, éternellement ridicule, et non contre le Médecin savant, sincère et dévoué que sont dirigées les railleries impérissables de Molière

Mais la foi médicale, me direz-vous, où est-elle de nos jours ? Dans les ténèbres épaisses où nous sommes condamnés à vivre, où se dérobent à nos yeux les restes précieux du feu sacré des traditions en Médecine?

Cette question capitale fit l'objet de mes préoccupations, il y a quelques années, et c'est pourquoi, ayant consulté des personnes compétentes au mois d'avril 1867, je reçus et mis à exécution le conseil de présenter mes vues à cet égard au Sénat sous forme de pétition (1), et le 25 août de la même année, je lus dans le *Moniteur* le rapport suivant de M. Elie de Beaumont.

« Monsieur le Docteur Damoiseau d'Alençon, prési-
« dent de l'Association des Médecins du département,
« demande que, pour donner plus de cohésion et de
« grandeur au Corps médical, et pour assurer la bonne
« direction de l'enseignement de la Médecine, on insti-
« tue un grand Jury national dans l'Ordre de la Méde-
« cine, chargé de conférer le droit de pratiquer et diri-
« ger les études et les progrès de la science.

« Le pétitionnaire, animé de très-louables sentiments,
« exprime dans un langage digne et modéré, beaucoup
« d'idées, dont plusieurs sans doute, ne sont pas dénuées
« de justesse, mais dont l'application tendrait à modi-
« fier considérablement les lois et règlements qui régis-
« sent en France l'exercice de la Médecine. L'utilité de
« ces changements, dont la pétition ne donne pas une
« indication très-précise, ne paraît pas assez bien dé-
« montrée pour que le Sénat puisse s'en déclarer le
« promoteur. »

En présence d'un nom si cher à la science, et d'une si respectable autorité, j'aimerais à faire taire toute réflexion pour souscrire au jugement porté sur mon humble pétition, et à la classer avec l'illustre savant parmi les rêves d'une perfection impossible, ou les projets chimériques d'améliorations superflues, si le vif sentiment des maux *trop réels* qu'elle accuse et qui nous assiégent à toute heure, ne m'obligeait ici de faire quelques remarques :

(1) Voir à la fin du Bulletin.

Et d'abord, l'illustre Sénateur commence par substituer à la raison grave qui m'a fait élever la voix et qui est *l'entière et totale disparition* en Médecine de l'enseignement et des maîtres à Paris, le motif puéril et même dérisoire en ce moment, d'augmenter la cohésion et la grandeur du Corps médical, ce qui revient à dire, que, n'admettant pas le mal que je signale, il ne pouvait pas voir l'utilité d'un remède dont il semble ne pas contester d'ailleurs l'efficacité.

Toute la question revient donc à savoir si le motif de ma pétition est fondé sur la réalité; en un mot, si oui ou non, il existe aujourd'hui un enseignement médical à Paris.

On pouvait encore se faire, sous ce rapport, quelqu'illusion, il y a deux ans; mais aujourd'hui que toutes les feuilles médicales à l'envi sont venues tour à tour et sous mille formes attester ce fait regrettable; aujourd'hui que M. Duruy lui-même a consacré, sans s'en douter, cette vérité par ces paroles remarquables: « La méde-« cine passe de nos jours, dit-il, par une phase curieuse « de renouvellement: les sciences qu'on appelait autre-« fois accessoires deviennent presque principales; » aujourd'hui, disons-nous, la triste réalité s'impose de tout son poids; et si l'on veut y remédier, il faut nécessairement remonter à sa cause principale, savoir le droit exorbitant que l'État s'arroge, depuis la législation de ventôse, d'investir d'une *sorte de pouvoir législatif infaillible* des professeurs examinateurs choisis parmi les médecins des hôpitaux de Paris; de manière que, dans le système admis jusqu'ici, leurs doctrines essentiellement individuelles et variables n'en doivent pas moins être mises en pratique dans toutes les villes, bourgs et villages de l'Empire!

Le législateur de ventôse, loin de remédier aux intolérables abus des anciennes corporations, devenues justement odieuses, les a donc au contraire rendus beaucoup plus insupportables encore, en y ajoutant, chose inouïe, le despotisme de l'État. Il n'a pas pris garde que la question de la Médecine véritable voulait être traitée avec non moins de gravité que celle de la justice elle-même ; et que si l'on avait dû s'adresser pour obtenir l'une à la conscience des citoyens, et non à des corporations, il fallait, pour trouver l'autre, en appeler sagement au suffrage universel de ceux qui l'exercent.

Plus j'y pense, et plus j'en demeure convaincu ; le temps n'est pas éloigné où nous aurons à choisir, parmi les médecins contemporains, ceux auxquels il sera donné de contribuer à la restauration de la médecine en France, en rétablissant l'enseignement médical sur ses bases raisonnables et traditionnelles.

Et maintenant, chers Confrères, que les circonstances nous imposent de si grands devoirs, laissez-moi, pour conclure, mettre sous vos yeux les nobles paroles par lesquelles le professeur Trousseau termine le troisième volume de sa *Clinique médicale*, et que l'on peut considérer en quelque sorte comme son testament de professeur :

« On peut se demander, dit-il, si la micrographie dans « son expression la plus avancée, la pathologie cellu- « laire de Wirchow, en faisant revivre sous une forme « scientifique, mieux appropriée à notre époque, le sys- « tème des atômes d'Épicure, ne conduit pas directe- « ment à l'anéantissement de la thérapeutique. Car en « considérant l'organisme vivant comme un microcosme « formé d'éléments hétérogènes et indépendants, elle « fait nécessairement rejeter toute médication générale,

« qui ne saurait avoir de prise sur des éléments dispa-
« rates, et jusqu'à un certain point antagonistes. Elle
« fait oublier l'homme, pour ne songer qu'aux cellules,
« et se perd dans l'abîme des infiniments petits.

« Jeunes gens, c'est à vous de relier la science mo-
« derne au savoir antique, et de relever le flambeau des
« traditions médicales un moment dédaignées. C'est par
« là que je termine..... »

LE FAIT MÉDICAL

On lit dans le journal *La Pensée nouvelle*, organe avoué de l'*histologie* parisienne, l'étonnante affirmation que voici :

« Aujourd'hui le microscope voit le cerveau de l'homme ou de l'animal penser. »

Notez ceci, ce n'est pas le moi ou l'âme qui voit, ni même le cerveau ou l'œil, comme on nous l'enseignait autrefois, non : c'est le microscope !.... Il y a plus, cet instrument découvre maintenant le mouvement moléculaire qui s'appelle amour ou haine, joie ou douleur ! (1).

Telle est la doctrine aujourd'hui régnante dans notre École de Médecine. Il est curieux et instructif de placer en face de ces propositions étranges, la doctrine de l'histologie allemande sur le même sujet.

(1) *Revue médicale*, mai 1869, page 518.

« Ni la molécule ni l'atôme ne sont matériellement démontrables, dit Wirchow, de Berlin, ce sont des grandeurs qui échappent aux sens, et que l'esprit ne vient à mesurer qu'en se fondant sur des rapports. »

« La molécule et l'atôme sont supra-sensibles: elles appartiennent au domaine de la spéculation..... Aucun histologiste n'a jamais vu la molécule ou l'atôme, n'a pu l'apprécier à l'aide de ses sens (1) ».

Cette opposition radicale entre l'histologie parisienne et l'histologie allemande, et qui bien évidemment n'est point à l'avantage de notre pays, me reporte tout naturellement aux tristes réflexions déjà citées, par lesquelles le professeur Trousseau termine, avec une mélancolie touchante, sa carrière professorale.

Devons-nous, à l'exemple du regretté professeur, nous voiler la face en présence du chaos diagnostique et thérapeutique où nous avons été jetés par l'usage irrationnel des sens en général, et en particulier par les abus monstrueux et vraiment incroyables du microscope? Non, évidemment: écoutons plutôt le généreux appel qu'il nous adresse, et tâchons, en marchant sur ses traces, de remonter aux salutaires traditions du savoir antique.

« Lorsque l'aveugle de Genève, dit-il, faisait sur les abeilles ses merveilleuses recherches, il empruntait les yeux des plus vulgaires paysans dont il dirigeait l'attention; et les paysans les plus vulgaires, instruments matériels de son intelligence, lui suffisaient pour la constatation des faits, pour l'acquisition de la notion brute. » (*Union* du 18 décembre 1860.)

Je puis ajouter: lorsqu'en 1846, M. Leverrier trouvait

(1) *Gazette hebdomadaire* du 21 août 1868.

dans le ciel, à Paris, par la puissance merveilleuse de ses calculs, la planète Neptune, que d'autres, sur les indications précises qu'il avait données, voyaient avec leurs yeux armés de télescopes à Berlin, un grand et nouveau spectacle était donné au XIXe siècle : l'intelligence affranchie des sens s'élevant seule à la découverte de la vérité scientifique.

Par un contraste frappant, notre histologie officielle enseigne aujourd'hui que ce n'est pas l'œil, mais le microscope qui observe.

Lisez plutôt cette solennelle déclaration du professeur :

« Il n'y a pas à se préoccuper du désaccord qui existe entre ceux qui se bornent à un examen fait à l'œil nu pour indiquer la nature d'un tissu, et ceux qui s'aident du microscope, puisque les premiers ne décrivent que des apparences, tandis que les autres observent *les corps mêmes*, à la réunion desquels sont dues les apparences. (Cours d'histologie, 1re leçon, *France médicale* du 11 décembre 1867) (1).

Laissons nos histologistes de Paris débattre cette question, qui pour nous n'en est pas une, avec leurs collègues de Berlin.

« Chose remarquable, dit M. le docteur Amédée La-

(1) Le professeur Gerdy apprécie de la manière suivante l'observation par le microscope.

« Dans l'étude des phénomènes microscopiques, l'observateur aper-
« çoit bien certaines choses, des formes par exemple, mais il ne sait
« en réalité ce que sont ces formes et ces choses ; en un mot il assiste
« à un spectacle d'apparences dont la réalité lui échappe, ou du moins
« est une énigme qu'il est parfois impossible de comprendre, et qu'on
« n'est jamais sûr d'avoir bien interprétée et bien devinée. (Dict. en
« 30 vol., art. Circulation, page 62. »

tour, à cette époque de culte idolâtrique du fait, où l'on jette à la tête des raisonneurs cette phrase brutale: *Il n'y a rien de brutal comme un fait,* personne ne songe à donner la caractéristique du fait. (*Union* du 13 août 1861.)

Nos savants, soi-disant positifs, croient de très-bonne foi n'avoir qu'à ouvrir les yeux pour constater des faits. Que dis-je? Tout absorbés qu'ils sont dans la contemplation des images démesurément agrandies par leur instrument, ils confondent naïvement ce travail de manœuvre avec la véritable observation scientifique, qui est du ressort de l'intelligence, à laquelle seule il appartient de prononcer des jugements sur les témoignages apportés par les sens, amplifiés ou non par le microscope ou par le télescope.

Cette erreur colossale, source d'incessantes déceptions, et obstacle à tout progrès, a pour cause ce trouble qui, d'après Platon, s'est produit au moment de la naissance dans les mouvements qui naturellement doivent s'opérer dans notre tête.

De même que le mouvement circulaire du sang se décompose en deux, savoir: un mouvement de rayonnement centrifuge et un mouvement de convergence centripète; ainsi, dans le grand acte de la connaissance par les sens, l'âme qui dans un premier temps se répand du centre sur les objets divers du monde extérieur, ce qui constitue la première partie, la partie animale de la sensation, devrait, au lieu de s'attacher, je dirais presque comme le corbeau à sa proie, à la représentation sensible envisagée en dehors de l'esprit qui la vivifie, devrait, dis-je, par un retour sur elle-même, revenir comme la colombe à son centre, c'est-à-dire à l'homme intérieur, pour accomplir dans un deuxième temps la partie spirituelle de son mouvement. Mais malheureusement, c'est ce qu'elle ne fait pas...

Cette absence de retour sur soi-même qui laisse l'âme prisonnière des ténèbres extérieures, dans l'acte si important de la connaissance par les sens, est la grande plaie de la nature humaine. Coupée, pour ainsi dire, en deux à sa racine, l'âme est ainsi placée sur une pente rapide, aboutissant aux hallucinations de la folie. « Il faut ramener le fou à l'attention, dit M. Flourens, et par l'attention à la réflexion, et par la réflexion à la raison même. »

La conséquence fatale de cette infirmité originelle de l'intelligence est de faire descendre l'homme au rang des grands animaux terrestres, dépourvus de la parole. Tel est, il faut bien en convenir, l'homme de la science prétendue positive, qui au lieu de prendre sa base sur l'intelligence, se borne et s'enferme volontairement dans l'unique formule du sens de la vue, et se constitue de la sorte, pour ainsi dire, à l'état de surdi-mutité systématique, ne comprenant rien à la parole toujours retentissante de la perspective et des images, et à jamais incapable, par là même, de lire, de pénétrer (*intus legere*) le sens du grand livre de la nature.

Le nombre des hommes de cette classe est extrêmement considérable, par cela seul que nous naissons ainsi, et que nous passons toute notre enfance dans cet état anormal, que plus tard nous conservons par l'effet d'une longue habitude. (*Les Hyliques ou Matérialistes*) ἄνθρωπος Χοϊκὸς (1).

Il est pourtant une autre espèce d'hommes, qui s'élevant au-dessus de l'animal, font comparaître au tribunal

(1) Saint Irénée.

de leur raison les formules de chacun de leur sens: les couleurs, les images, les odeurs, les bruits, les sons, les saveurs, le poids, le dur, le mou, etc., etc.; mais qui, parvenus à cette hauteur, ne peuvent s'y tenir, sont pris de vertige, et comme les sophistes allemands tombent dans un système quelconque, mais surtout dans l'individualisme spirituel, qui rend ces égoïstes de l'intelligence non moins ennemis du progrès véritable que les matérialistes eux-mêmes. (*Les Psychiques*) ou ἀνθρωπος ψυχικὸς (1).

Il est enfin une troisième race d'hommes, — les partisans de la doctrine de l'esprit, — caractérisés par la prédominance des sentiments supérieurs : la haute intelligence accompagnée d'une philanthropie vraie, et l'esprit de sacrifice, dont Broussais a eu la gloire de pressentir l'avènement dans la science. (*Les Pneumatiques*) ὁ πνευμάτικοσ ἀνθρωπος (2).

A ces hommes seuls il a été donné d'apercevoir dans ses vrais rapports avec ce qui est au-dessus et au-dessous d'elle, l'âme, qui embrasse tout avec l'esprit qui respire en elle, rassemble et unit tout, produisant ainsi le parfait mélange des divers éléments, ainsi qu'il nous est donné de l'observer dans les admirables fonctions dont la poitrine est le théâtre et d'où nous voyons sortir les pulsations vivifiantes du sang rouge, ainsi que le merveilleux phénomène de la parole.

« C'est dans la poitrine; dit Pariset dans son éloge célèbre de Laënnec, que la vie sans cesse menacée se renoue sans cesse ; c'est là que s'opère de moment en moment une sorte de résurrection que l'on pourrait appeler perpétuelle. »

(1) Saint Irénée.

(2) *Ibidem.*

« Tels sont les miracles dont cette caisse mystérieuse est comme le sanctuaire ; car ici tout est divin. »

Platon ne l'entendait pas autrement, et avec toute l'antiquité savante et la tradition universelle, il voyait dans l'univers une sorte d'animal dont l'âme, qui mettait tout en mouvement, avait son siége dans la poitrine de l'homme. (Fin du *Timée*).

... « Et de la sorte, dit-il en expliquant le mécanisme respiratoire, l'air recevant et imprimant tour-à-tour le même mouvement, ballotté dans un cercle continuel d'action et de réaction, donne naissance à l'acte de la respiration. »

« C'est par les mêmes principes qu'on explique les phénomènes des ventouses médicales, de la déglutition, du mouvement des corps, soit qu'ils s'élèvent dans l'air, soit qu'ils se précipitent sur la terre, des sons rapides ou lents qui paraissent aigus ou graves... »

« On n'expliquera pas autrement le cours des eaux, la chute de la foudre et la merveilleuse propriété d'attirer les corps du succin et de la pierre héracléenne : on chercherait en vain dans les corps *une force d'attraction* ; mais *le vide n'existe pas,* et tous les corps se poussent tour-à-tour les uns les autres ; et de plus ils se dilatent et se contractent, changent de place entre eux et y reviennent ; c'est par toutes ces actions et réactions qu'arrivent les phénomènes les plus étonnants, comme il paraîtra à quiconque saura conduire par ordre ses pensées. » (*Timée,* trad. Chauvet et Saisset, t. VI, p. 276.)

Cette admirable page est inintelligible à notre science moderne, parce qu'ayant rompu avec les traditions antiques, elle se laisse aller pour atteindre la vérité à deux tendances contraires : ainsi, dans la jeunesse, elle s'emporte à de coupables audaces, dont le scandale à jamais regrettable retentit encore à nos oreilles; et dans l'âge mûr, en la personne de nos plus illustres maîtres, elle tombe dans un découragement excessif, qui ne saurait être accepté définitivement par l'intelligence humaine.

« La nature de la matière nous est-elle connue? disait tout dernièrement M. Dumas dans une célèbre conférence à Londres. Connaissons-nous la valeur de la force qui règle le mouvement des corps célestes et celui des atomes? Non! Connaissons-nous la nature du principe de vie? Non! A quoi donc sert la science? Quelle différence y a-t-il entre le savant et l'ignorant? Dans ces questions, l'ignorant croit volontiers qu'il sait tout; le savant avoue qu'il ne sait rien. L'ignorant n'hésitera pas à tout nier; le savant a le courage de tout croire. « (*Les Mondes.*)

« Je ne sais pas, disait Newton à son ami Brewster, ce que je parais au monde. Pour moi, je me compare à un jeune enfant jouant sur le bord de la mer, ramassant çà et là un caillou plus ou moins lisse, ou une coquille d'une beauté peu ordinaire, pendant que *le grand océan de vérité reste complètement caché à mes yeux.* » (*Œuvres d'Arago*, t. III, p. 336.)

Et enfin Arago lui-même, sur son lit de mort, ne prononça-t-il pas cette parole mémorable qui peint si bien l'état réel de notre science la plus avancée, en présence de la vérité?

« Le problème de l'infini m'épouvante! »

Entre ces deux excès il existe un milieu raisonnable, qui n'avait point échappé à la science antique, et que le Prince Albert d'Angleterre, dans son discours au Congrès d'Aberdeen, en 1859, nous fait connaître en termes excellents :

« Les savants ne doivent plus être, dit-il, de vains « théoriciens, mais des hommes essentiellement prati- « ques ; le temps est passé des glorieux pédants, drapés « dans leur mystérieuse importance : il faut que les sa- « vants deviennent d'humbles chercheurs de vérités, « forts seulement de ce qu'ils ont pu trouver ou con- « quérir pour l'usage de tous.

« Les savants ne doivent pas être non plus des incré- « dules hardis, présomptueux, et justifier la fausse ré- « putation que l'ignorance leur a faite quelquefois, l'i- « gnorance qui voit en eux des impies, désireux comme « les Titans de prendre le Ciel d'assaut, et empilant « montagnes sur montagnes jusqu'à ce que foudroyés, « ils retombent des plus hautes cimes.

« Qu'ils deviennent plutôt les pieux pélerins de la « Terre-Sainte qui vont à la recherche de la tradition « sacrée, de la vérité elle-même, de la vérité de Dieu et « des lois de Dieu manifestées dans les œuvres de la « création »

Si nos astronomes ne voient pour la plupart dans le Ciel qu'un insignifiant jeu de boules, c'est leur faute assurément ; car les admirables lois qu'ils ont constatées et si magnifiquement formulées dans leurs ouvrages sont une démonstration splendide et invincible de l'intelligence infinie qui soutient et gouverne tout le mécanisme astronomique.

Mais cette intelligence infinie n'est pas seulement la lumière de nos esprits : elle est aussi la vie de nos corps, et à ce titre, nous lui devons le spectacle qu'à travers le cerveau, et grâce aux systoles perpétuelles du cœur gauche, elle nous donne nuit et jour de toutes ces merveilles. C'est ce qui faisait dire à Broussais que la vraie science ne devrait voir partout que des cerveaux mis en action par les coups de piston du cœur.

Ce n'est pas tout encore : cette même intelligence, cette âme ignée qu'Hippocrate, d'après Broussais, fait présider au développement de l'univers en général, et du corps humain en particulier ; cette intelligence qui avait un nom et un rôle indispensable dans toutes les cérémonies du Paganisme, celui du Démiurge ou du Génie organisateur de la nature, que les chrétiens de leur côté, fidèles interprètes de l'antique croyance du genre humain, cherchaient et trouvaient partout comme le principe et la fin de toutes choses, sous le nom de la Sagesse, qui est l'esprit de « ce divin homme en qui tout a été fait » (1) ; cette âme ignée, dis-je, par le va-et-vient impulsif et attractif de son souffle tout puissant, n'engendrerait-elle point cette unité et cette variété infinie de mouvements que, sous le nom de gravitation universelle, nous admirons dans la mécanique céleste (2) ? Cette ancienne théorie n'a point été remplacée dans la science moderne ; elle se prête à merveille d'ailleurs à l'explication de nos plus récentes découvertes en physique dynamique, et rentre de la sorte de plain-pied dans son propre domaine, en comblant cet abîme dont parlait ces jours derniers M. Dumas (conférence de Londres),

(1) *Omnia in Sapientia fecisti* (Ps. 105). *Ab initio et ante sæcula creata sum* (*Ecclesiastique*, 24.)

« Tout a été fait pour ce divin homme, qui pour cela est appelé aîné de toute créature, possédé par la divine Majesté au commencement des voies d'icelle, avant qu'elle fît chose quelconque, créé au commencement avant les siècles ; car en lui toutes choses ont été faites, et il est avant tout, et toutes choses sont établies en lui, tenant en tout et partout la primauté. (Saint François de Sales. *De l'amour de Dieu*, livre II, chap. V.) »

(2) *Verbo Domini cœli firmati sunt, et Spiritu oris ejus omnis virtus eorum* (Psaume XXXII. 6.)

et qui, dans nos idées actuelles, existe « entre l'attraction qui gouverne la matière brute, et la vie source de l'organisation et de la pensée. »

« Qui nous dira la ligne de démarcation immense, « infranchissable qui sépare le monstre de fer (la ma- « chine à vapeur) de la créature en chair et en os? dit « M. le docteur Chéreau (*Union*, juillet 1869). Qui nous « dira la différence qu'il y a entre les forces externes « surajoutées au mécanisme d'acier et les forces inter- « nes qui pénètrent de toutes parts l'être humain, qui « lui sont inhérentes et qu'il a reçues en toute propriété « de son état cellulaire? »

Oui, l'être humain, j'en conviendrai volontiers, a reçu tous les dons qu'il possède de son état cellulaire, si l'on veut bien m'accorder que le cœur est la cellule capitale, dont toutes les autres ne sont que la monnaie, et qu'il peut être à juste titre considéré comme le soleil de notre économie vivante.

Les astronomes, exclusivement préoccupés du jeu de boules sidéral, nous représentent exactement nos physiologistes en cellules, dont toutes les spéculations aboutissent à reproduire sous mille formes diverses le contre-sens perpétuel qui consiste à confondre dans la notion unique de substance ou de matière les trois idées primordiales et irréductibles de notre esprit. C'est ainsi qu'ils enseignent que la cause du mouvement est une propriété de la matière (1), et qu'ils fabriquent de toutes pièces cette collection curieuse de prétendues forces qui n'ont pas plus de valeur réelle que la vertu dormitive de l'opium dans la comédie.

(1) Pourquoi M. Robin donne-t-il aux actes le nom malheureux de *Propriétés*? dit Wirchow, de Berlin (loc. cit.)

« Le progrès se mesure au nombre d'entités inutiles qu'on supprime comme autant d'intermédiaires qui nous éloignent de la nature et de son Esprit qui est Dieu, dit M. le docteur Pidoux, car il faut s'élever jusque-là, sous peine de ne pas entendre l'unité qui seule fait la science. On donne avec raison le nom de matérialisme à la science incomplète et sans vie qui ne monte pas jusqu'à cette unité suprême. » (*Spiritualisme organique*, page 9 (1).

Bichat le premier a proclamé en physiologie cette vérité fondamentale, que les prétendues propriétés sont des causes relativement à la matière entièrement inerte et passive; et l'illustre physicien anglais, M. Tyndal, nous apprend de son côté « que Newton, comme Euler, comme tous les philosophes dignes de ce titre, n'ont pu voir dans la matière que deux choses: l'inertie et le mouvement imprimé dès l'origine par un moteur premier et infini. Et c'est avec cette inertie et ce mouvement que la science avancée doit pouvoir, ajoute-t-il, expliquer un jour tous les phénomènes du monde physique. » (Conférence du 5 septembre 1866, à Londres.)

Il résulte de tout ce qui précède que le caractère éminemment distinctif du fait médical, comme du fait astronomique, est d'embrasser tout-à-la-fois, sans les confondre et sans les isoler, les trois notions primordiales, essentiellement irréductibles de notre esprit; et de se reconnaître à ce signe infaillible : qu'il se reproduit en

(1) L'obscurité fâcheuse qui enveloppe encore le spiritualisme organique, si remarquable d'ailleurs, de M. Pidoux, tient, ce me semble, à ce qu'au lieu d'employer les termes consacrés d'*unité* dans la distinction et de *distinction* dans l'unité pour exprimer les rapports de la *Matière*, de la *Force* et de la *Vie*, il revient sans cesse à cette formule, essentiellement inexacte, de l'*identité substantielle* de la *Force* et de la *Matière*.

tous lieux dans les conditions indiquées par l'inventeur : et qu'ainsi, tôt ou tard, et par la force même des choses, il parvient à se démontrer au moyen du suffrage universel de l'expérience.

Le type du fait médical d'ailleurs ne se voit-il pas dans ce qu'on est convenu d'appeler le trépied vital de Bichat? Voici, quant à moi, comme je l'entends : Le sang artériel, *substance* par excellence, d'où découle tout notre être, trouve dans cette nuée phosphorescente, sorte de miroir universel, que l'on appelle le cerveau, et au sein de laquelle l'intelligence se fait entendre, une *image* fidèle de lui même. Un *mouvement* de pénétration réciproque et intime qui s'accomplit sous l'influence du coup de piston du cœur, fait du cerveau, régulièrement arrosé par le sang rouge, la plus exacte représentation que nous puissions nous faire ici-bas de l'essence trine et une de l'invisible Divinité.

Mais ce sang rouge d'où vient-il? Chacun le sait : la ventouse thoracique attire à chaque instant dans la profondeur des poumons, et à l'encontre du flot ténébreux du sang des veines, le souffle éternellement créateur de l'air atmosphérique ; et à chaque instant, ce même sang, chargé de tous les dons de la vie, est distribué jusque dans les dernières ramifications artérielles.

« Suivant Cuvier, dit M. Flourens, la vie est un ressort qui meut et transporte sans cesse les éléments des corps vivants. »

Pour moi, s'il m'était permis d'émettre une opinion dans un sujet si profondément obscur, je dirais qu'elle ressemble à un torrent dont les sources seraient dans l'*abdomen*, la force impulsive dans la *poitrine*, et les lois dans l'*encéphale*.

Sans ce torrent vivificateur, la substance organique,

l'organisme solide, l'homme *anatomique* en un mot *n'est qu'un cadavre*.

Notre vie physiologique consiste donc essentiellement dans une lutte perpétuelle de ce torrent animé d'*une vigueur de feu* contre ce cadavre glacé dont les *organes de boue* et les *membres destinés à la mort* ne cessent de l'entraver.

Igneus est ollis vigor.....
......Quantum non noxia corpora tardant,
Terrenique hebetant artus moribundaque membra.

Qu'il survienne un obstacle notable au courant régulier de ce torrent, il élève ses flots, et, si la vie n'est point éteinte dans ses sources, si la force impulsive qui part de la poitrine ne fait point défaut, si la direction peut émaner librement de l'encéphale, une fièvre salutaire se déclare et rétablit l'équilibre et la santé.

« L'habileté du médecin, dit le célèbre docteur Double, consiste à suivre, à respecter les mouvements de la nature ; c'est ainsi qu'il s'en montre le digne ministre, et qu'en lui obéissant il apprend à lui commander. (Double, *Introduction à Jean-Pierre Franck*, p. 17.)

Par la nature j'entends ici cette force médicatrice dont les mouvements se reconnaissent surtout à leur double caractère d'*unité* et d'*universalité*.

L'ESPRIT, LA VIE ET LA MORT

« La chimie est la science de la composition et de la » décomposition des corps, dit Malgaigne à l'Académie » de médecine ; je lui accorde donc qu'elle arrive à faire » de l'albumine, de la fibrine, du sang, de la matière » cérébrale, etc. Est-ce là tout ? Mais, Messieurs, ce » sont là les éléments de nos tissus, la matière première » si vous le voulez. Il faut maintenant les tisser, et ce » n'est plus l'affaire de la chimie ; il faudra s'adresser » à une science toute nouvelle, dont le nom n'est pas » même inventé ; le tisserand devra prendre la place du » chimiste. Eh bien l'avenir est grand, j'accorde que » vous trouverez ce tisserand ; vous n'en serez pas plus » avancés ; car je vous livre moi l'albumine, la fibrine, » les tissus, les organes ; voilà sur cette table l'organi- » sation achevée, voilà le cadavre. A quelle science » physique ou chimique allez-vous faire appel pour lui » donner la vie, pour lui dire : Ressuscite et lève-toi !

» C'est qu'il y a entre ce grand phénomène de la vie » et tous ceux que peuvent produire la physique et la » chimie, un abîme infranchissable. »

Stahl avait été vivement frappé de la différence essentielle qui existe entre la *mixtion* (le sang rouge ou la vie considérée au point de vue de la substance) ; la *structure* (la vie considérée au point de vue de la forme ou de l'organisation) ; et enfin la *vie* proprement dite, c'est-à-dire considérée au point de vue de l'acte pur ou de l'*esprit* :

« Au seuil même de la science, dit-il, je rencontrais avant tout *la vie* dont on ne dit mot, la vie, dis-je ! ce que c'est, en quoi elle consiste, de quoi elle dépend, sur quels moyens elle s'appuie, pourquoi et au regard de quoi le corps est dit vivant. J'avoue ingénuement que je dois aux anciens de m'avoir donné ce scrupule par une distinction solennelle pour eux entre le tempéramment simplement mélangé, en tant que mélangé ; et le vivant. »

Ces flots mystérieux de la mer microcosmique, ce va-et-vient si remarquable du souffle respiratoire et des pulsations cardiaques et artérielles qui portent la nef fragile de notre organisation délicate, inspirèrent au profond philosophe de Halle l'intuition éminemment médicale que voici :

« J'inaugure dans le présent ouvrage, dit-il, la voie toute droite pour reconnaître les remèdes appropriés et entièrement conformes aux procédés et aux méthodes de la nature elle-même. Je l'appelle la vraie méthode, qui permet d'avoir en quelque sorte sous sa main, moins le corps que les *mouvements conservateurs du corps lui-même*, ces mouvements préservateurs des désastres, capables de vaincre ceux qui viennent du dehors, d'arrêter ou de guérir ceux qui éclatent au dedans, ou tout au moins de leur opposer les plus salutaires mesures, s'il y a quelque espérance de secours. » (Préface de la *Vraie théorie médicale*).

La raison profonde des grands succès thérapeutiques de l'emploi de l'eau sous toutes ses formes à notre époque, est que cet élément est éminemment favorable à la circulation du sang ; mais si l'*hydrothérapie*, grâce à l'importance de l'agent qu'elle met en jeu, a tant de valeur, quelle ne doit pas être celle de la *pneumothérapie*, en raison du rôle souverain de l'air dans l'économie vivante ; aujourd'hui surtout qu'il est possible de susciter à volonté des pulsations et des hémorragies artificielles dans le réseau des capillaires artériels de la périphérie cutanée, par l'emploi des coups de piston de la machine pneumatique ? Devenu maître, pour ainsi dire de la circulation toute entière, par l'usage opportun d'une sorte de cœur artificiel, aspirateur d'une puissance indéfinie, le praticien tient littéralement en ses mains, par une espèce de chirurgie médicale, ces *mouvements vitaux conservateurs et vraiment médicateurs* dont parle Sthal, et qui, à vrai dire, ne sont autre chose que les systoles cardiaques et les pulsations artérielles elles-mêmes.

« Quel est donc ce principe qu'on appelle la vie, dit » M. Flourens ? Nous l'ignorons absolument. Mais quel » qu'il puisse être, il est essentiellement un : il y a une » force *générale et une*, dont toutes les forces particu- » lières ne sont que des expressions diverses, des modes. » *De la vie et de l'intelligence*, page 97.)

A cette question d'un capital intérêt je réponds avec Saint Paul : *Unus spiritus omnia operatur*. (*I. aux Cor.*); (1). En ajoutant ce commentaire précieux de Saint

(1) « Qu'est-ce autre chose que l'art, dit Bossuet, sinon l'embellisse- » ment de la nature ? O homme ! tu peux ajouter quelques couleurs » pour orner cet admirable tableau ; mais comment pourrais-tu faire » remuer tant soit peu une machine si forte et si délicate ; ou de quelle » sorte pourrais-tu faire seulement un trait convenable dans une pein- » ture si riche, s'il n'y avait en toi-même et dans quelque partie de » ton être quelque art dérivé de ce premier art, quelques fécondes

Denys d'Alexandrie qui nous montre l'union intime du *sang* avec *l'esprit*, laquelle ne permet presque pas de parler de l'un sans l'autre : (*sanguis qui per Spiritum sanctum effusus est*). (*ad Hebr.*) *quisnam philosophorum cogitare potuisset spiritum vivificum esse sanguinem effusum et divisum ?*

Et avec Saint Cyprien : « *Hic Spiritus sanctus, omnium viventium anima... de plenitudine sua distributor magnificus, proprias efficientias singulis dividit et largitur, et quasi sol omnia calefaciens subjecta, omnia nutrit absque ulla sui diminutione, integritatem suam de inexhausta abundantia, quod satis est et sufficit omnibus commodat et impertitur, etc., etc.* (*Sermo de Spiritu sancto*). »

Est-il possible, je le demande à tout physiologiste de lire une description plus exacte et plus vraie des fonctions admirables du cœur et de l'arbre artériel à sang rouge ; en un mot, de rencontrer une plus manifeste *incarnation de l'esprit* (1) ? De là ces paroles de Harvey : *Cor animalium fundamentum est vitæ, microcosmi sol.*

Les Sages de l'Inde nous tiennent le même langage en d'autres termes :

« Quand il créa le monde, Dieu, disent les Védas, se » fit victime... »

« Par ce sacrifice, le Grand-Etre forma tous les ani- » maux sauvages ou domestiques qui sont guidés par » l'instinct... » (*Rig-Véda*, extrait par Colebrooke.)

» idées tirées de ces idées originales, en un mot quelque ressemblance, » quelque écoulement, quelque portion de cet esprit ouvrier qui a fait » le monde ? » (Sermon sur la Mort).

(1) Pour acquérir la force qui lui appartient, la science de l'esprit a besoin de prendre un corps. (Pidoux, *Spiritualisme organique*).

« L'homme qui accomplit des œuvres pieuses, désintéressées, se dépouille pour toujours des cinq éléments, et obtient la délivrance des liens des corps. Voyant également l'âme suprême dans tous les êtres, et tous les êtres dans l'âme suprême, en offrant son âme en sacrifice il s'identifie avec l'Etre qui brille de son propre éclat.» (*Manava, Dharna-Sastra*, l. II, § 28).

La notion intuitive de cet esprit, de ce lien universel qui est Dieu n'a point échappé à Broussais lui-même.

« Le système nerveux, cerveau et moelle, dit-il, est la machine admirable par le moyen de laquelle *l'impondérable primitif*, *simple ou double ou multiple*, qui correspond à *l'âme universelle des anciens*, produit les phénomènes de la vie, au nombre desquels figurent toutes les facultés dont s'occupent les phrénologistes. Mais cette force ou cette âme est en rapport avec la force qui organise les tissus vivants ; et à son tour, cette dernière, dite chimie vivante, est liée à la chimie morte ou des corps bruts, comme à toutes les forces physiques, l'attraction, etc... Nous ne connaissons point *le lien commun de toutes ces forces* qui nous paraissent être la matière en mouvement. Nous arrivons donc encore par cette voie à la notion d'une force unique, régulatrice qui est Dieu. Il résulte de ces réflexions que l'Athéisme ne saurait pénétrer dans la tête d'un homme qui a réfléchi profondément sur la nature.» (*Leçons de phrénologie*, p. 725). (1)

Chose profondément remarquable : pendant que le célèbre réformateur, dans sa polémique contre la philosophie contemporaine, triomphait avec tant d'orgueil des arguments de ses adversaires, par la considération des fonctions de la matière organisée ; il ne se doutait pas assurément que le rôle de son génie si éminemment révolutionnaire fût alors de poser les fondements de la science de l'avenir, qui ne devait voir dans l'organisation qu'un pur résultat, une ombre de la vie !

Le docteur Huguet (de Vars) vient de soumettre à l'Académie, sous le nom de Médecine *homœodynamique*, basée sur la loi des similitudes fonctionnelles, une synthèse universelle, suivant lui, fondamentale et définitive qui, bien qu'extrêmement spécieuse, parce qu'elle repose sur les aperçus physiologiques les plus nouveaux et tout à la fois les plus exacts, n'en renferme pas moins une erreur capitale, qui a révolté au plus haut degré le sens pratique de la docte Assemblée.

« Il n'y a qu'une médecine, qui est la médecine traditionnelle, s'est écrié M. Barth. »

Rien de plus vrai assurément, mais je demande la permission d'ajouter que cette médecine traditionnelle a reconnu en tout temps dans l'économie vivante, des mouvements salutaires qu'il faut favoriser par les *Semblables* ; et des mouvements pernicieux qu'il faut éloigner par les *Contraires* ; en un mot, qu'en médecine comme en morale, l'homme est placé en face du bien qu'il faut pratiquer et favoriser, et du mal qu'à tout prix il faut fuir, éliminer et combattre

A ce point de vue, les traditions chrétiennes nous mettent en présence de deux grands médiateurs, savoir : le Médiateur de vérité (*Verax*, la Vie) et le Médiateur d'erreur et de mensonge (*Fallax*, la Mort). « Dieu n'a pas fait la mort, dit la Sagesse, mais elle est le produit de l'opposition immanente dans laquelle sont entrées un grand nombre de vertus célestes, qui, par leur aspiration libre, contraire au mouvement originaire de l'esprit, lequel est tout entier vie, parce qu'il est tout entier circulaire et unificateur, sont devenues éminemment destructrices de la vie et de sa circularité universelle. A ce point de vue, le mal moral est la cause du mal physique : et chaque fois que l'homme s'abaisse avec la chair, avec le sang, avec la spiration éthérée et enflammée de son âme, en se faisant esclave par imprudence ou par malice, d'une force perverse qu'il sent influer dans la partie inférieure de son esprit, et qu'il voit dominer dans un ténébreux repaire, lequel se trouve sous la face extérieure des créatures, et se révèle en quelque feu, air, liquide ou solide, et partant devenu brûlant, obscur, envenimé, corrompu, pourri, en dissolution, etc., toutes ces fois, dis-je, il fait quelque perte, et il tombe davantage en possession de la mort; tandis qu'il lui arrive l'opposé toutes les fois qu'il se soulève avec l'âme et avec le corps dans chacune de ses parties vers *cet intérieur où habite la Vie* avec son doux feu, d'où le sang artériel, les fluides, la chair, le corps tirent tout le bien, toute la force vitale qui en émanent continuellement, pour repousser toutes les pertes que la mort fait éprouver dans l'autre sens.»

« Deux puissances ennemies, disent de leur côté les Mages de l'Orient, Ormuzd et Ahriman, remplissent par une lutte implacable la durée des siècles terrestres. Le Dieu du mal prend des proportions effrayantes, infinies. Il dresse son ombre en face du monde lumineux d'Ormuzd : il menace de l'éclipser et de l'obscurcir à jamais.» (*Zen-Avesta*, I. 428).

Je me suis demandé bien souvent si cette antique lutte ne nous serait point représentée dans la nature par l'opposition constante de la lumière et des ténèbres, ces deux impondérables primitifs, dont le cerveau d'une part, le cervelet et la moelle de l'autre seraient les organes ; de l'oxigène et de l'azote, du cœur gauche et du cœur droit, du sang rouge et du sang noir, de l'intestin grêle et du gros intestin ; et en un mot, de l'homme intérieur ou céleste et de l'homme extérieur ou terrestre?

Ce qui est certain, c'est que nous voyons la douleur et la maladie procéder ordinairement d'une altération dans le mouvement vital, dont le deuxième temps, celui qui correspond à la réflexion, vient généralement à faire défaut. Cela est manifeste pour le sang qui, après avoir rayonné avec force dans le système artériel, stagne dans les capillaires veineux, et prédispose aux inflammations actives et passives, et à leurs suites infiniment variées. L'expérience nous apprend, d'autre part, que de tous les moyens de guérir, les plus certains, et les plus inoffensifs tout à la fois, sont ceux qui consistent à rétablir purement et simplement le mouvement naturel dans ses deux temps fondamentaux, qui sont le va-et-vient actif et passif du souffle respiratoire, des battements du cœur, des pulsations artérielles, où, pour ainsi dire, nous trouvons la formule générale du mécanisme de la vie.

Un oracle de l'antique sagesse nous l'a dit : *Omnis medela à Deo.* Incontestable dans les hautes régions de la métaphysique, cette vérité devient palpable et susceptible des plus admirables applications, quand on la considère dans le Divin Homme qui est le médiateur universel. « *Unus medicus, carnalis et spiritualis, fac-* » *tus et non factus... in carne existens Deus.* (1).»

Cette grande vérité était toujours présente à l'esprit de nos pères : « sur la tablette d'une gigantesque cheminée dans la grande salle des séances de l'ancienne Faculté de médecine, dit le savant docteur Chéreau, se

(1) Saint Ignace, martyr.

voyait une très-belle horloge (pendule), flanquée de deux énormes candélabres à plusieurs branches, et semblables à ceux qu'on emploie dans le service divin. Un tableau, représentant Jésus-Christ mourant sur la croix, rappelait aux dévots docteurs la mission de dévouement, d'abnégation et de charité qu'ils avaient à remplir ; les carreaux des fenêtres, transformées en vitraux peints, montraient les diverses scènes de l'existence terrestre de Jésus, de la Vierge Marie, de Sainte Catherine et de Saint Luc.» (*Union méd.* du 12 août, page 218. (1)

Le spectacle de cette mort mystérieuse nous apprend en effet que la vie véritable est un sacrifice volontaire et perpétuellement renouvelé ; que le remède par excellence est l'effusion du sang, et enfin que la déchéance humaine est le défaut de réflexion dans le grand acte de la connaissance au moyen des sens. Mortellement blessés dans notre intelligence par ce défaut de retour sur nous-mêmes, nous sommes, suivant la remarque de Platon, cloués par les clous de la douleur et du plaisir, à la création inférieure. (Phédon, trad. de Chauvet-Saisset, page 61).

Tel est l'esclavage, ou pour mieux dire, le supplice de l'intelligence humaine, que le Christ a voulu subir pour nous en délivrer. Il fallait pour cette grande œuvre que le Verbe fait chair réalisât l'*Homme-un* en sa personne essentiellement indivisible, en détruisant tout à la fois le monstre, c'est-à-dire la bête humaine en révolte, ainsi que son image, qui est la grande idole ; et que de cette victime il fît une nourriture pour le pas-

(1) *Unus Christus Dominus qui nos salvavit, qui cum primum esset Spiritus, caro factus est, et sic vocavit nos.* (Saint Clément d'Alexandrie).

sage de la terre des ténèbres et de la servitude des sens, en la terre de l'intelligence et de la liberté.

En faisant connaître le premier les fonctions du cerveau à travers lequel nous voyons le monde, comme Harvey nous avait démontré celles du cœur, Broussais a déchiré, quoique sans s'en douter assurément, les voiles séculaires dont une fausse philosophie avait trop longtemps environné la personne du Verbe fait chair, principe et fin de toutes choses.

La grande réforme mentale qui résulte de l'apparition de ce vrai soleil de la Vie à l'horizon du XIXe siècle, ouvre à l'humanité régénérée par 1800 ans de christianisme, les portes d'un nouvel Eden, où à la lumière du Christ viril et social devront régner désormais la justice et l'intelligence.

Chateaubriand a pressenti cette ère fortunée :

« L'idée chrétienne est l'avenir de l'humanité. — De mes projets, de mes études, de mes expériences, il ne m'est resté qu'un détrompé complet de toutes les choses que poursuit le monde, dit-il. Ma conviction religieuse grandissant a dévoré mes autres convictions. Il n'est ici-bas chrétien plus croyant, et homme plus incrédule que moi. Loin d'être à son terme, la religion du Libérateur entre à peine dans sa 3e période, la période politique. L'Evangile, sentence d'acquittement n'a pas encore été lu à tous...»

« Le Christianisme stable dans ses dogmes est mobile dans ses lumières ; sa transformation enveloppe la transformation universelle. Quand il aura atteint son plus haut point, les ténèbres achèveront de s'éclaircir ; la liberté crucifiée sur le Calvaire avec le Messie en descendra avec lui ; elle remettra aux nations le Nouveau-Testament écrit en leur faveur, et jusqu'ici entravé dans ses clauses.» (*Mémoires d'outre-tombe*).

Isaïe ne semble-t-il pas nous avoir signalé d'avance, il y a 2,500 ans, la fosse profonde où sont tombés, sans s'en douter, nos *aveugles voyants* de la science positive, en regardant trop haut dans le ciel et trop bas sur la terre avec leur télescope et leur microscope?

« Nous attendions la lumière, s'écrie-t-il, et nous voilà » dans les ténèbres; nous espérions un grand jour et nous » marchons dans une nuit sombre. Nous allons comme » les aveugles le long des murailles ; nous marchons à » tâtons, comme si nous n'avions point d'yeux ; nous » nous heurtons en plein midi, comme si nous étions » dans les ténèbres, nous nous trouvons dans l'obscu- » rité comme les morts.» (Le Maistre de Sacy, ch. LIX, 9, 10.)

« La science doit redevenir une, dit le philosophe al- » lemand Schlegel, et elle doit renaître comme un arbre » plein de vie et de sève, des racines de la révélation » reconnue comme divine... *Cette nouvelle carrière* » *dans la connaissance de l'invisible* sera plus impor- » tante pour le monde que ne fut, il y a trois siècles, la » découverte d'une autre hemisphère.» (*Histoire littéraire*).

PÉTITION

POUR L'ÉTABLISSEMENT EN FRANCE

D'UN

GRAND JURY DANS L'ORDRE DE LA MÉDECINE

Adressée au Sénat le 12 avril 1867.

—

MESSIEURS LES SÉNATEURS,

Permettez à un modeste praticien de province, ancien interne des hôpitaux de Paris et président de l'Association des Médecins du département de l'Orne, de vous soumettre, en forme de pétition, ses vues touchant les causes du mal profond qui travaille le Corps Médical en France, et sur les remèdes qui pourraient, à son avis, y être facilement appliqués.

Nous attribuons trop généralement nos souffrances à la concurrence très-préjudiciable qui nous est faite par l'exercice illégal de la Médecine, et c'est à tort que nous mettons notre espoir dans les promesses dont on nous berce, d'une loi suffisamment protectrice de nos intérêts matériels. Une législation nouvelle, entièrement conforme à nos vœux sur ce point, serait-elle le remède spécifique du grand et universel malaise qui nous consume ?

Hélas ! évidemment non : plus profonde est la cause de nos souffrances, plus intime est l'aiguillon secret de nos souffrances professionnelles !

La redoutable carrière que nous avons choisie, et qui nous rend chaque jour les arbitres de la santé et de la vie de nos concitoyens, demanderait une foi robuste, et nous avons renié tout principe et toute tradition, un esprit de sacrifice à toute épreuve, et le scepticisme énerve nos courages !

Tel est notre mal véritable, qui est aussi celui de nos contemporains, et j'ajouterai que si, nous en souffrons plus que les autres, cela tient à l'importance de nos fonctions dans le corps social.

Mais d'où nous vient un si grand trouble? Ici, Messieurs les Sénateurs, les Médecins n'y ont pas été trompés : ils ont accusé hardiment la législation d'avoir été la principale cause de l'un des plus grands malheurs de notre époque, qui est l'*entière et totale disparition en Médecine de l'enseignement et des maîtres* (1).

Le législateur francais n'a pas tenu compte de ce fait

(1) Ce fait qui est le point de départ, le motif et la raison d'existence de ma pétition, vient d'être publiquement constaté par un très-grand nombre d'articles de journaux, dont je me bornerai à citer quelques extraits dûs à la plume de nos écrivains les plus recommandables :

« Tout ce qui se passe à la Faculté, dit M. Amédée Latour, est » bizarre, imprévu, incohérent et contradictoire..... On dirait un vais- » seau sans boussole et sans gouvernail... Le désordre est partout, » dans les esprits comme dans les actes..... L'enseignant ne sait où il » va : l'enseigné ne voit pas où on veut le conduire. L'affolement est » général, et se traduit chez les professeurs par des chassés-croisés de » chaires, sans d'autre motif que des convenances personnelles ; chez » les élèves, ou par l'abandon des cours, ou par des émeutes et le » scandale. Aussi triste que possible est la situation, et notre devoir » est de le dire. »

« On a oublié, fait remarquer M. Latour, qu'il s'agissait de faire » des Médecins en faisant enseigner et étudier la Médecine, et l'on a

capital qu'en Médecine un abîme sépare la théorie de la pratique : *il a confondu l'enseignement des sciences accessoires à la Médecine, avec l'enseignement de la Médecine elle-même* ; il n'a pas pris garde à ce fait contre lequel rien ne saurait prévaloir, parce qu'il est dans la nature même des choses, à savoir ; que l'Art Médical ne peut s'acquérir que par une pratique exclusive d'au-moins vingt années, en supposant d'ailleurs l'esprit le plus heureusement doué par la nature, et le plus favorisé par les circonstances.

Ne pouvant enseigner la Médecine proprement dite, par l'excellente raison qu'ils ne l'avaient pas apprise, un grand nombre de professeurs ont donc forgé des systèmes que l'élève a dû trop souvent apprendre pour passer ses examens, et oublier ensuite au lit des malades.

Ces conceptions multiples et diverses ont été généralement des branches du matérialisme. Or nous savons

» donné la prédominance et accordé la domination aux sciences accessoires à la Médecine. (*Union médicale* du 1er juin 1869.)

» Il faut en finir avec l'organisation actuelle, dit M. Henri Favre » dans la *France Médicale*; aujourd'hui les professeurs sont juges dans » leur propre cause, ce privilége doit disparaître à tout jamais. Du » moment où les examinateurs seront choisis en dehors du corps en- » seignant, l'enseignement médical rentrera dans ses voies naturelles. » (19 mai 1869, p. 70.)

» L'enseignement officiel se meurt, dit M. Lesourd, rédacteur en » chef de la *Gazette des Hôpitaux*. (*France Médicale* du 26 mai 1869, » p. 325.)

» Aujourd'hui l'honorabilité même des Médecins est mise en jeu, dit » M. le professeur Lasègue, dans son récent éloge de Trousseau à la » Faculté, et l'on s'interroge pour savoir s'ils sont dignes du droit que » la loi leur confère.»

que ce système, commode parce qu'il ne demande aucune réflexion, et qu'il flatte d'ailleurs l'orgueil de la jeunesse inexpérimentée, ne satisfait pas aux légitimes exigences de l'esprit dans l'âge mûr, et laisse ses adeptes glisser insensiblement dans le scepticisme, qui est le rendez-vous général des sensualistes désabusés.

La législation a donc eu le tort fondamental de s'adresser, pour faire enseigner la médecine à ceux qui ne pouvaient pas la connaître, puis qu'ils n'avaient point consacré un temps suffisant à la culture de cet art, dont la longueur est effrayante, quand on la compare à la briéveté de la vie humaine.

Chose singulière ! de temps immémorial, dans notre France si généreuse et si intelligente d'ailleurs, le Médecin praticien qui a consacré 20 ou 30 ans de sa vie au soulagement de ses semblables, ne jouit d'aucun privilége ! Loin de là, c'est au moment où il commence à faire profiter ses compatriotes des fruits précieux de sa longue expérience, qu'aussitôt le public aveugle et toujours avide de nouveautés, se jette dans les bras d'un jeune homme en possession de titres universitaires, pour fournir au débutant les matériaux d'une expérience qui, vingt ans plus tard, devra périr par la même cause, de la même manière ; et c'est ainsi que l'Art Médical et qui est avant tout une tradition, ressemble dans notre pays à un édifice dont les fondements seraient à chaque génération tour-à-tour posés et renversés de fond en comble.

Ajoutez à cela dans ces derniers temps les excès de la centralisation parisienne qui, d'une part, en creusant chaque jour davantage l'abîme qui sépare les élèves de leurs professeurs, et d'autre part, en concentrant de plus en plus l'autorité et l'influence médicale sur un très-petit nombre des praticiens des hôpitaux de Paris (1), ont ruiné définitivement chez nous toute doctrine et tout enseignement.

(1) Les hôpitaux de Paris, l'expérience le démontre, sont un milieu désastreux pour les malades et les opérés qui y trouvent trop souvent la mort, et j'ajouterai, pour les élèves qui, par suite n'y viennent puiser trop souvent aussi que le découragement et le scepticisme en toutes choses.

« Nulle part en France et en Europe la Médecine n'est moins cura» tive qu'à Paris, disait dernièrement un Médecin justement célèbre » dans un journal sérieux et accrédité. On y cherche la petite bête : on » y microscopise, on y cryptoganise, on y germanise, dit-il, et les » malades vont comme ils peuvent, guérissent quand il plaît à Dieu, et » meurent sans savoir pourquoi. *On est de plus en plus savant et de » moins en moins médecin.* »

Un illustre Chirurgien, dont la renommée est européenne, M. le professeur Sédillot, de Strasbourg, à l'occasion d'une communication à l'Académie des Sciencee sur la résection coxo-fémorale donne la statistique suivante, assurément peu flatteuse pour la Chirurgie parisienne :

M. le docteur Good a réuni, avec un grand zèle et une remarquable impartialité, 112 résections coxo-fémorales, pratiquées depuis 1860, année où M. Lefort avait arrété ses recherches jusqu'en 1868. Sur ce nombre total on a compté 52 guérisons et 60 morts. La proportion des décès a été : en France de 85-71 pour 100 ; en Russie de 56-77; en Allemagne de 64-82 ; en Amérique de 44-85, et en Angleterre de 54-57 pour 100. On ne peut, en face de ce tableau, se dissimuler le grand inconvénient pour la France de tenir compte des suites désastreuses de la plupart des opérations pratiquées à Paris. Ce n'est certes ni le talent, ni l'habileté des Chirurgiens de la capitale que l'on peut mettre en doute ; mais les conditions où ils se trouvent sont presque fatales. On sait qu'on n'a pas encore sauvé à Paris une seule femm de toutes celles auxquelles on a fait l'opération césarienne. La mortalité des grands traumatismes est effrayante, et pour la résection dont nous nous occupons, on a eu à regretter à Paris 12 morts, et pas une

Il n'est pas de médecin ayant quelque valeur morale qui n'ait cherché à réagir contre une situation aussi difficile, et deux grandes Associations se sont constituées pour satisfaire à ce besoin profond et général. L'une qui a une trentaine d'années d'existence, est la *Société des Médecins de la Seine*, créée par Orfila; et l'autre, qui entre dans sa neuvième année, est l'*Association générale des Médecins de France*, fondée par M. Rayer.

Dans ces deux grandes institutions, sept mille Médecins environ se sont donné la main pour s'aider mutuellement d'abord, et ensuite pour relever la dignité de leur profession.

Parmi ces nombreux représentants de l'art d'Hippocrate, il en est un certain nombre assurément qui inspirent une légitime confiance à ceux qui ont l'avantage de les connaître.

Supposons que ces hommes dont les services sont depuis long temps appréciés par leurs concitoyens et surtout par leurs confrères, soient convoqués et réunis à l'effet de constituer un *Grand Jury national dans l'ordre de la Médecine;* à l'instant le Corps médical entrant en possession de sa tête, prendrait conscience de lui-même, et se trouverait en mesure de remédier, tant à ses propres maux qu'à un certain nombre de ceux, plus ou moins analogues, qui travaillent également le corps social à notre époque.

Soutenus par le prestige du vote universel de leurs

seule guérison, tandis que dans le même laps de temps, on comptait à Strasbourg 2 succès, les seuls connus en France sur 2 résections, soit 100 sur 100 : ce sont au reste de simples observations que nous présentons sur ce sujet, trop grave pour être étudié incidemment.

confrères, les Jurés de la médecine conféreraient le droit de la pratiquer.

Investis par le bénéfice de l'âge, de l'ascendant que donne seule l'expérience de la vie, ils feraient entendre avec autorité à tous les degrés de la hiérarchie sociale et sur tous les points du territoire, le noble langage de l'intelligence et des sentiments supérieurs.

Adversaires de la fausse science qui en s'absorbant dans les sens engendre les ténèbres et allume les passions, ils seraient les auxiliaires naturels de la science vraiment positive, qui au contraire, en s'élevant au-dessus des sens, produit la lumière, calme les passions, et préside à la paix dans l'ordre.

MESSIEURS LES SÉNATEURS,

Ce projet n'est point une vaine utopie, car il suffirait pour le réaliser que les Sociétés locales de nos deux grandes Associations fussent convoquées à l'effet de se faire représenter par un ou plusieurs de leurs membres, pour l'étude des questions scientifiques, pratiques et professionnelles.

Dans quelques semaines, 250 représentants légitimes du Corps médical, plus ou moins, convoqués, réunis, constitués régulièrement, et pouvant parler et agir avec autorité, seraient en mesure de rétablir l'enseignement médical dans tout l'Empire, en donnant une solution satisfaisante aux nombreuses et si graves questions qui divisent en ce moment parmi nous les esprits et les cœurs.

Je suis avec le plus profond respect,
Messieurs les Sénateurs,
votre très-humble et très-obéissant serviteur,
H. D.

ANNÉES 1870-1871

—

SOYONS MÉDECINS

———

CHERS CONFRÈRES,

Ces suffrages qui pour la troisième fois me confèrent l'insigne honneur de vous présider, et qui sont, j'aime à vous en faire l'aveu, l'une des grandes consolations de ma vie, resserrent de plus en plus entre nous les liens confraternels. Ils me donnent pour les cinq nouvelles années qui vont suivre, s'il plaît à Dieu, de nouvelles forces pour un nouveau mandat afin de travailler avec vous à l'œuvre si importante que nous avons commencée.

Cette œuvre, chers Confrères, vous est apparue dès l'origine sous son véritable point de vue, celui-là même qui fit dire, à l'origine de notre Association, que c'était *une des plus utiles créations de notre époque.* Dans sa sollicitude pour le soulagement des malades, en particulier de ceux des campagnes, le Gouvernement voyait dans l'avenir le jour où, dirigés par une doctrine commune, nos efforts aujourd'hui morcelés, aujourd'hui neutralisés par nos luttes intestines, viendraient converger partout l'Empire dans un harmonieux ensemble au soulagement de l'humanité souffrante.

Quelques sociétés locales, parmi lesquelles la nôtre s'honore de figurer, semblent avoir suivi de plus près cette généreuse pensée. Médecins avant tout, nous avons salué comme une ère nouvelle, je dis plus, comme le *Fiat lux* dans notre chaos médical actuel, la perspective que nous fit entrevoir l'heureuse proposition des Médecins de la Gironde, d'échapper enfin à la tyrannie des amours-propres, qui tient parmi nous la lumière sous le boisseau de la personnalité individuelle : c'est qu'avec elle nous apparaissait la possibilité de faire profiter nos Confrères des fruits de notre expérience personnelle, et de profiter nous-mêmes de celle des autres par réciprocité. Chacun de nous vit dans ce commerce de l'intelligence plus que la réalisation d'un désir, plus que la satisfaction d'un besoin : l'accomplissement d'un devoir. Et voilà pourquoi, dès que se trouvent réglées nos affaires de la Société de prévoyance et de secours mutuels, nous nous empressons toujours d'ouvrir à deux battants les portes du Congrès départemental où tout médecin exerçant régulièrement en France, peut venir nous présenter ses travaux scientifiques.

Mais il s'en faut bien que toutes nos Sociétés locales aient suivi la voie droite et sûre que la science ouvrait si naturellement devant nous. Aussi je vous prie de considérer avec moi les fâcheuses conséquences de la préoccupation exclusive de nos intérêts matériels depuis dix ans. Comment se fait-il, je vous le demande, que cet idéal qui donnait à notre Association naissante tant d'attrait et de charme, ainsi que le témoigne l'enthousiasme unanime de nos premiers discours, se soit maintenant presque évanoui pour faire place à un réalisme financier, qui nous condamne à tourner invariablement dans le cercle étroit des associations ouvrières, si ce n'est parce que, sans nous en douter, nous avons sacrifié le principal à l'accessoire, le but au moyen, le devoir à l'intérêt, ou en d'autres termes, pour parler avec Aristote, parce que nous avons *noyé la forme dans la matière* ?

Or, la forme, selon la définition de l'antique sagesse, n'est-ce pas ce par quoi une chose est ce qu'elle est ? N'est-ce pas conséquemment ce qui lui donne avec son nom et sa perfection, sa distinction spécifique ? De là pour l'homme en général cette radicale impossibilité de quitter, pour un instant seulement, sa qualité distinctive, la raison ; de là aussi, par une déduction complètement analogue, pour nous autres médecins, dans nos réunions médicales, l'impossibilité absolue de renoncer le titre qui nous distingue et nous honore, d'abdiquer notre fin, notre raison d'être parmi les hommes, la Médecine !

De là sans doute cet aphorisme favori que notre éminent secrétaire général nous répète de toutes les façons, et qu'il suffit d'énoncer avec sa naïveté apparente, avec son expressive simplicité, pour y trouver sa justification logique, en même temps que le plus aimable rappel à l'ordre; pour y découvrir, indiquée avec la plus haute raison, la cause de nos profondes douleurs professionnelles, et le remède infaillible qui les doit guérir :

« *Messieurs, connaissons-nous nous-mêmes, et soyons*
« *Médecins dans toute la vérité de ce beau titre.* »

Mais ici, j'entends se récrier quelque confrère désenchanté de sa profession par une triste expérience, exaspéré par les déceptions journalières succédant à ses rêves d'autrefois : « Dignité de la profession, indépen- « dance du médecin, honneur de mériter l'estime pu- « blique, voilà, nous dit-il, de grands mots sous lesquels « il n'y a rien aujourd'hui que le plus stérile, le plus « assujétissant, comme le plus méprisé de tous les « métiers. »

Messieurs, ne soyons pas sourds à ces plaintes amères puisqu'elles s'échappent du milieu de nous, et qu'en ce moment peut-être quelqu'un d'entre nous les formule encore dans son cœur ; mais écoutons-les avec l'oreille d'une saine raison, et dites si cette voix est bien celle du MÉDECIN, ou si elle n'est pas plutôt celle d'un malade.

Eh ! quoi, faut-il vous rappeler, dirais-je à ce membre découragé de ses fonctions, que la loi du corps auquel vous appartenez ne vous permet pas de vous appartenir ? Ignorez-vous la place que vous y occupez, la mission qui vous y est départie ! Ce qu'est l'œil pour en prévoir les dangers, et bien plus encore, ce qu'est la main pour en guérir les maux, voilà ce qu'est le médecin par rapport à l'humanité souffrante.

Est-ce que par hasard l'œil se plaint de sa continuelle vigilance ; et la main, de la fatigue de son travail, des dangers au devant desquels elle se précipite pour le salut du corps, auquel elle est toujours prête à s'immoler ? Qui ne voit que de telles récriminations sont inspirées par un amour-propre mal entendu, ce principe dissolvant de toute société, cette loi de la contrariété, cette loi rebelle à ce que j'appellerai *la justice du corps*, qui est l'uniforme distribution des biens entre tous les membres, au moyen d'un dévouement réciproque. Cette loi fatale ne tend-elle pas, au contraire, en accumulant sur un seul point les richesses de la vie, à provoquer le développement des inflammations et des fièvres morales qui sont les crimes et les passions ?

En prétendant à plus d'honneur, à plus de salaire, à plus de liberté pour les services inappréciables de notre profession libérale (c'est-à-dire affranchie des services mercenaires) ne nous apercevons-nous pas que nous écoutons une voix qui nous crie d'être esclaves de l'ambition, de l'intérêt, de l'indépendance ?

Ah ! chers Confrères, dans toutes les tentations de découragement qui nous assiègent, prêtons plutôt l'oreille à la voix généreuse qui nous rappelle à nous-mêmes : « Soyons médecins, » c'est-à-dire : « Soyons soldats » dans la milice sacrée qui a pour but de sauver la vie des hommes : écoutons la parole de notre cher Secrétaire général ; c'est précisément la même qu'adressait à ses compagnons d'armes, par son héroïque exemple, son homonyme d'Auvergne, simple grenadier, dont l'abnégation sublime procura plus de vraie gloire en Europe à la jeune République française que tous les triomphes de son aïeul, le maréchal de Turenne, n'avaient ajouté d'éclat au trône de Louis XIV.

DEUX MARTYRS DE LA SCIENCE OFFICIELLE

—

CHERS CONFRÈRES,

A l'ouverture de notre Congrès départemental, je dois vous rendre compte d'un incident qui m'est personnel, et qui m'a fait comprendre toute l'importance de la modeste initiative scientifique que nous avons cru devoir prendre.

A peine arrivé à Paris ce mois d'avril, je fus abordé par l'un de nos praticiens les plus justement renommés, le Dr GUILLON père, ancien chirurgien du roi Louis-Philippe et de Sa Majesté Napoléon III, qui désirait, me dit-il, soumettre à l'Assemblée générale des Médecins de France, comme à une cour d'appel souveraine, le jugement d'un procès que depuis 25 ans il poursuit contre l'Académie de Médecine. A trois reprises différentes cet illustre Confrère me renouvela ses instances : je le mis en rapport avec M. Jeannel, et nous n'avons jamais pu lui faire admettre qu'une réunion médicale qui se donne comme la représentation légitime de l'Association générale des Médecins de France, ne soit pas en médecine la cour d'appel naturelle des sentences académiques. Je vous avoue qu'à bout d'arguments, l'opinion si arrêtée de notre Confrère nous parut entachée d'une préoccupation trop personnelle.

Eh bien, Messieurs, M. Jeannel et moi, nous étions dans l'erreur : M. Guillon avait raison de ne pas vouloir comprendre qu'une Assemblée de Médecins pût jamais abdiquer sous aucun prétexte les droits, que lui donne dans le corps social notre éminente profession. Et la preuve irréfragable vient de nous être solennellement administrée par un fait qui a l'importance d'un événement. La réunion médicale du Gymnase Paz a pris le beau rôle dont l'Association générale n'a pu être saisie; et la formule du jugement rendu trouve dans son évidence parfaite la plus éclatante de toutes les sanctions. Comme il intéresse au plus haut degré tous les travailleurs, je vous demande la permission de l'insérer en entier au bulletin, à côté de ma proposition de l'année dernière qui ne fut pas accueillie, mais qui a été relevée dans la société locale de Vitry-le-Français (1).

On peut le dire, le Dr Guillon a gagné son procès devant ses contemporains et devant l'histoire; et notre savant et éloquent confrère, le Dr Marchal de Calvi, a inauguré parmi nous les temps nouveaux en plaidant avec succès devant le tribunal du suffrage universel, la cause de la science et de l'humanité dans la personne de l'un des plus glorieux représentants de la chirurgie française à notre époque, approuvé et réprouvé tour-à-tour sur un même point, par l'une de ces corporations dont les priviléges exorbitants et l'infaillibilité tyrannique en matière de science, rappellent involontairement ces abus criants du régime féodal qui ont allumé les colères de la révolution, supprimé les corps judiciaires, et provoqué la bienfaisante institution du jury. Nos pères de 92 ne s'y trompèrent point ; ils comprirent que les plus absolus de tous les despotes sont les tyrans de l'intelligence, et ils frappèrent du même coup

(1) Voyez le développement de cette idée dans le *Journal de Bordeaux*, décembre 1868, p. 587.

les corporations judiciaires et les corps scientifiques, mais nos pères de 92 et leurs successeurs ont manqué de logique en ne faisant les choses qu'à demi, c'est-à-dire en ne mettant pas les corps savants devant la vérité médicale et scientifique dans une position semblable à celle qu'ils ont faite à nos magistrats devant la vérité judiciaire.

Autre victime. Il y a tout juste 7 ans, chers Confrères, le Dr DE ROBERT DE LATOUR crut devoir venir exposer *sa doctrine sur l'emploi des enduits imperméables contre l'inflammation*, au Congrès médico-chirurgical de notre métropole normande, et il s'exprima en ces termes :

« En mettant sous vos yeux la doctrine qui rattache « l'inflammation à la chaleur animale, doctrine à « laquelle revient tout l'honneur d'une précieuse ap- « plication thérapeutique, je n'éprouve aucun embarras, « Messieurs, à vous faire le triste aveu que mes tra- « vaux jusqu'ici n'ont rencontré dans les corps savants, « Académie des sciences, Académie de médecine, « qu'une froide indifférence. Un tel accueil, je n'en « suis point ému ; j'ai poursuivi mes études avec per- « sévérance, et aujourd'hui, riche du succès aussi bien « que fort de l'enchaînement logique des faits et des « idées, je viens avec confiance en appeler à vous de « ce dédain immérité, à vous, Messieurs, qui êtes les « représentants de la Médecine, réunis ici en Etats « généraux, pour formuler et proclamer les besoins de « cette science, et recueillir tous les progrès qui en « peuvent rehausser l'éclat et accroître les bienfaits. »

La méditation de cet exposé succinct adressé à nos confrères de Rouen m'a suggéré quelques considérations générales que je vous demande la permission de vous soumettre avant d'entrer dans le détail des applications pratiques.

« L'idée mère de ma doctrine, dit M. de Robert de « Latour, c'est que chacun des éléments de la vie est « un élément de maladie. »

Cette profonde pensée est digne assurément de figurer à côté des plus beaux aphorismes hippocratiques ; et si elle n'a pas été comprise, c'est justement parce qu'elle nous ramène aux grandes synthèses du père de la médecine, dont les intolérables abus de l'analyse scientifique moderne nous ont fait perdre les traces.

L'antique théorie des quatre éléments n'est pas une invention d'Aristote ou de Pythagore ; et beaucoup moins encore un système arbitraire et ridicule, tel qu'il fut présenté par un grand nombre de péripatéticiens ; mais c'est une tradition de la plus haute antiquité, confirmée par la tradition des premiers siècles du Christianisme que rapporte Clément d'Alexandrie.

En effet, les quatre grands cercles dans lesquels était l'esprit de vie, suivant Ezéchiel, expriment prcisément l'expansion de la vie faite dans les quatre éléments, entremêlés et vivifiés par l'influence des quatre esprits principaux, comme l'enseigne la tradition des Rabbins, et comme nous l'apprend encore l'antique tradition des quatre géants qui portent la terre.

Mais les éléments des anciens étaient toute autre chose que ce qu'entendent sous ce nom les physiciens modernes, parce que ce ne sont point des solides ou des fluides de diverses qualités, placés sur un même plan, et de nature semblable entre eux, ou du moins peu différents, comme sont les éléments dont les chimistes d'aujourd'hui font l'énumération ; mais ils exprimaient la quadruple division de la matière en solide, liquide, aériforme et ignée ou lumineuse, qui a une forme essentiellement différente en ces quatre divisions.

L'élément du feu dans le microcosme animal, auquel s'est spécialement attaché M. Robert de Latour, est évidemment le roi de tous les éléments; et c'est pourquoi notre éminent confrère adresse avec raison de solennels reproches à la science moderne, pour avoir méconnu les attributions souveraines de la chaleur animale dans le mécanisme de la vie.

Le plus profond des Cartésiens allemands, Leibnitz, faisait à ce propos, il y a près de deux siècles, les remarquables observations suivantes à Stahl :

« Je soutiens, dit-il, que le corps animal est une vé-« ritable machine hydraulico-pneumatique, et que ses « mouvements impétueux ont pour cause des explo-« sions semblables à celles des chaudières à vapeur.

« Il est positif et manifeste que la distribution, le « mélange intime et profond, la sécrétion enfin des « diverses humeurs, ne s'effectue qu'après une très-« active élaboration et leur circulation à travers les « nombreux vaisseaux du corps.

« Le principe même du mouvement est compris dans « la matière qui parcourt les organes, »

« Ainsi il est aisé de concevoir que le principe mo-« teur peut activer ou modérer sa propre énergie « sur le corps animé, de la même manière que l'on « active et que l'on diminue la violence du feu d'une « fournaise par le moyen des soupapes, des soufflets « et des matières qu'on y jette. »

Il m'est impossible de ne pas voir tracé très-distinctement dans ces profondes pensées tout un plan de restauration de la pratique médicale, qui concilie les exigences légitimes de l'expérimentation moderne avec les grands principes traditionnels, et d'où la médecine nous apparaît comme un sacerdoce véritable, dont l'éminente fonction doit être de présider très-réellement à l'entretien du feu de la vie.

M. de Robert de Latour a parfaitement observé que le calorique vital agissant à un degré convenable sur l'oxygène du sang, le fait circuler dans les capillaires, et que le sang artériel, pénétrant de son côté tous les organes sous l'impulsion de la pompe cardiaque, porte partout l'activité fonctionnelle avec la vie.

Tel est le mécanisme fondamental qui s'accomplit entre le cœur et l'arbre artériel suivant la grande loi de l'action provoquante et de la réaction provoquée dont le type est le va-et-vient respiratoire.

L'élément maladif est représenté par le système circulatoire veineux dont la structure anatomique ne lui permet pas de réagir.

Le même contraste s'observe entre l'intestin grêle qui comme la bouche et l'estomac reçoit et rend ce qu'il a reçu après l'avoir élaboré, et le gros intestin, essentiellement inerte et paresseux qui gardant ce qu'on lui donne, a été, si l'on peut parler ainsi, chargé de faire dans l'économie du corps humain l'office de latrines portatives.

M. de Robert de Latour s'est attaché à comparer dans leurs effets respectifs, les deux sources de la chaleur animale, qui sont le poumon et la peau ; la surface des cellules pulmonaires à travers lesquelles l'oxygène pénètre dans le sang au moyen du massage pneumatique que la cage thoracique fait subir au tissu pulmonaire dans le grand acte respiratoire ; et la surface cutanée où l'air agit par simple contact. Aux yeux de notre confrère, ces deux foyers ont des effets bien différents ;

ainsi, à la surface cutanée, l'air stagnant tend à localiser le calorique et à développer l'inflammation et la fièvre : c'est le contraire à la surface de la muqueuse pulmonaire, où l'air dynamisé préside à la diffusion universelle du sang rouge.

Et voilà pourquoi, la cause extérieure du mal étant neutralisée par les enduits imperméables, le principe intérieur du bien qui est le rayonnement perpétuel du sang rouge, dissipe l'exagération locale du calorique animal, ainsi que les nuages du sang noir qu'elle avait amoncelés.

« Toute l'attention du médecin et toute son action, « dit Wirchow, sont dirigées sur un but : débarrasser le « mécanisme naturel des obstacles qui gênent son jeu, « et lui permettre de fonctionner d'une manière normale « et régulière. Si ce but est atteint, tout est fait. Est-il « manqué, tout l'art du médecin est superflu ; il aurait « beau conjurer le diable, la guérison lui échapperait, « s'il n'obtenait pas que l'appareil régulateur recouvre « la liberté d'action avant tout nécessaire. »

Ainsi donc, aider le va-et-vient respiratoire dans le poumon, la systole et la diastole du cœur et des artères, le mouvement péristaltique dans l'intestin, et partout, sans exception, favoriser cette justice des organes qui consiste à donner et à recevoir suivant la mesure des vrais besoins ; tel est le mode suivant lequel, si je ne me troupe, il convient de secourir la nature, en secondant en elle l'élément du bien, et en combattant l'élément du mal, de la maladie ou de la mort, que M. de Robert de Latour a si bien distingué dans la chaleur animale.

Il faut savoir gré à M. Wirchow d'avoir fait intervenir ce qu'il appelle le diable dans l'énumération des causes de la maladie. Mais n'oublions pas de faire remarquer à ce sujet que Broussais, l'auteur français de la Médecine physiologique, s'est élevé beaucoup au-dessus de son émule germanique, en nous apprenant, il y a quarante ans, que la nature du principe du mal en général se réduit à l'*égoïsme*, de même que le principe du bien se caractérise par le *sacrifice* (1), montrant dès lors, aux siècles à venir, le trait d'union tant désiré des sciences morales et politiques avec les sciences physiques et naturelles.

Je voudrais, chers Confrères, pouvoir être en état de vous parler aujourd'hui, en connaissance de cause, de cette fameuse loi *thermo-différentielle*, qui, d'après M. de Robert de Latour, consacre les rapports de la température animale avec le caractère essentiel ou symptomatique de la fièvre. Car si elle se vérifie, comme je l'espère, elle deviendra un précieux flambeau pour dissiper les incertitudes du diagnostic en temps opportun, c'est-à-dire, à ce moment où la main a le plus besoin d'être éclairée pour agir. Mais attendons, pour en parler, que les faits puissent nous servir de base.

Je regrette, chers Confrères, de n'avoir que deux cas d'application du collodion à vous citer.

Les voici brièvement :

Le 19 décembre dernier, je fus appelé auprès de Mme X***, âgée de 18 ans, mariée depuis 5 jours seulement.. On me raconte qu'au moment des noces le flux menstruel qui n'était arrêté que depuis 12 heures seulement avait été rappelé par ce genre de manœuvres que je n'ai pas craint de flétrir ici même, il y a trois ans, sous le nom d'onanisme conjugal. La malade se plaint

(1) Phrénologie, page 880.

de vives douleurs quand elle finit d'uriner. Je prescris la tisane de lin et un large cataplasme laudanisé sur l'hypogastre.

Le 20 décembre, la douleur s'est étendue aux ovaires et dans tout l'hypogastre qui est très-sensible à la pression. Bain d'eau tiède de deux heures. Potion fortement calmante. Le bain ne réussit pas. Je suis rappelé à 3 heures.

Mme X*** est en proie à une agitation incessante, le ventre est tendu et très-douloureux, il y a 80 pulsations, la chaleur de la peau est fébrile. Anxiété générale, désespoir, altération profonde de la face.

J'applique sur tout l'abdomen une couche de collodion, et séance tenante un soulagement marqué se manifeste. Le soir, à 8 heures, le pouls est à 60, la douleur est nulle, la peau est fraîche, l'appétit commence à renaître. Le 21 Mme X*** est guérie et reprend ses occupations de tous les jours.

Le nommé X***, atteint à la fois de phthisie coxalgique et pulmonaire, me fit appeler le 17 avril pour remédier aux crises de douleurs atroces qu'il endurait à la cuisse. Je l'avais, pour remédier à ces mêmes douleurs, installé dans un lit mécanique qui me permet d'obtenir l'immobilité complète des fragments du col du fémur fracturé, et qui depuis huit jours avait soustrait la hanche malade au plus léger ébranlement, sans toutefois procurer au malade le soulagement qu'il désirait. Tout pénétré de la foi que j'avais puisée dans les écrits de M. de Robert de Latour, et dans une expérience faite sur moi-même en un cas d'anthrax, je n'hésitai pas à recouvrir la moitié supérieure de la cuisse et toute la hanche d'un enduit de collodion riciné. A partir de cette application, les douleurs ont cessé comme par enchantement, et il s'est produit un soulagement tellement considérable que le pauvre malade faisait ses dispositions pour aller achever sa cure à Bagnoles-de-l'Orne, lorsque plusieurs hémoptysies étant survenues coup sur coup, il a été livré aux mortelles atteintes de la phthisie pulmonaire.

LETTRE A M. LE Dr LAPEYRÈRE (1)

SUR

L'ATHÉISME SCIENTIFIQUE

Mon cher et très-honoré Confrère,

Vous l'avez vu de plus près que moi : quelques-uns de ces jeunes scélérats, devenus tyrans de la Commune, étaient, il y a quelques mois à peine, tranquillement assis sur les bancs; et des maîtres impies trouvaient très-naturel de verser l'athéisme dans leurs jeunes cervelles. Ces maîtres ont-ils aujourd'hui, comme nous, le droit de s'étonner que leurs élèves aient versé le pétrole incendiaire? Une fois Dieu disparu, que leur reste-t-il à faire que sacrifier au dieu Moi, Paris et l'univers?

Et toutefois, hélas! on est forcé de le reconnaître, malgré la multiplication de ces monstres malfaisants, enfantés par le temps orageux que nous traversons, et qu'on a vus avec horreur se montrer à la face du soleil;

(1) *France médicale*, 16 août 1871.

elle est infiniment plus nombreuse la foule des *athées insconscients*, qui, de la meilleure foi du monde et sous le couvert des grands mots de foi de morale et de religion, mettent en avant des principes qui conduisent aux mêmes conséquences; principes qui ayant pour effet direct de rompre l'intégrité de la notion trinitaire, essentielle au mécanisme de l'entendement humain, nous font ainsi glisser, sans le savoir, sur la pente fatale de l'athéisme.

Notre très-distingué confrère, le scolastique docteur Sales Girons, nous l'a dit, il y a déjà longtemps : « La *matière agit et vit*, voilà la formule subversive par excellence. »

Qui le croirait ? Cette formule de l'athéisme déguisé dont la nouveauté profane eût certainement fait horreur à nos ancêtres, est partout officiellement enseignée aujourd'hui, grâce à l'obscurcissement incompréhensible du flambeau de la tradition ; et cela vous explique comment, ainsi qu'il est facile de le remarquer, les élèves des séminaires, qui figurent environ pour un tiers dans le personnel de notre école de médecine, ne résistent guère plus longtemps à l'enseignement matérialiste, que leurs camarades instruits dans les lycées.

J'ai en main la preuve irréfragable qu'à Rome, dans les chaires les plus estimées pour la sûreté de l'enseignement, la doctrine de l'esprit qui, pour saint Paul est la doctrine apostolique (1), de l'esprit, qui, opère

(1) Cette doctrine de l'esprit est consacrée par les docteurs du moyen âge, qui opposent sans cesse le premier des êtres, Dieu Esprit, c'est-à-dire *acte pur*, au dernier des êtres, *la matière* (quod est in potentia), c'est-à-dire qui est susceptible de recevoir toutes les formes et tous les mouvements.

tout en tous, semble avoir fait place au principe pestilentiel de l'activité de la matière, et en niant ainsi implicitement l'Esprit Saint, on conduit la jeunesse à un matérialisme, d'autant plus dangereux, que sont plus sacrés les voiles dont il s'enveloppe. On dirait vraiment qu'on est parvenu à effacer ce texte formel de l'Evangile : « *Spiritus est qui vivificat, caro autem non prodest quidquam.* »

On ne peut se faire une idée convenable de Dieu qui est esprit, *Deus spiritus est*, sans une conception qui associe à l'unité de la substance la trinité des personnes.

Dans cet abîme de la substance divine, le don infini que fait Dieu le Père, ou la pensée invisible à son fils, qui est sa parole, son verbe, sa manifestation et le don réciproque par le quel le fils qui est la splendeur de la gloire paternelle, se réfléchit et s'élance pour retourner à son principe, constituent uns sorte de flux ou de reflux, d'aspiration et d'expiration, d'où résulte la respiration divine, l'Esprit Saint qui forme le mouvement et le repos de la vie incréée.

Il ne faut pas aller chercher bien loin une image et une ressemblance de ce mystère inaccessible : elle se trouve en effet dans l'homme, appelé par sa nature à la société de la Sainte Trinité : dans son âme d'abord, dont la partie supérieure ou l'esprit, *mens*, est le principe qui enfante la pensée ou verbe intérieur, avec un lien qui, s'élevant à la hauteur de l'un et de l'autre, est l'amour. Dans son corps ensuite (encore que depuis la chute, le Bien n'habite plus le monde visible et principalement la chair), apparaît encore un vestige de l'intégrité du mouvement primitif : on voit en effet dans la poitrine une invisible inspiration être suivie d'une expiration souvent visible, et ces deux termes s'enchaînent l'un à l'autre par une force secrète qui est l'esprit invisible. Le texte suivant, manifestement inspiré, nous donne la formule précise de ce grand fait de physiologie générale : « Nomini vitalis creaturæ tres vires « adsunt, quarum altera videtur et altera scitur, sed « tertia non videtur. Corpus enim vitalis rei videtur et « quod gignit scitur ; sed unde vitalis fit, nec cognosci- « tur nec videtur (1). »

On observe encore ce plan trinitaire dans le grand acte de la nutrition chez les animaux, où le mouvement de composition invisible est lié au mouvement de décomposition en partie visible par cette même force de la vie ou de l'esprit.

Chose étonnante ! Cette notion des trois personnes divines, qui constitue, pour ainsi dire, le fond de l'entendement humain s'est, en quelque sorte, incarnée dans le chef-d'œuvre des sciences et des arts physiques et mécaniques modernes : ce petit monde, où le génie de l'homme a emprunté au feu la force de la nature elle-même, en associant les deux éternels ennemis, le feu et l'eau, au moyen du fer, qui soutient l'un et contient l'autre. J'oserais ainsi concevoir cette analogie : *le plein* agissant sur le piston au moyen de la vapeur tendue et invisible représente, la première personne ; *le vide* se manifestant au dehors par un jet de vapeur visible et détendue en forme de nuage, figure la seconde ; et, enfin, *le lien* ou l'artifice qui lie l'un à l'autre les deux premières, nous fait connaître la troisième.

L'effort principal de la religion chrétienne a toujours été, vous le savez, de faire passer l'homme de l'ordre

(1) Patrologie de Migne, p. 897.

visible du phénomène à l'ordre invisible de la substance, de l'homme extérieur ou terrestre, dont s'est emparé l'esprit du mal, mais dont le Verbe, par l'esprit du bien, a bien voulu se revêtir pour nous délivrer, à l'homme intérieur, céleste ou spirituel, qui est l'Homme-Dieu, vrai soleil de l'intelligence, où convergent tous nos sens rectifiés ; que l'apôtre Thomas a vu et touché en plongeant ses doigts dans ses plaies, et qu'il est donné à tout homme de foi de toucher encore en quelque façon, en tout temps et en tout lieu, par son sens du goût dans le sacré mystère de l'Eucharistie, cette grande délivrance de l'âme, naturellement enfermée dans la noire prison, ou, mieux, suivant l'expressoin récente d'un grand poète, dans le fameux tunnel de six mille ans, qu'une tradition constante appelle les ténèbres extérieures.

Le principe de toutes les œuvres de Dieu est, en effet, l'union ineffable de l'*Homme-Dieu*, et la fin de ces mêmes œuvres est la participation à cette union ou la communion.

Par l'esprit, on peut le dire, l'homme voit et touche Dieu, qui n'a ni commencement ni fin, dès qu'il s'est accompli dans la connaissance par les sens, ce que Platon appelle la divine révolution de l'intelligence, qui est le mouvement circulaire complet, le retour sur soi, la réflexion ou le sacrifice dans l'ordre intellectuel, imitant, pour l'assimilation de la vérité qui est la nourriture de l'âme, la distinction du bien et du mal que la nature nous contraint à faire tous les jours par la digestion des aliments destinés à la nourriture du corps. Il est certainement mort dans l'ordre de l'esprit celui qui prétend observer sans généraliser par la réflexion et *ramener à l'unité* les impressions des sens ; il ressemble à l'homme qui prétendrait respirer en aspirant seulement et sans expirer, où se nourrir en retenant dans sa bouche les morceaux de pain et de viande sans les diviser par la mastication, la digestion, et, pour ainsi dire, *les spiritualiser* par la respiration.

Un savant contemporain qui, sous le masque d'un athéisme de convention (1), nous a dit tant de bonnes vérités, nous a encore donné sur ce sujet délicat un précieux témoignage.

« La morale, elle aussi, pour se sanctifier, a besoin « de devenir générale et elle ne le peut que quand la « généralité s'introduit dans l'intelligence. L'idolâtrie « n'a pas quitté le monde, ajoute-t-il, et l'on ne doit « pas s'étonner que la remplacer par une religion plus « pure de tout alliage soit une œuvre si grande et une « si complète révolution. »

Par la transformation du matérialisme abrutissant de Loke, de Condillac et de Cabanis, qui est une véritable idolâtrie, en un *matérialisme cérébral*, Broussais a fait faire à la science un grand pas vers la vérité en forçant les observateurs à se placer désormais non plus en face des images comme si elles étaient les objets et non de simples phénomènes, mais en face du cerveau vivant lui-même d'où procèdent les images, c'est-à-dire en présence de la vie qui anime le cerveau, ce qui fait fondre, pour ainsi dire, et évanouir en quelque sorte entre leurs mains cette chère *idole-matière* telle qu'il leur avait plu de la construire au gré de leur fantaisie.

(1) « En dépit de quelques apparences, la science positive, dit-il, « n'accepte pas l'athéisme. La conséquence directe de l'athéisme est « la morale de l'intérêt personnel. » (M. Littré.)

Dans sa défense au Sénat, M. Leverrier raconte que l'astronome Tycho-Brahé, lui aussi, se vit chassé de son observatoire par un décret d'un parlement allemand portant toutefois qu'un monument serait élevé au lieu qu'il avait occupé. Chose singulière ! le célèbre astronome Picard, envoyé en Suède au XVIIIe siècle sur cette indication, trouva au lieu indiqué... Quoi ? Un toit à porcs !...

Si l'on veut bien faire attention que l'esprit humain séparé de Dieu est représenté dans l'Evangile par l'enfant prodigue réduit à garder des pourceaux, et à se nourrir de l'écorce des glands ; on sera forcé de convenir qu'une leçon sévère pourrait bien avoir été donnée ici par la divine providence à ce matérialisme astronomique, le plus dangereux de tous où se sont réfugiés depuis trois siècles, à l'abri des formules mathématiques comme dans une citadelle imprenable, les plus redoutables tyrans de l'intelligence.

On se demande avec stupeur s'il ne faudrait pas ranger dans la compagnie de ces savants le célèbre père Secchi, jésuite, directeur de l'observatoire romain, qui, dans un ouvrage récent sur le soleil, nous apprend magistralement : « Que l'influence de cet astre est *nulle* ou peu s'en faut, et qu'avec son cortége de planètes il n'est qu'un grain à peine perceptible de cette poussière lumineuse qui parsème l'espace illimité. »

On le voit, l'éminent jésuite est à ce point dupe de ses lunettes qu'il a perdu la véritable notion de l'univers, puisqu'il reste à la surface et à l'écorce des choses et méconnaît son centre réel : *le Verbe qui éclaire tout homme venant en ce monde*, et lui montre à lui-même, sans qu'il paraisse s'en douter, tant d'admirables spectacles dans les profondeurs incommensurables de l'espace.

Maine de Biran avait vu cet abîme et n'y était pas tombé.

« Je sens, dit-il, le besoin de reposer ma pensée sur « quelque chose qui ne change pas et de m'attacher à « un point fixe, l'absolu, l'infini ou Dieu. Ce que je « prenais pour la réalité, pour le propre objet de la « science, n'a plus à mes yeux qu'une valeur purement « phénoménale. » (*Journal intime*, mai 1817.)

Le point fixe, l'infini auquel fait allusion Maine de Biran, n'est évidemment autre chose que l'*Esprit qui ramène à l'unité du fait scientifique* les phénomènes oculaires, télescopiques et microscopiques, et la substance matérielle invisible de l'astre ou des millions ou milliards d'astres ou d'objets observés.

Je passe à M. Robin, professeur à la Faculté de Paris, d'avoir adoré les images que lui fournit son microscope, parce qu'après tout il n'est pas obligé d'être philosophe de la bonne école, mais je ne pardonnerai jamais au père Secchi, jésuite, représentant officiel du Souverain Pontife de Rome pour la science orthodoxe d'être idolâtre des spectacles que lui fournit son télescope et de consacrer ainsi, par son exemple, l'universelle idolâtrie matérialiste.

Il n'a pas fait attention, ce physicien de premier ordre, que l'enfantement de la Vierge, annoncé par une inspiration prophétique des Celtes nos ancêtres, enfantement dont la valeur scientifique est enfin pressentie aujourd'hui, a convaincu pour toujours d'inertie et d'impuissance la matière qu'on prétend agissante et vivante, cette *hylé* de Platon où, d'après toutes les traditions antiques, se cache l'esprit du mal, la tête du grand serpent que la Vierge-Mère écrase en manifestant l'esprit de vérité et de douceur qui opère tout en tout et condamne la force brutale et homicide dès l'origine. Ainsi se trouve à jamais terrassé le césarisme idolatrique de Rome payenne et féodale où domine la bête qui assassine et incendie, depuis l'empereur Néron jusqu'aux Nérons modernes, les Robespierre, les Napoléon, les Rochefort, etc., pour inaugurer enfin le règne de la loi de l'Esprit de vie, cette liberté véritable des enfants de Dieu qni ne savent que verser leur propre sang, depuis Jésus-Christ notre Seigneur, Dieu et homme, et ses millions de martyrs, jusqu'à Louis XVI et nos archevêques de Paris : Affre, Sibour et Darboy, ces victimes contemporaines du fanatisme religieux et révolutionnaire.

Voilà, mon cher et très-honoré confrère, ce que je tenais à vous écrire, ainsi qu'à votre très-savant rédacteur en chef, M. Henri Favre, avant la redoutable crise religieuse qui menace en ce moment de fondre sur nos têtes.

Lacordaire dans une de ses lettres à Madame Swetchine, (chez Vaton, rue du Bac, 50) dit avec infiniment de raison :

« Dieu a poussé à bout la politique humaine, il a « donné aux sages, aux rois, et à tous les partis une « démonstration de leur impuissance, qui n'est que le « prélude d'un coup d'état divin ; nous y marchons à « grands pas... » Et plus loin : « Nous aurons une res- « tauration dont tous les éléments échappent aux re- « gards, le Pape futur est nommé d'un nom que le Ciel « seul a prononcé, (11 juillet 1849) ; les fautes et les « crimes du monde, peuples et rois seront le trône que « Dieu lui a préparé. »

S'il en était ainsi, saint Pierre aurait en ce moment, deux représentants en Italie : l'un, placé sur le trône pontifical, qui ne veut rien céder de ce qu'il a reçu de ses prédécesseurs, dans l'ordre temporel non moins que dans l'ordre spirituel, mais dont le trône temporel s'écroule sous nos yeux avec les trônes européens, et tout l'ordre du moyen-age; et l'autre, tout céleste par sa mission, *Homo missus a Deo*, qui attaché pour ainsi dire à la croix depuis 22 ans, mais armé de la toute-puissance du sacrifice, et inspiré d'en haut, devrait, au jour marqué par la divine providence, comme Daniel, sortir de la fosse aux lions pour tendre la main à son collègue de la terre, en lui adressant ces paroles du divin maître : « *Modicœ fidei quare dubitasti?* »

Oserai-je vous l'avouer, cher confrère, une aussi étrange hypothèse, qui paraît d'abord souverainement invraisemblable, je crois être certain qu'elle est vraie, et les événements, vous le verrez, ne tarderont pas à la mettre en lumière !

Agréez, etc.

H. D.

ANNÉE 1872

—

CIRCULAIRE

AUX PRÉSIDENTS DE L'ASSOCIATION GÉNÉRALE

DES MÉDECINS DE FRANCE

Alençon, le 4 mars 1872.

Monsieur et cher Confrère,

La liste des Candidats à la Présidence qui est sous nos yeux, résulte, vous le savez, de la présentation de la Commission administrative de la Société centrale et *des 54 Sociétés locales seulement*, dont le Conseil général a reçu les présentations.

Ainsi donc, sur nos 96 Sociétés locales, en voilà 42 qui *ne répondent pas à l'appel*, quand il s'agit de nommer un nouveau Président!... C'est là un symptôme dont la gravité n'échappera à personne et qui nous met dans l'obligation stricte et rigoureuse, ce me semble, de chercher un autre conducteur qui nous puisse mener en d'autres pâturages que les prés fleuris qu'arrose la Seine.

En face des 17 noms qui sont sous nos yeux, il faut convenir que notre embarras est grand, tous ces Messieurs ayant gardé le silence, il ne nous reste évidemment qu'à nous reporter aux paroles et aux écrits de ceux qui, antérieurement, se sont fait connaître.

Il se trouve, par exemple, que l'un d'entre eux, M. le professeur Bouillaud a formulé ce mois d'octobre dernier, à l'Académie de médecine, une remarquable profession de foi médicale. J'ai eu à cette occasion l'honneur de le voir en particulier et, je puis vous l'attester, il a conservé tout l'éclat des grandes facultés qui lui avaient fait un rang si honorable dans cette glorieuse pléiade d'hommes supérieurs, qui ont illustré la médecine française au commencement de ce siècle.

Dans ma conviction la plus intime, il est bien l'homme dont nous avons besoin et que nous cherchons pour nous régénérer dans la vérité scientifique et professionnelle. Laissez-moi, pour vous en convaincre, mettre sous vos yeux cette fameuse profession de foi qui a retenti dans tous les journaux.

« M. Gosselin et moi, dit-il, nous appartenons à la » même école, école de tout le monde, école éternelle, » qui n'a pas de commencement et qui n'aura jamais de » fin, école qui fonde la médecine sur cette pierre an- » gulaire constituée par l'anatomie et la physiologie. »

Cette doctrine dont M. Bouillaud a si magistralement relevé le drapeau parmi nous se trouve formulée en ces termes dans la 4e méditation de Descartes.

« Et déjà il me semble que je découvre un chemin qui

» nous conduira de cette contemplation du vrai Dieu (1), » dans lequel tous les trésors de la science et de la sa» gesse sont renfermés, à la connaissance des autres » choses de l'univers. (2) »

M. Le Verrier dans une *notice* récente sur les beaux travaux de M. Stanislas Meunier et intitulés : « le *Ciel géologique*, prodromes *de géologie comparée*,» en exprime et en formule la vérification expérimentale de la manière suivante :

« Comment à cette occasion n'être pas frappé de la » gradation qui s'observe dans la série des moyens à » l'aide des quels l'astronomie physique a réalisé ses » accroissements successifs ? Les seuls procédés dont » elle disposât à l'origine étaient fournis par la Physi» que : de l'étude de la réfraction et de la polarisation » que les astres font éprouver à la lumière, on concluait » à l'état de ces astres. Plus tard la Chimie est venue se » mettre au service de l'Astronomie : les spectres lumi» neux et l'analyse des météorites ont dévoilé la nature » intime des substances entrant dans la composition des » corps célestes. Enfin voici que la Géologie prête à » l'étude des astres le concours de ses méthodes.» (3)

Ainsi donc avec la Chimie et la Géologie, *tous les sens*, sans en excepter pour ainsi dire le toucher lui-même, sont venus apporter leur tribut de lumière à l'astronomie.

Comment, ajouterai-je, à mon tour, ne pas être frappé de la gradation parallèle, que l'on observe dans les moyens d'exploration employés successivement pour

(1) L'homme-Dieu, pierre angulaire de toutes choses.

(2) Médit. IV, du *Vrai et du Faux*, § 1.

(3) *Bulletin de l'Association scientifique*, 11 février 1872, p. 518.

l'étude de ce petit univers qui est le corps de l'homme, depuis qu'Avenbrugger, Laënnec, M. Bouillaud, M. Piorry, M. Marey et tant d'autres nous ont appris à associer les données et formules de nos sens pour pénétrer dans la poitrine et y contempler, avec l'œil de l'intelligence, le spectacle incomparable des organes vivants et en action, où la mort et la vie se donnant réciproquement la main, nous mettent pour ainsi dire en présence des réalités fondamentales de l'*ordre invisible* ?

Ce n'est pas tout, pour fermer et compléter l'immense cercle des investigations fécondes inspirées par l'auteur de la méthode dont l'esprit et la tradition n'ont cessé d'être poursuivis par notre Académie des sciences, M. Faye nous a fait dernièrement la communication suivante :

« Les comètes nous révèlent clairement l'existence » d'une *seconde force cosmique*, exercée par le soleil et » par les myriades d'étoiles qui brillent comme lui au » ciel, mais non par tous les corps.

» Voilà le grand problème qui se pose à notre époque » devant les astronomes, physiciens, *problème que* » *Newton a couvert d'un voile épais...*

» Quelle est donc la constitution physique du soleil » qui exerce autour de lui une attraction puissante, tout » en repoussant avec une énergie bien plus grande les » matériaux raréfiés de certains astres ? » (1)

Le *nouveau soleil* auquel fait allusion l'illustre astronome ne semble-t-il pas en quelque sorte calqué sur notre cœur gauche au *sang rouge et sa force essentiel-*

(1) *Bulletin de l'Association scientifique*, du 17 décembre 1871, p. 189.

lement répulsive (ou effusive qui est la vie), de même que notre soleil planétaire avec son attraction (qui est la mort), nous paraît modelé sur notre cœur droit au sang noir ?

Qui n'aperçoit aujourd'hui l'admirable synthèse dont M. Bouillaud a pris dans le monde scientifique la glorieuse initiative ? Or ne l'oublions pas, il y a 40 ans environ que ce professeur, seul entre tous, pour ainsi dire, dédaignant les succès faciles et *la surface dorée des choses* qui séduit la foule, travaille pour la postérité et pour les étrangers qui ne lui marchandent pas des honneurs qu'on ne s'obstine à lui refuser en France que parce qu'il a toujours eu le rare courage de s'opposer franchement à la déviation générale des esprits.

N'est-ce pas à nous, hélas ! qu'une cruelle expérience devrait avoir désabusés, qu'il appartient aujourd'hui, je vous le demande, de mettre à notre tête un homme que les événements de toute sa vie ont en quelque sorte mûri et préparé à devenir la base d'une véritable régénération scientifique et professionnelle ?

Agréez, Monsieur et cher Confrère, l'assurance de mon dévouement confraternel.

H. D.

RÉPONSE DE M. LE PROFESSEUR BOUILLAUD

—

Paris, 5 mars 1872.

BIEN CHER ET HONORABLE CONFRÈRE ET PRÉSIDENT,

Je réponds sur le champ à la lettre que vous m'avez fait l'amitié de m'écrire, car le temps de l'élection est proche.

J'ai lu votre belle lettre à vos Collègues MM. les Présidents des Sociétés locales, avec une profonde émotion: je la comprends en effet et de *cœur* et d'*esprit*. Je fais abstraction bien entendu, en parlant ainsi, de tout ce qui m'est personnel dans cette lettre vraiment noble et généreuse. Je ne mérite point toutes vos louanges, cher Président, mais il est certain que je voudrais bien en être digne. Il y a pourtant, j'oserai le dire, quelque chose de vrai dans votre manière d'apprécier l'humble mission qui m'était réservée dans ce monde, quelque humble qu'elle fût, elle appartenait au genre de celles qui ne peuvent être acceptées qu'à la condition de se vouer aux dieux infernaux. Je m'y étais dévoué dans la mesure qui m'avait été donnée...

Il y a plus de vingt ans déjà, cher Confrère, que, dans une occasion solennelle où j'avais *droit* de compter sur l'appui du corps médical tout entier, je ne trouvai qu'un abandon général, et une sorte de désertion à laquelle ne purent échapper mes quelques amis, ces élèves qui m'étaient bien chers, et dont, je l'avoue avec bonheur, j'avais parfois d'éclatants témoignages de sympathies, j'avais quelque droit aussi de compter sur le gouvernement (au moins par le ministère dont je relevais) et là aussi je fus plus qu'abandonné. Alors il me fallut renoncer au combat, et comme je l'ai tant de fois répété depuis, *faire le mort*. D'autres ont vaincu, régné et gouverné, et certes je n'en suis pas jaloux.

Aujourd'hui, mon cher Président, bien que mes forces, par je ne sais quelle grâce de Dieu, ne soient pas trop épuisées, mon âge est un obstacle irrésistible au succès de votre proposition. Cette raison me dispense de toute autre.

Laissez-moi donc à mon état de mort apparente en attendant l'autre.

Faites d'ailleurs, cher Président, ce que votre raison et votre conscience vous inspireront au sujet de l'élection dont vous me parlez. Mais supprimez dans votre lettre tout ce qui me concerne, sans quoi vous seriez un homme perdu. Je n'accepterais point, d'ailleurs, la présidence.

A vous de tout cœur.

J. BOUILLAUD.

LETTRE

AU JOURNAL LA FRANCE MÉDICALE

A PROPOS DE CET INCIDENT

—

Paris, 9 avril 1872.

Monsieur et très-honoré Confrère,

Je dois à mes collègues et à tous nos confrères la vérité sur ce qui s'est passé à notre assemblée générale relativement à ma récente circulaire à tous les présidents de sociétés locales.

Je commençai par m'adresser à M. le secrétaire général et je lui développai à peu près le raisonnement suivant :

La veille de mon départ d'Alençon, le nouveau curé de cette ville, qui a exercé ses fonctions depuis 20 ans dans plusieurs localités de notre département s'est plaint à moi de ce que, depuis 15 ans, tous les jeunes médecins venant de Paris qu'il avait vus s'y établir avaient été des professeurs de matérialisme et d'athéisme, tandis que les anciens médecins, suivant lui, étaient infiniment plus réservés.

Que pensez-vous d'un état de choses qui nous montre la France soldant d'une main ceux qui enseignent la religion et de l'autre ceux qui l'attaquent, et ne serait-ce point à ce suicide national qu'il faudrait attribuer nos inconcevables défaillances ?

La responsabilité des professeurs, de ces professeurs d'un nouveau genre, m'a paru considérable, et j'eusse voulu la détourner de notre chère association générale en mettant à sa tête, sinon comme président effectif, au moins comme président honoraire M. le professeur Bouillaud.

Je dois dire que M. le secrétaire général m'a paru abonder autant que moi dans cet ordre d'idées ; mais, pour des raisons qu'il ne m'a pas dites, il n'a pas voulu s'engager à soutenir ma proposition et il a ajouté que, suivant lui, elle ne pouvait aboutir qu'à un échec regrettable pour un nom aussi honorable qu'est celui de M. Bouillaud. Je n'ai donc point insisté.

Le dimanche, au grand hôtel des Capucines, j'ai rencontré M. Ricord qui, je puis le dire, nous est cher à tous. Je lui ai répété ce que j'avais dit à M. Latour, il en a éprouvé une grande indignation.

« Je partage les opinions de M. Bouillaud, a-t-il « ajouté, et ce n'est pas là pour moi une vaine théorie, « puisqu'aux ambulances de la Presse j'ai exigé qu'une « chapelle fût établie et un aumônier tenu à la disposi- « tion de nos blessés ; je ne conçois pas le médecin « sans le prêtre, la médecine sans la religion. »

Plus tard je me trouvai en face d'un professeur de la faculté de Paris, l'un de mes anciens collègues d'internat ; je lui représentai que notre association des Médecins de France s'honorerait en plaçant à sa tête, comme président honoraire, M. Bouillaud, auquel les médecins italiens avaient conféré cet honneur à Rome au mois de septembre 1870.

« Ah ! cher confrère, s'écria-t-il, n'allez pas vous « aviser de mettre en avant le nom de M. Bouillaud ; il « est impossible.., » et un instant après :

« Vous, mon cher Damoiseau, vous en êtes encore à « croire à l'âme !

— Oui, mon illustre ami, ajoutai-je, non seulement j'y crois, mais encore je sais que les nécessités de la logique exigent absolument que je passe par l'âme pour connaître le corps.

« — Que savons-nous? ajouta un interlocuteur, rien « absolument, » et les deux messieurs disparurent.

Enfin, hier soir, vers la fin de la séance du lundi, mon voisin de Marseille me fit cette judicieuse observation :

« Ce mot fatal de liberté nous a indignement trom- « pés, nous cherchons toujours la liberté et toujours et « infailliblement c'est l'esclavage qui se rencontre. « C'est au point de départ que gît la difficulté, où Dieu « et l'homme, deux termes inconciliables, sont en pré- « sence ; l'homme ne veut pas s'humilier, il faut donc « qu'il périssse. »

Avouez, cher confrère, ajoutai-je, que M. Bouillaud a été admirablement inspiré en nous plaçant par sa belle profession de foi médicale en face d'un *moyen terme* qui est l'Homme-Dieu.

Tout à vous,

H. D.

LA LIBERTÉ ET LE PROGRÈS

MESSIEURS ET CHERS CONFRÈRES,

Ce vote qui, pour la 4e fois, me confère l'honneur de la présidence, me touche d'autant plus que depuis 1866, il faut l'avouer, je me suis cru obligé, au risque de vous déplaire, de revenir sans cesse sur un sujet malheureusement impopulaire en France. Vous avez eu le bon esprit de ne point vous en fâcher, et, je vous en remercie du fond du cœur. La vérité enfin se fait jour, ne l'oublions pas, et j'espère d'autant plus un changement sous ce rapport, dans l'opinion, que nos judicieux voisins d'Outre-Manche, dans l'une des trois principales écoles de médecine d'Angleterre, celle dite du collége de Saint-Barthélemy de Londres, ont fait figurer la question suivante dans leur dernier programme de prix avec l'assurance qu'elle ne scandalisera aucun médecin du Royaume-Uni.

« *Étudier les rapports qu'il doit y avoir entre la religion révélée et la science médicale* » (1).

C'est bien là, n'est-il pas vrai, ce que j'ai fait devant vous depuis six ans? Mais il est à ce point de vue un problème redoutable que jusqu'ici je n'ai point encore osé aborder, mais que notre cher et très-distingué secrétaire nous a invariablement posé pour ainsi dire cha-

(1) Revue médicale du 18 mai 1872.

que année, c'est la question trop littéralement brûlante de *la liberté et du progrès.*

Pauvres esclaves que nous sommes, si les mots de liberté et de progrès nous font bondir le cœur et perdre la tête, c'est qu'il nous reste comme un vague souvenir de l'Éden d'où nous sommes tombés et où nous cherchons à remonter sans cesse par des efforts condamnés d'avance, hélas! à une impuissance éternelle, parce que l'esprit qui les dirige est celui-là même qui nous a fait déchoir en nous séparant de Dieu.

Or, l'homme ne saurait impunément se séparer de son auteur. En 1792, on voulut absolument, vous le savez, faire de la liberté et du progrès sans lui; et en 1793, on se réveillait dans les prisons et sur les échafauds! Au mois de mars 1871, on a de nouveau tenté à Paris la même expérience politique et sociale et le même phénomène s'est reproduit, le mois de mai suivant, dans une mesure plus terrible encore, s'il est possible, au bruit de la fusillade et à la lueur des incendies.

M. Thiers le disait dernièrement avec infiniment de raison; « si nous ne voulons pas être victimes des mots, commençons par n'en être pas les dupes. » Rien n'est plus exact, le mot perfide qui nous trompe ici, c'est celui de liberté. Quand nous disons: la liberté, c'est la liberté, nous commettons une erreur semblable à celle de celui qui dirait: « la vie, c'est la vie. » Du point de vue réel et positif, au contraire, la vie, c'est la mort.....

Interrogez Bichat et tous les physiologistes qui ont répété ses belles et décisives expériences; ils vous diront que la vie consiste en une série d'inspirations séparées par une série correspondante d'expirations et que ces deux termes ont leur rapport invariable, parce qu'il y a pour ainsi dire une justice des organes qui veut que l'on rende pour mériter de recevoir, et qu'ainsi de même que la vie surgit de l'expiration ou de la mort, la liberté naisse de la mort à soi-même, qui est l'obéissance parfaite. « Vous voulez être libre, s'écriait Sieyès à la Convention, et vous ne savez pas être justes. ! » Apprenons, ajouterai-je, que pour être libres, il ne nous faut rien moins que l'acceptation du sacrifice qui seul peut nous rendre justes, c'est ainsi que le bon, mais faible Louis XVI a conquis l'âme d'un héros et la liberté d'un martyr dans sa prison et sur son échafaud !

« Nos martyrs les saints du libre esprit vont paraître ces jours-ci, disait M. Michelet dans une lettre écrite le 7 janvier 1870 à ses amis de Paris, « en vous vit l'armée des martyrs, ajoute-t-il, vous êtes tout un monde ! »

Évidemment l'avènement de la liberté ne saurait être que le triomphe des martyrs.

Le succès féerique de notre emprunt, ce chiffre fabuleux de milliards confiés par l'Europe à la France écrasée et vaincue, qu'est-ce, je vous le demande, si non la plus grande de toutes nos victoires, la victoire de la force morale sur la force physique, c'est-à-dire la plus étonnante de toutes les révolutions, ou l'approche d'un nouvel univers ?. .

Dans un article intitulé *la paix sociale*, M. Le Play, membre de notre Conseil général, dont le nom fait autorité en ces matières, démontre que la vraie cause des révolutions et de la décadence subsiste toujours dans *les erreurs* de la nation.

Pour découvrir donc en quoi consistent spécialement ces erreurs ou plutôt ces déviations, j'ai eu l'idée de remonter à nos traditions nationales qui nous ont valu tant de gloire à travers les siècles, et je me suis reporté tout naturellement à la formule qui figure en tête de ces fameuses ordonnances de Charlemagne appelées *capitulaires* pour y voir en quels termes ce grand politique chrétien avait cru devoir parler de Dieu, écoutez :

« Au nom de Notre Seigneur Jésus-Christ, Sauveur et souverain de tous les hommes, Dieu éternel (1), moi Charles, dit-il... »

Voilà le langage qui fut entendu pour ainsi dire d'un pôle à l'autre et qui servit de base à la civilisation chrétienne. Telle est la doctrine sublime à laquelle nous devons nous-même remonter si nous voulons en voir découler encore une fois la liberté et la vie, tant dans l'ordre religieux que dans l'ordre politique social ou scientifique. Si nous sommes si prodigieusement diminués dans l'estime des peuples, c'est que nous avons abandonné les sources de notre enthousiasme national, c'est que nous avons laissé s'éteindre dans nos cœurs et par suite dans notre langage et dans nos mœurs, le feu sacré de nos véritables traditions, cette divine anthropologie de saint Paul, ce grand flambeau du crucifié, *en qui habite corporellement la plénitude de la divinité*, (2) et dont l'empereur d'occident parle en termes si magnifiques.

En toutes choses, ne l'oublions pas, cette doctrine de l'esprit, familière au grand apôtre de la science et à ses premiers disciples, objet des préoccupations de notre Descartes dans l'oisiveté des garnisons, quand il méditait le projet colossal de refondre toute la philosophie, l'éleva plus tard à cette intuition que l'on ne saurait assez répéter et méditer :

« Et déjà il me semble que je découvre un chemin

(1) Rex regum Dominus dominantium.

(2) Ad Coloss. Cap. II. v. 9.

qui nous conduira de *cette contemplation* du *vrai Dieu, en qui tous les trésors de la science et de la sagesse sont renfermées,* (1) à la connaissance des autres choses de l'univers. »

Cette doctrine, aussi exactement vraie qu'elle est sublime, entraînant nécessairement à la suite une réforme dans nos idées et dans nos pratiques trop souvent encore payennes ou du moins judaïques, provoque par là même des répugnances invincibles et soulève des tempêtes, mais patience! encore un peu de temps, et le bien qui cette fois nous arrive avec une irrésistible puissance, aura tout envahi comme un océan sans rivages.

En religion surtout, nous avons, on peut le dire, un bandeau sur les yeux, et nous ne pouvons rien entendre ni rien voir de ce qui vient du ciel. Or, le mauvais génie qui nous aveugle est précisément Lucifer, qui, ayant établi son domaine dans notre œil, en a bouleversé toutes les fonctions. Il a, par exemple, remplacé cette universelle loi de la nature qui est de rendre ce que l'on reçoit, par la fureur d'un insatiable égoïsme qui s'approprie et dévore en quelque sorte par la concupiscence des yeux, tout ce qu'il croit voir avec ces organes.

Primitivement et dans le plan intégral de la nature humaine il n'en était pas ainsi, notre œil était simple, c'est-à-dire qu'il ressemblait à un miroir fidèle, à une glace très-parfaite où se réfléchissent comme à la surface des eaux tranquilles les images de tous les corps de tout l'univers. Or, l'esprit du mal, surtout depuis Galilée et

(1) In quo sunt omnes thesauri sapientiæ et scientiæ absconditi.
Ad Colos. C. 2. V. 3.

les abus des instruments d'optique, dont ses découvertes si admirables d'ailleurs ont été l'occasion, en a fait un précipice sans fond d'où l'on ne revient pas, un noir cachot où l'âme humaine semble enchaînée pour l'éternité.

On parle beaucoup à l'heure présente de la libération du territoire français, et on a raison..... mais hélas! le territoire véritablement envahi, n'est-ce pas plutôt l'âme de la France qu'à tout prix et avant tout il faudrait délivrer? (1)

(1) Dans une spirituelle causerie de la Gazette des Eaux, du 14 septembre, je lis ces remarques pleines de bon sens:

« N'en déplaise à mon excellent ami le docteur Campagne, le meilleur homme du monde, quoique médecin aliéniste, je crois que ces messieurs feraient bien de s'entre-administrer des douches. Si la folie est contagieuse, comme ils le disent, sont-ils bien certains de ne pas être devenus à leur tour des maniaques raisonneurs? Où commence d'ailleurs, où s'arrête la folie? (1)

L'un de nos plus éminents aliénistes: M. Ulysse Trélat, n'en est-il pas arrivé à définir un nouveau genre d'affection cérébrale qu'il nomme la *folie lucide*? N'a-t-il pas consacré un long mémoire à prouver que le talent est une excitation maladive, que *le génie est une névrose!*

Nous sommes donc tous plus ou moins fous, et selon l'expression d'Alfred Maury, un autre aliéniste, personne n'est, à proprement parler, parfaitement sain d'esprit. Il restait à délivrer un certificat de folie à toute une nation, et cet honneur était réservé au docteur Stark de Stutgard qui a publié un livre pour prouver que *la nation française est frappée d'une maladie mentale,* et que chaque Français *est un fou.*

Le fait est que la ligne de démarcation entre la raison et la folie

(1) M. Falret père, le principal inspirateur de la loi de 1838, dans les derniers temps de sa pratique en était venu, je le sais, à croire à la contagion de cette maladie.

Qui le croirait ? Nos hommes de la Commune, à l'exemple de leurs frères de 93, dans le suprême paroxysme de leur délire révolutionnaire, ont aperçu comme en un lointain mirage, la terre de la liberté : que dis-je ? Ils l'ont saluée de son véritable nom :

« *Un plan complet d'enseignement intégral auquel chacun a droit.* »

Toutes ces expressions, pesez en la valeur, Messieurs, elles sont d'une rigueur et d'une exactitude veritablement géométriques.

Ces déshérités du ciel et de la terre ne semblent-ils pas, je vous le demande, crier aux satisfaits de la société moderne :

« Votre science est incomplète ! nés pour l'infini, vous nous avez enfermés dans la sphère étroite d'un seul de nos sens, celui de la vue ; appelés aux célestes joies, vous nous avez emprisonnés comme de vils animaux dans le cercle étroit des jouissances matérielles ! »

Et toutefois, ils l'ont vue et bien vue, cette terre de la liberté, puisqu'ils n'ont pas hésité à la placer en son véritable lieu, au centre de l'enseignement scientifique universel, dans la chaire de Buffon, de Fontenelle, de Cuvier, de Flourens, au Muséum d'histoire naturelle de Paris ; et, pour éviter toute équivoque à cet égard, ils se sont donnés la peine d'assigner par un décret spécial,

est assez difficile à déterminer. Dans la vie des peuples, comme dans celle des individus, il est des heures d'égarement et d'oubli, où la raison semble avoir complètement abdiqué ses droits. La France a traversé l'une de ces crises fatales, mais sa folie n'est pas incurable. Instruite par le malheur et ses rudes épreuves, elle saura entrer dans une meilleure voie et réparer les fautes du passé. »

pour foyer à ce flambeau, les galeries d'anatomie et d'anthropologie!.... (1)

Pour rompre donc nos chaînes et sortir de prison, il faudrait commencer par briser l'idole qui, sous le nom de matière, est dans notre œil à tous, cette poutre dont il est parlé dans l'évangile, si singulièrement grossie, il faut l'avouer, par les abus de nos télescopes et de nos microscopes modernes.

En cette question si délicate, comme ailleurs, nous nous sommes encore laissé duper par les mots! Il en est trois surtout par rapport au sens desquels il importe avant tout de se bien entendre; ce sont ceux de *corps*, d'*image* et de *matière*.

Par corps, j'entends un objet dont les dimensions sont fixes et invariables, et qui ne peut être remplacé par un autre dans l'espace qu'il occupe, ainsi que l'admettent, du reste, tous les physiciens; qui, en un mot, est *impénétrable*.

Tout ce qui se peut se réfléchir dans un miroir, être amplifié par une loupe, lunette, télescope ou microscope quelconque, est une image.

Et enfin, cette substance prétendue de ceux qui s'arrêtent aux images, comme si elles étaient les objets; ce *rien* que les animaux sans raison, et ceux qui leur ressemblent, prennent pour le corps, je l'appelle *matière*.

L'erreur pernicieuse des partisans de cet être chimérique est de réduire à un seul les trois termes essentiels au mécanisme de l'entendement humain et qui sont: la substance, le phenomène et le lien ou l'*esprit*.

L'invention des lunettes a flatté singulièrement, on le

(1) Voyez au journal officiel de la Commune deux décrets du 18 mai 1871.

comprend, les amateurs de la matière, elle a produit sur leur intelligence l'effet habituel des miroirs et des glaces sur l'âme de nos femmes du monde, ils en sont devenus vains et superficiels comme elles.

Notre savant et très-distingué confrère le docteur Pinel de Golleville, auquel les investigations microscopiques sont familières, me faisait observer avec raison, il n'y a qu'un instant, que si l'abus du microscope conduit au matérialisme, son emploi réfléchi, au contraire, rend immédiatement à l'œil sa limpidité première en forçant l'intelligence à percer les épaisses murailles du phénomène, pour contempler dans l'invisible, le monde d'êtres corporels réels que l'on est convenu d'appeler *les infiniments petits.*

Ce que nous disons du microscope est rigoureusement applicable au télescope. Si, en effet, l'usage réfléchi de cet instrument nous montre l'intelligence humaine s'élevant du plus splendide des phénomènes, qui est le *ciel profond* ou télescopique à l'invisible monde *des infiniment grands;* l'abus ou l'usage non réfléchi de cet instrument merveilleux, nous donne le triste spectale du suicide de l'âme humaine, qui *se noie* alors dans la formule d'un seul de ses cinq sens, celui de la vue. (1)

(1) On convient généralement que les faits sont les matériaux de l'édifice de toute science et que, dans la nature, ces faits doivent être recueillis par l'intelligence avec l'intermédiaire du ministère des sens et toutefois quand on en vient à la pratique, on a perdu pour ainsi dire tout souvenir de l'intelligence. Demandez, par exemple, à ces prétendus observateurs de l'homme physique, qui usent le pavé du quartier latin, s'ils ont découvert l'intelligence dans les organes; et ils vous répondront avec une assurance imperturbable qu'ils n'ont jamais rencontré que de la matière ! Je le crois sans peine : ayant pris toute leur vie les images et les autres formules de leurs sens pour les corps

Pour en finir donc avec cette illusion, il s'agit tout simplement de consentir, avec saint Paul, Pascal et Descartes, *à mourir philosophiquement* pour spiritualiser enfin l'organe de la vue sur le modèle de la poitrine (1) et du cœur, et avec tous nos sens rectifiés et désormais fidèles, de mettre enfin en toute assurance le pied hors du temps et du changement, sur la terre ferme de l'éternité ou plutôt sur la pierre angulaire de toutes choses, d'où sortent les eaux qui jaillissent jusqu'à la vie éternelle.

eux-mêmes, sous le nom fantastique de *matière*, ils se sont endormis dans ce rêve vraiment digne de la brute !

Sur le théâtre des sciences astronomiques, plus élevé en apparence, il se rencontre, si je ne me trompe, une classe trop nombreuse de savants analogues, qui placés en face de ce même univers toujours considéré comme un grand livre par l'humanité, jusqu'au seizième siècle, ne veulent y voir aujourd'hui qu'un jeu de boules vulgaire; semblables à des spectateurs qui, au théâtre, au lieu de s'intéresser au drame ne songeraient qu'à découvrir par tous les moyens possibles et à observer avec une précision minutieuse les détails les plus infimes du mécanisme secret qui préside au changement de décors et oublieraient complètement le sens de la pièce elle-même.

La conséquence de ce défaut général de méthode qui consiste à prendre la forme pour le fond dans l'application des sens à l'observation, est l'isolement de l'individu, ou plutôt l'égoïsme universel, cause de cet inextricable chaos, où disparaît la science proprement dite.

Le matérialisme *astronomique* a cela de commun avec le matérialisme *anatomique* que, dans le fait scientifique, il néglige, lui aussi, la notion d'*Esprit*, mais il en diffère en ce qu'au lieu de s'arrêter comme l'anatomiste au *phénomène*, l'astronôme le perd complètement de vue pour s'absorber dans la considération de la *substance* corporelle invisible du mécanisme astronomique.

(1) Sur le modèle de la poitrine quant à son principe fondamentale de *rendre fidèlement ce qu'elle reçoit*.

Cette pierre angulaire, quelle est elle, je vous le demande, si ce n'est le cœur gauche lui-même (1), considéré dans l'Homme-Dieu, ce ventricule par excellence, contenant la flamme du céleste principe de la vie, que le Seigneur Dieu, comme parle Moïse, souffle sur la face de l'homme et qui, exprimant par ses fonctions ineffables l'incorruptible lumière de l'éternelle loi :

Tout recevoir et tout rendre dans un perpétuel élan d'amour,

est le soleil de la vraie lumière et appelle à la vie tous les endormis et tous les morts de l'ordre spirituel?

« Une famille d'esprits libres doit s'élever, dit le philosophe Schlegel (2), qui, n'étant plus nés de la volonté de la chair, ni de la volonté de l'homme, sont nés de Dieu ; qui, n'ayant plus leur principe et leur centre dans leur sens, ni dans le monde de l'esprit fini ou dans la tête, l'ont vraiment en Dieu même. »

L'accomplissement de cette parole ne saurait être éloigné, si l'on considère attentivement l'état actuel du drame historique et de ses trois grands acteurs fondamentaux (3): l'homme de ventre, l'ouvrier des révolu-

(1) Mens enim hominis in sinistro ventriculo insita est et reliquæ animæ imperat (Hipp. de Corde.)

Spiraculum quod Deus in Adam misit igneum et intelligibile ac vita fuit.

« Au milieu des clartés d'un feu pur et durable, Dieu mit avant les « temps son trône inébranlable.

« La puissance, l'amour avec l'intelligence unis et divisés composent « son essence. »

(Voltaire.)

(2) Histoire littéraire.

(3) Voyez la description des trois hommes de l'anthropologie traditionnelle, page (271).

tions, représenté par la multitude en fureur devant nécessairement l'emporter bientôt sur l'homme de tête aux pensées égoïstes ou judaïques, et assurer ainsi le triomphe définitif de *l'homme de cœur*, suivant l'oracle de Daniel :

« Suscipient regnum sancti... (1).

A M. L'ABBÉ DE LA TREICHE

Chanoine de la basilique de Lorette (Italie).

—

MONSIEUR,

Je suis heureux d'avoir à vous adresser deux imprimés que nos trois voyageurs liront avec plaisir à leur arrivée de la terre sainte. Il s'agit de ma circulaire aux présidents des sociétés locales, et de la réponse de M. le professeur Bouillaud.

Vous serez frappé, vous-même, je n'en doute pas, de voir les liens profonds et admirables que la divine Providence a ménagés, ce me semble, entre les médecins français et les médecins italiens... Souffrez que pour l'intelligence de cette œuvre que j'oserais dire vraiment angélique, je mette sous vos yeux quelques textes fondamentaux, suivis de brèves explications :

(1) Chapitre VII, v. 18.

1° Je lis dans saint Thomas :

« Respiratio et arteriarum motus, *spiritûs* nomen « accipit. » (1)

Et dans le Timée de Platon à l'occasion du mouvement respiratoire :

« Certè anhelitus hic *circulo quodam* hinc et illinc « *jugiter fluctuans* expirationem et inspirationem conti- « net. Quin etiam causæ passionum quæ ex *attractu* « *ampullarum* ex corpore a medicis fiunt, atque etiam « potionis, et eorum insuper quæ jaciuntur, sive « emittantur sublimia, sen deferantur humi, hac « utique ratione tractanda videntur. (Platonis, *Opera* « *omnia*, Marsillio ficino interprete, Francofurti, 1602, « page 1080). »

Dans son éloge du trop fameux Broussais, M. Mignet de l'Institut, fait connaître en ces termes quelques-unes de nos plus anciennes traditions :

« L'Inde, la Chaldée, l'Égypte, la Gaule, dit-il, ont eu « jadis des intuitions, des pressentiments, des convic- « tions, partant des pratiques dont l'ensemble tradi- « tionnel écrase de sa masse irrésistible le petit monde « sur lequel on nous voudrait faire exclusivement gra- « viter. Tout se rattache à la tradition la plus vieille, la « plus intime. L'abstraction trompeuse n'avait point « encore engendré ces fausses images, ces principes de « convention dont se repaissent les mythologues et les « philosophes. Nulle trace alors de *vitalisme* et d'*orga-* « *nicisme ; la Poussée universelle*, l'incommensurable « Phusis, palpitait seule au sein de ces têtes primitives

(1) Opus theologicum secundum, caput IV.

« accessibles uniquement aux vibrations rythmiques de « la matière et du monde. C'est jusque-là qu'on doit re- « monter, c'est de là que force est de partir, si l'on veut « que la science positive de notre époque communie « avec ce qu'il y a de plus réellement intuitif dans nos « vieilles traditions. La pratique doit être tout à la fois « intuitive et expérimentale. »

Et dans son bel éloge de Laënnec, Pariset s'exprime ainsi :

« De toutes nos cavités, celle où après la cavité céré- « brale, se consomment les phénomènes les plus impor- « tants et les plus délicats, c'est la cavité thoracique ; « les plus délicats, ai-je dit, car ils se passent entre « l'air et le sang, de molécule à molécule, à travers des « pores imperceptibles qui les unissent tous ensemble « et les séparent ; les plus importants, car pour peu que « ces phénomènes soient arrêtés ou suspendus, la vie « s'éteint. C'est donc là que la vie sans cesse menacée, « se renoue sans cesse, c'est là que s'opère de moment « en moment une sorte de résurrection que l'on pour- « rait appeler perpétuelle. J'ajoute que c'est de là que « part pour être distribué dans toute l'économie, le li- « quide éminemment réparateur, le sang artériel que « ces phénomènes préparent, et qui sert peut-être moins « encore à la nutrition des organes, qu'à l'excitation du « système nerveux, c'est-à-dire du système qui vivifie « tous les autres. »

« Tels sont les miracles dont cette caisse mystérieuse « est comme le sanctuaire ; car *ici tout est divin.* (*Union méd.*, p. 422, 1868.)

Les plus antiques traditions sont unanimes, il faut le reconnaître, à nous représenter l'homme comme un temple où, si l'on veut, comme un petit univers au centre duquel habite la Divinité.

Le mécanisme respiratoire auquel notre existence de tous les instants est comme suspendue, avait suggéré à Magendie cette observation profonde :

« Comment le double effort de la contractilité du dia-
« phragme sur l'élasticité des poumons et de l'élasticité
« des poumons sur la contractilité du diaphragme, s'est-
« il établi ? Ce serait, ajoute-t-il, un sujet de recherches
« curieuses. » (*Physiologie*, t. I, p. 721.)

Ajoutons qu'il faudrait chercher aussi comment s'est établi cet antagonisme plus remarquable encore, s'il est possible, qui existe entre la contractilité musculaire des ventricules du cœur et l'élasticité physique des tubes artériels.

Le savant physiologiste met ici le doigt sur ce fameux *élément dynamique* dont la représentation se trouve pour ainsi dire dans toutes nos machines artificielles et notamment dans nos horloges, montres, pendules, chronomètres, au centre desquels un mouvement d'action et de réaction, de *va* et *vient*, actif et passif, figure le mouvement fondamental de l'éternité sur lequel se trouve pour ainsi dire greffé le mouvement continu du temps que nous lisons sur les cadrans.

Il y a dans le corps humain la partie *extérieure* accessible aux sens de la vue, se rapportant aux organes extérieurs des cinq sens, aux quatre membres et au corps proprement dit qui correspond dans le temple de Jérusalem à l'*atrium* (quod est foris templum) ou parvis ; et dans le grand monde, au spectacle que l'œil aidé ou non du microscope ou du télescope, nous donne de l'univers matériel ; ne le mesurez pas, dit le prophète, car il est abandonné aux nations idolâtres.

Dans le temple de Jérusalem, il y avait après l'atrium, ce qu'on appelait le *sanctum,* le saint, partie intérieure occupée par les juifs, les prêtres et les lévites.

Là se trouvaient du côté du nord, les douze pains de proposition et du côté du midi, le chandelier à sept branches, là on immolait des victimes et on les brûlait sur l'autel des sacrifices.

Dans le corps humain, nous découvrons sur le même plan :

1° Les voies digestives, où, comme sur un autel, tous les êtres viennent pour ainsi dire s'immoler pour la nourriture de l'homme.

2° Les voies de l'air, où le liquide réparateur va se spiritualiser par la combustion respiratoire avant de pénétrer dans le sanctuaire de la vie proprement dite.

3° Le sens de l'ouïe et de la parole articulée dont le rôle est de rectifier celui de la vue.

Et en dernier lieu il y avait dans le temple de Jérusalem, derrière le voile, une partie intime et cachée, le *Sancta Sanctorum* ou le grand prêtre n'entrait qu'une fois l'an par le sang de la victime.

Et dans le corps humain, nous trouvons aussi une partie intime et cachée, c'est le cerveau et le cœur gauche, le cerveau qui est le siège de l'intelligence, l'organa des sentiments supérieurs et le sanctuaire où les pulsations du cœur gauche retentissent comme l'harmonieux soupir de l'éternel amour, qu'entendaient dans Éden, nos premiers parents à l'état d'innocence. Et fluvius egrediebatur è loco voluptatis ad irrigandum Paradisum. (Genesis, cap. II, v. 10).

Ce fleuve, c'est l'esprit qui rendait heureux Adam et Ève avant la chute, c'est encore le feu du ciel que le vrai Promethée est venu nous apporter avec tout son sang répandu, il y a 18 siècles, et qu'il lui tardait tant de voir s'allumer sur la terre.

Le *va* et *vient* merveilleux du souffle dans nos machines à feu nous représente l'élément dynamique ou l'esprit, vrai feu du ciel qui opère tout en tout dans notre industrie régénérée, en attendant qu'un mécanisme analogue, inventé et mis en pratique avec succès depuis 20 ans dans le domaine des applications physiologiques et médicales, ouvre enfin à la science de la vie littéralement étouffée dans les boues d'un sensualisme orgueilleux qui s'arroge le monopole de la science positive, ouvre, dis-je, à cette science des sciences, une nouvelle carrière dans les incommensurables domaines de l'invisible réalité.

Voilà, Monsieur, n'est-il pas vrai, une *autopsie* d'un nouveau genre et bien différente de celles qui, chaque jour, sont exécutées par la main de ceux qui, se disant anatomistes, ne sont réellement, ne leur en déplaise, que de simples et vulgaires bouchers.

Nous en étions là pourtant, tous tant que nous sommes, quand l'immortel Laënnec et ses élèves, faisant appel, après Avenbrugger, de Vienne, à deux autres sens, l'ouïe et le toucher, nous ont introduit dans un autre monde, pour nous y faire contempler avec l'œil de l'intelligence, le spectacle vraiment incomparable des organes vivants et en action où l'alternance mystérieuse du *plein* et du *vide*, de la *dilatation* et de la *contraction* entre les ventricules cardiaques et les arbres des tubes artériels, nous donne la formule, pour ainsi dire mécanique, de l'éternelle vie et du jour éternel, qui est de *tout* recevoir et de *tout* rendre, de *tout* acquérir et de *tout* perdre dans *un perpétuel élan* d'amour.

Veuillez agréer, Monsieur, l'expression de mes sentiments de profond respect dans l'attachement que, comme vous, je porte à nos trois voyageurs, ces célestes pèlerins de la terre où la vérité a daigné se faire chair pour habiter parmi nous.

Alençon, le 25 avril 1872.

H. D.

LA FACULTÉ DE MÉDECINE DE PARIS

Et le père SECCHI.

—

MESSIEURS ET CHERS CONFRÈRES, (1)

Monseigneur Dupanloup ayant accusé la faculté de médecine de Paris d'être le foyer du matérialisme, de la science : l'illustre prélat eût pu signaler et dénoncer une source plus haute encore et d'autant plus dangereuse qu'elle est inconsciente et sacrée.

Nous laissons ce soin à M. Gavarret. Ce professeur de la faculté de médecine de Paris présente à l'académie de médecine, dans la séance du 26 avril 1869, un

(1) Les médecins de l'Orne réunis en assemblée générale à Flers.

ouvrage intitulé : « De *l'unité des forces physiques*, essai de *philosophie naturelle*, par le révérend père Secchi, traduction de M. Deleschamp. »

M. Gavarret cite divers extraits de cet ouvrage, et entr'autres, le suivant :

« *D'une façon générale, il est exact de dire que tout*
« *dépend de la matière et du mouvement, et nous reve-*
« *nons ainsi à la vraie philosophie déjà proclamée par*
« *Galilée, lequel ne voyait dans la nature que mouve-*
« *ment et matière* ou modification simple de celle-ci
« par transmission des parties ou diversité des mou-
« vements. »

Après les citations qui résument la philosophie de cet ouvrage, M. Gavarret ajoute « que l'on avait raison, dans des circonstances trop récentes pour ne pas être encore présentes à tous les esprits, de revendiquer, dans la France de 89, pour la science française, la liberté dont jouit le révérend père Secchi, au sein de ce même collége romain qui autrefois persécutait Galilée et le jetait en prison. »

Cette réclamation de M. le professeur Gavarret il faut le dire, est parfaite, dans le fond comme dans la forme. Oui, la France de 89, cette France insurgée non sans quelque justice, contre le despotisme oriental de Louis XIV et de Louis XV, et dont l'immense éclat de rire, tout d'abord, se tourna bientôt en une indignation contre des monarques et une aristocratie prétendant se faire obéir des Français, en désobéissant eux-mêmes aux lois éternelles et divines; cette France là, dis-je, évidemment, a bien le droit de parler la langue scientifique de Galilée, à l'exemple du révérend père Secchi, Directeur de l'observatoire romain.

Mais enfin, avant 89, et avant Louis XV et Louis XIV,

il y avait une France soumise à l'église et à son auguste chef, de Clovis à Charlemagne, de saint Louis à Henri IV, une France qui avait le sens chrétien comme nos plus grands maîtres dans l'ordre scientifique: Descartes et Pascal.

Or, cette France là eût trouvé assurément très-mauvais le langage matérialiste et payen du père Secchi, de même que le pape Urbain VIII, contemporain de Galilée, ne s'y trompa pas, et y vit immédiatement le fatal principe du grand schisme scientifique de l'occident plus funeste encore à la société que celui de Luther.

« Quelle honte pour notre humanité! Quoi! après 19 siècles d'évangile et plus de 40 siècles de philosophie, dit Mgr Dupanloup, il faut que 700 évêques se rassemblent de toutes les parties de la terre, pour dénoncer au monde des erreurs telles que celles-ci:

« Si quelqu'un nie l'existence d'un seul vrai Dieu, créateur et souverain seigneur du monde. »

« Si quelqu'un ne rougit pas *d'affirmer qu'en dehors de la matière il n'existe rien!* »

« De telles erreurs que sont-elles, sinon le naufrage de la raison et en même temps de toute vérité, de toute vertu, de tout ce qui s'appelle liberté et moralité parmi les hommes? »

Cela est étrange assurément, et je le reconnais avec Mgr Dupanloup, mais ce qui ne l'est pas moins, permettez-moi de vous le faire remarquer ici, c'est qu'au même instant, pour ainsi dire, où le concile du Vatican frappait d'anathème *le matérialisme scientifique,* celui-ci élevait la voix du haut de la chaire d'astronomie au collége romain par les mille bouches de la presse, et cette voix, vous l'avez entendue:

« *Tout dépend de la matière et en dehors d'elle, il n'existe rien dans la nature.* »

Vous le voyez, Messieurs et chers Confrères, l'observatoire romain reçoit en pleine face le coup de foudre du Vatican !,.

De trop graves préoccupations sans doute absorbaient alors l'attention de nos 700 évêques réunis à Rome, puisqu'ils n'ont ici rien vu, rien lu, rien entendu ; et que Monseigneur Dupanloup lui-même, qui a écrit, il faut le reconnaître, avec éloquence et à propos contre notre faculté de médecine de Paris, n'a rien trouvé à dire contre l'observatoire romain, alors même que son célèbre directeur proclamait en un volume partout répandu, l'erreur pernicieuse dont, au Concile, l'éloquent évêque venait de signer la condamnation !...

En vain, m'objecterait-on que la doctrine du père Secchi en physique est complètement en dehors de celle qu'il professe en théologie, la philosophie dont il fait hautement profession est bien celle de Galilée, à l'orthodoxie duquel il m'est d'autant plus impossible de croire que du vivant du célèbre physicien l'œil clairvoyant du pape vit en lui le patriarche de ce sensualisme et de ce paganisme renaissants qui, sous le nom de *philosophie naturelle*, devait amener un jour cette décomposition générale dont nous sommes, hélas, en ce moment, les témoins et les victimes...

Je lis aujourd'hui même, dans le compte-rendu de l'académie des sciences de M. Grimaud de Caux (août 1872), ces lignes dont je suis heureux de m'autoriser :

« Si vous considérez *la matière* comme ayant sa raison d'être en elle-même, vous livrez l'homme à la brutalité de ses instincts, car il n'a d'autre frein que ses désirs et ses passions.

« Dans le cas contraire, si la vie se transmet, si elle vient du dehors, de toute nécessité, il faut remonter au premier producteur de vie, à un créateur, à un organisateur de toutes choses, à un dominateur souverain dont les lois régissent l'univers et auquel la conscience humaine doit se soumettre aussi bien que les astres posés dans le firmament du ciel. »

« Voici trois faits coup sur coup qu'on serait tenté de signaler comme des événements dans le sein de l'académie des sciences :

« Le premier est celui de M. Chevreul, proclamant solennellement que l'étude de la matière dans les laboratoires, conduit à l'*esprit*. Vérité scientifique la plus précieuse à tous les titres...

« Le second fait, c'est la longue discussion relativement à l'élection d'un simple membre correspondant : 32 voix sur 48 protestant au sein de l'académie contre les doctrines matérialistes attribuées à un naturaliste anglais.

« Le troisième fait, enfin, consisterait dans la profession catégorique de M. Dumas, proclamant que la vie, quand elle se produit quelque part, est toujours de provenance *extérieure*.

« Et ces faits renferment une signification d'autant plus grande que l'académie des sciences domine le monde savant. De tels enseignements venant de si haut lieu, ne doivent-ils pas exercer désormais sur la propagation des grands principes, une souveraine influence? »

———

TRAITEMENT

DU CROUP ET DE L'ANGINE COUENNEUSE

—

Messieurs et chers Confrères,

Cette année encore, à mon arrivée à Paris, j'ai été abordé par le docteur Guillon, en faveur duquel, vous ne l'avez pas oublié, nous avons cru devoir élever ici la voix en 1870. La préoccupation de notre confrère est cette fois *le traitement du croup* pour lequel il a institué, il y a 12 ans, une médication rationnelle au moyen d'un ingénieux instrument destiné à l'insufflation méthodique des poudres d'alun et de nitrate d'argent dans les voies aériennes.

Une centaine d'appareils ont été vendus par le fabricant, et parmi les nombreux praticiens qui, par conséquent, ont dû l'expérimenter, aucun n'a daigné publier ses succès ou ses insuccès.

Poser cette question à l'assemblée annuelle des médecins de France, qu'il veut absolument et envers et contre tous, considérer comme *la cour d'appel suprême des travailleurs,* est le rêve actuel de notre illustre confrère.

Dans l'état présent des choses, ce vœu, d'ailleurs si légitime, à mon humble avis du moins, étant tout-à-fait irréalisable, je promets à M. Guillon de profiter de notre soirée dans le salon du grand hôtel des Capucines, pour en entretenir l'un des dignitaires de nos sociétés savantes.

J'ai le rare bonheur de rencontrer à cette brillante réunion M. Barth, président actuel de l'académie de médecine, et de causer longuement avec lui de trois sujets de la plus haute importance : de *l'âme humaine*, d'abord qu'il n'a cessé de défendre, de *la thoracentèse*, ensuite, dont pendant sa longue carrière il a pu constater l'innocuité et les constants succès, et enfin du *traitement de l'angine couenneuse et du croup* contre lequel il n'a pas osé tenter les insufflations de nitrate d'argent dans le larynx.

Je lui raconte que l'un de nos confrères d'un département voisin a obtenu trois succès des plus brillants dans trois cas désespérés par ce moyen. « Qu'il se hâte de les publier, me dit-il aussitôt, ce sont là des faits de la plus grande importance. »

Sur ces entrefaites, M. le docteur Guillon nous aborde, son *souffloir* à la main. J'appelle la bienveillante attention de M. Barth sur cet inventeur octogénaire, qui profite de l'occasion pour démontrer son ingénieux instrument.

De retour à Alençon, ayant transmis la pressante invitation de M. Barth à mon confrère de la Mayenne, je suis tout stupéfait de trouver son langage entièrement changé. « Il est tombé, dit-il, sur un quatrième cas qui n'a pas été heureux, il a même eu la douleur de voir les accidents se précipiter vers la catastrophe finale... » en un mot, il ne se soucie plus de la publicité... « elle convient, dit-il, aux médecins de l'Hôtel-Dieu, de Paris et autres lieux célèbres, mais elle sied mal aux modestes praticiens des petites villes et des bourgades. »

« *Ab uno disce omnes!* répondrai-je à M. Guillon.

Veuillez à cette occasion, Messieurs et chers Confrères, me permettre de jeter un coup d'œil rapide sur le traitement des angines *circulatoires* (passez-moi cette expression) et respiratoires en général, et sur celui de l'angine couenneuse et du croup en particulier.

Je lis dans le traité de l'art d'Hippocrate cette observation :

« Une fois emportés par la maladie, ils veulent être « guéris !.. voit-on rien de semblable dans aucun des « arts inventés jusqu'ici ? Tous ceux qui travaillent à la « forge *sont sans ouvrage quand le feu manque.*

Il y a en effet, durant la formation de toutes les lésions, c'est-à-dire pendant *la genèse morbide,* une période essentiellement vitale précédant invariablement celle des faits pathologiques accomplis, pendant laquelle l'art peut secourir la nature en venant en aide aux deux souffles respiratoire et circulatoire et en les employant ensuite comme agents médicateurs souverains et tout puissants.

Comment se produit le plus souvent cet état morbide si important à bien connaître à la première vue, et que dans les ouvrages de clinique on désigne sous le nom d'*oppressio virium,* si ce n'est par une trop grande abondance, l'épaississement ou enfin l'état couenneux du sang qui, ne pouvant qu'avec peine accomplir son mouvement circulaire, subit comme une sorte d'étranglement dans les grands centres de la vie, tels que les ventricules cardiaques, les cellules pulmonaires et la boîte osseuse du crâne ?

Le praticien, qui est assez heureux pour reconnaître à temps cet état pathologique peut s'appliquer, en toute vérité le fameux aphorisme ;

« *Qui sufficit ad cognoscendum sufficit et ad curan-*

dum » car l'extraction d'une quantité suffisante de sang de la veine par la lancette peut, en quelques instants, faire disparaître toute trace de maladie.

Si le succès n'est pas toujours aussi brillant, c'est qu'on a laissé passer le moment favorable (*occasio præceps*!) mais s'il n'est plus temps de tirer le sang à la veine on peut encore le faire localement et aux vaisseaux capillaires avec non moins de succès.

Il vient enfin un moment où les flambeaux de la vie sont trop près de s'éteindre pour qu'il soit possible de songer à les rallumer. C'est l'heure des faits morbides accomplis dont parle le père de la médecine et contre lesquels le médecin véritable évitera toujours de se mesurer, ou ne le fera du moins qu'après en avoir prévenu les malades ou tout au moins leurs familles, et en se fondant sur ce principe : *melius anceps quam nullum.*

Dans le *va* et *vient* si remarquable du souffle respiratoire, il y a à considérer avant tout la lutte, l'antagonisme de deux mouvements opposés : la diastole et la systole de la cavité ostéo-musculaire du thorax et de la charpente élastique des poumons et il faut toujours avoir présente à l'esprit cette ventouse admirable dont la capacité est subdivisée en millions de cellules qui, toutes, par l'intermédiaire de l'arbre trachéo-bronchiqueque j'appellerais volontiers l'*arbre de vie* (1), aboutis-

(1) Les feuilles de cet arbre sont le parenchyme si remarquable des poumons, siège du foyer respiratoire, comme parle la physiologie moderne, mais qu'au point de vue des traditions bibliques ou l'atmosphère est appelé *l'océan des eaux supérieures*, on pourrait considérer comme la *piscine salutaire* où le sang noir se plonge à tout instant pour y puiser une nouvelle vie.

sent à un seul orifice étroit, à une sorte de bouche intérieure que l'on appelle *la glotte*.

Que l'espace compris entre les lèvres de la glotte qui donne passage à l'air de la respiration soit envahi par un corps étranger, par des fausses membranes adhérentes, par exemple, ou que le vide de six cents centimètres cubes environ qui peut s'y produire à chaque inspiration, soit occupé par le liquide d'un épanchement, le résultat semblable au fond sera un danger plus ou moins grand, plus ou moins pressant de mort par asphyxie.

De là la *trachéotomie* et la *thoracentèse*, ces deux opérations préconisées par Trousseau dont le but, qui est analogue, est, en rétablissant le souffle respiratoire, de prolonger la vie et de donner par là même à l'art le moyen de secourir la nature dans l'acte médicateur par excellence qui consiste à éteindre *les processus pathologiques* divers d'où découlent les accidents ainsi que les produits morbides.

On connaît ces processus: c'est d'abord l'*inflammation simple* de la plèvre qui guérit, on le sait, comme l'engouement franchement inflammatoire des cellules pulmonaires, par la saignée locale des ventouses scarifiées quand elle est suffisante, par le vomissement et les nausées résultant de l'administration des vomitifs et expectorants, par le vésicatoire, mais surtout par les sueurs spontanées vraiment critiques.

C'est ensuite l'*état pyogénique* des surfaces pleurales qui cède assez souvent, dit-on, aux injections iodées.

Et enfin ce sont *les fausses membranes* contre lesquelles, au moment où elles envahissent le larynx, nous possédons deux moyens précieux: l'action des topiques pulvérulents plus ou moins caustiques (alun simple ou calciné, plus ou moins mêlé à la poudre de tan, nitrate d'argent en poudre très-fine et séchée) secondée par les secousses mécaniques de la toux et du vomissement répétées à intervalles déterminés à l'avance et plus ou moins rapprochés suivant la marche plus ou moins rapide des accidents.

L'application rationnelle des topiques réussissant tous les jours, sous nos yeux, contre la pharyngite pseudo-membraneuse, ne pourrait évidemment manquer d'obtenir le même succès, si elle était employée en temps opportun au moyen d'insufflations méthodiques dans l'intérieur des voies laryngo-trachéales.

Depuis l'année 1846, où, pour la première fois, je me suis trouvé en face d'une épidémie d'angines couenneuses, j'ai été frappé des surprenants effets de la cautérisation convenablement pratiquée, non seulement sous le rapport du résultat local, mais encore sous celui des salutaires secousses de la toux spasmodique et même du vomissement qu'elle provoquê et qui, brisant mécaniquement les concrétions pseudo-membraneuses des lèvres de la glotte, éloignent d'autant les dangers de l'asphyxie.

J'ai été conduit à prescrire nuit et jour, toutes les deux heures, l'introduction d'un pinceau ou d'une petite éponge au-dessous de l'épiglotte après les avoir enduits de miel aluminé ou d'un autre collutoire analogue, de manière à provoquer une violente explosion de toux et de vomissement; et tous les malades, sans aucune exception, qui ont eu le courage de s'y astreindre, à ma connaissance, *ont été sauvés* par la répétition de *ce massage pneumatique vivifiant* artificiellement provoqué.

Dans le traitement de toutes les asphyxies, *la désobstruction* des orifices respiratoires, non moins que *leur stimulation*, n'ont-elles pas toujours été les deux capitales indications à remplir?

On soumet, par cette méthode, les voies aériennes à un traitement local semblable à celui que Trousseau recommandait après l'ouverture de la trachée et au moyen de l'écouvillon. La ressemblance deviendra parfaite entre les deux méthodes, le jour où, s'inspirant des beaux travaux du docteur Sales-Girous, on adoptera franchement les insufflations méthodiques de M. le docteur Guillon et l'on pourra guérir ainsi, je n'en doute pas, des malades atteints de *croup*, sans être réduit à leur infliger par avance *la plus sinistre des opérations*.

OBSERVATIONS D'UN CAS DE CROUP.

M. X., fermier de M. Leveillé, à Semotou, commune de Valframbert, me fait appeler à 4 heures du matin, le 2 octobre 1872, pour son enfant atteint de croup. Un des frères du jeune malade en est mort ces jours derniers.

Cet enfant, qui n'a que dix-huit mois, est d'une vigueur remarquable. Enrhumé depuis trois jours, son mal de gorge et sa difficulté de respirer n'ont été remarqués que depuis hier soir.

Voix et toux éteintes, cou renversé en arrière, globes oculaires convulsés en haut derrière la paupière supérieure, sifflement laryngo-trachéal caractéristique, teinte livide des téguments de la face.

En présence d'une mort imminente par asphyxie, je renonce aux insufflations qui, ne pouvant provoquer de réaction, ne pourraient que nuire, et j'ai recours aux barbes d'une forte plume d'oie que j'introduis profondément dans le pharynx, et je provoque ainsi de violents accès de toux et de vomissement.

Je répète cette opération toutes les cinq minutes sous les yeux des parents qui sont frappés de la bonne volonté visible avec laquelle le petit malade finit par se prêter à nos pénibles manœuvres, par les efforts qu'il fait lui-même pour désosbtruer son larynx, efforts que les spasmes, provoqués dans le pharynx, rendent plus faciles et plus efficaces.

La bonne de l'enfant, témoin attentive à ce qui se passe, exécute devant moi cette petite manœuvre avec beaucoup de dextérité.

Au bout de deux heures, le malade respirait visiblement moins mal, je me retire en recommandant, avec instance, de ne pas manquer de répéter la même opération *nuit et jour, toutes les cinq minutes.*

Le 2 octobre, au soir, l'enfant n'est pas reconnaissable, sa tête est redressée, ses yeux sont naturels, son visage moins livide, le sifflement caractéristique, quoique moins marqué, se fait pourtant encore entendre.

3 octobre. — Je suis heureusement surpris de la teinte rosée de la peau du visage du petit malade, son attitude est naturelle dans les bras de sa bonne. Il tousse, mais sa toux est devenue moins rauque, le sifflement métallique s'entend à peine.

On profite des moments de sommeil pour introduire profondément une plume de dinde, qui résiste mieux, dit-on, que celles d'oie aux dents de l'enfant.

Les forces sont notablement revenues, la peau est brûlante, je compte 120 pulsations à la minute.

Avant de quitter la maison, on me prie de visiter la gorge d'un autre enfant, âgé de 3 ans. Celui-là est atteint d'une angine tousillaire et pharyngienne, presque sans fièvre, avec quelques points seulement de fausses membranes disséminées. J'insuffle avec le *souf-*

flloir Guillon, un mélange à parties égales d'alun calciné et de poudre de tan. Il en résulte une véritable tempête de toux et de vomissements convulsifs, après laquelle la muqueuse apparaît parfaitement nette de tout vestige pseudo-membraneux (1).

4 octobre. — La fièvre a beaucoup diminué. La couleur du visage est rosée et des plus naturelles. Il n'y a plus de gêne de respiration pour ainsi dire. De temps en temps quelques bulles de râle laryngo-trachéal se font entendre. Aussitôt la bonne réintroduit sa plume et après une crise de toux et de vomissement qu'elle provoque, la respiration se fait sans aucun bruit. Je visite le pharynx en abaissant fortement la langue et je le trouve tapissé et même en quelque sorte rempli de mucosités catarrhales blanchâtres, qui du reste se détachent avec une grande facilité.

Le facies de l'enfant est des plus naturels. Il refuse toute espèce de bouillon et ne se nourrit que d'une forte décoction de pain rougie.

5 octobre. — On me fait dire que l'enfant étant très-bien, je puis ne pas me déranger aujourd'hui. On le considère comme guéri.

6 octobre. — Ayant été mandé à Semotou, je suis immédiatement frappé de la teinte plombée et livide de la face de l'enfant, dont la tête est de nouveau renversée en arrière et les globes oculaires à moitié cachés derrière la paupière supérieure.

La toux et le sifflement métallique se font entendre.

(1) Aujourd'hui le même enfant qui tous les jours a été insufflé quatre fois, continue à avoir les amygdales gonflées et rouges, ainsi que le pharynx, les points pseudo-membraneux qui apparaissent sont balayés par les convulsions de la toux et du vomissement. (10 octobre 1872.) J'ai vu l'enfant hier 17 octobre, il est guéri.

La bonne, dont le dévouement a été admirable, du reste, m'avoue que le retour des accidents date de la nuit du 5 au 6, où *pendant une heure entière, on a négligé toute introduction de plume.* Or, cette manœuvre avait été jusqu'alors très-exactement répétée nuit et jour toutes les cinq minutes. « A partir de ce moment, dit-elle, l'état du petit malade n'a cessé de s'aggraver. »

On continue l'introduction de la plume.

7 octobre. — On me raconte que l'enfant est mort hier, à 11 heures du soir, après une agonie des plus pénibles.

M. Marchal de Calvi était admirablement inspiré, il faut l'avouer, quand à propos de mon article sur la valeur des topiques contre l'angine couenneuse, il s'écriait: « je proteste de toutes mes forces contre l'abandon des malades, dont le larynx est envahi par les fausses membranes, (voy. p. 158, *Tribune médicale* du 27 février 1870).

On vient de le voir en effet, *la simple introduction d'une plume dans l'arrière-gorge toutes les cinq minutes*, stimulant l'épiglotte de manière à provoquer des mouvements convulsifs de toux et de vomissements, *nous a permis d'ouvrir à l'air un passage suffisant*, et cela *sans trachéotomie*, pour faire disparaître toute gêne de la respiration, au point que la famille a pu croire à la disparition de tout danger.

Que serait-il devenu si l'on avait persévéré à introduire la plume comme je l'avais prescrit? Nul ne saurait le dire.....

Mais ce qu'il importe de remarquer avant tout, c'est que la puissance de l'art se montre surtout dans la préservation du larynx de l'invasion des fausses membranes.

L'insufflation de poudres diverses en temps opportun est tout à la fois le moyen le plus simple et le plus efficace, parce que, porté par le courant d'air, l'agent médicamenteux atteint le mal jusqu'à l'intérieur des voies de l'air.

Mais cette précieuse méthode n'agissant, que par la réaction qu'elle provoque ne doit être employée qu'avec la plus grande circonspection, et l'on doit s'assurer par des essais préalables du degré de force qu'il reste au malade pour réagir.

Quand l'insufflation est insuffisante pour détacher les fausses membranes ou que les organes ne réagissent pas suffisamment, j'ai recours à une éponge de grosseur convenable, assujettie, suivant la méthode de Trousseau, à l'extrémité recourbée d'une baleine. Je l'imbibe de vinaigre de table, puis je l'enduis d'une couche d'un collutoire aluminé et je m'en sers ensuite pour exercer en divers sens des frictions méthodiques. Les fausses membranes se détachent avec une merveilleuse facilité et la toilette du pharynx se fait de la sorte pour ainsi dire aussi facilement que celle de la bouche.

Dans les angines épidémiques, graves et gangréneuses, non seulement les insufflations de poudre de nitrate d'argent sont indiquées, mais encore il faut imbiber l'éponge de la solution plus ou moins concentrée de ce précieux caustique : ce n'est pas tout, on est souvent obligé de recourir, soit à l'acide chlorydrique fumant, coupé à moitié d'eau, soit enfin, ce qui toutefois est très-rare, au cautère actuel lui-même ; il s'agit, en un mot, de pratiquer une cautérisation rationnelle du tissu muqueux pharyngien, ainsi que l'a si bien fait observer le célèbre thérapeutiste Debreyne.

On ne saurait assez méditer, disons-le en terminant,

sur la puissance indéfinie, pour ainsi dire de l'art, quand il tient entre ses mains les sources mêmes de la vie, en mettant en jeu, à sa volonté le mécanisme respiratoire.

Opinions de MM. FÉRÉOL et POTAIN, médecins des hôpitaux de Paris, sur la valeur de la thoracentèse capillaire par succion, au mois de mai 1872.

« En définitive, je conclus que l'opération de la thoracentèse *par succion* doit être encouragée par tous les médecins, dit M. Féréol (1), qu'elle ne présente aucun inconvénient qui ne soit inhérent à l'opération, même par quelque procédé qu'on la pratique; et qu'elle offre sur la thoracentèse ordinaire des avantages importants que je résume ainsi: douleur moindre pour le malade; promptitude plus grande de l'évacuation qui se fait elle-même plus complètement; atténuation des quintes de toux consécutives à l'évacuation du liquide.

« J'ai remplacé l'aiguille pointue par l'aiguille du trocart explorateur avec tige pointue, dit également à la société de médecine des hôpitaux, M. le docteur Potain, parce qu'il n'est pas indifférent de laisser dans la poitrine une pointe qui menace le poumon.

« Les aspirateurs munis de pompes ont de nombreux avantages, ajoute-t-il, mais ils ont aussi des inconvénients: ils coûtent fort cher, ils doivent être fabriqués par des constructeurs très-habiles, ils s'altèrent facilement. »

(1) 26 avril 1872

Le trocart de Drouin, puis la canule de Raybard, en se substituant au couteau et au fer rouge d'Hippocrate, avaient, vous le savez, dit encore le médecin de l'hôpital Neker (1), singulièrement étendu et multiplié les indications de la thoracentèse. Un instrument plus doux et moins agressif ne peut-il les étendre et les multiplier encore?

Evidemment, il le peut, puisqu'il permet d'agir sans produire, pour ainsi dire, ni douleur ni traumatisme.

« La thoracentèse n'est plus alors qu'une piqûre d'épingle que l'on peut répéter à court intervalle.

« Je mets, par un long tube en caoutchouc à parois rigides, mon trocart capillaire spécial en rapport avec un flacon de dimension quelconque où le vide a été préalablement fait au moyen d'une pompe à ventouse. (2)

« On peut ainsi extraire sans difficulté les épanchements très-peu abondants aussi bien que les plus copieux.

(1) A la société des hôpitaux, 10 mai 1872.

(2) Comme M. le docteur Potain, je me sers *d'un long tube rigide en caoutchouc* que j'ajuste sur mon trocart explorateur ordinaire pour opérer la thoracentèse et conduire le liquide dans un vase de dimension quelconque où je fais le vide avec la térabdelle.

Pour transformer ce tube en une vraie *sangsue mécanique ou artificielle*, je le fais entrer dans un tube en verre de 20 centimètres environ de longueur qui lui sert d'enveloppe et j'ajuste ensuite à son extrémité une embouchure ovale en verre, en bois ou en ivoire, d'un centimètre et demi dans son grand diamètre.

Je l'introduis alors dans la bouche (par exemple), et je l'applique sur une piqure de lancette que j'ai pratiquée au palais ou sur les gencives et grâce à la puissante succion dont je dispose, le sang coule à volonté.

« Les épanchements médiocres, ne l'oublions pas, peuvent, eux aussi, être suivis de mort subite. »

« D'où vient la reproduction constante d'une quantité déterminée de liquide que j'ai observée dans certains cas, si ce n'est de ce que la soustraction même du liquide provoquait sa reproduction? Voici, j'imagine, comment cela peut s'expliquer:

« L'aspiration pleurale, agissant comme une grande ventouse et d'une manière incessante, favorise le travail d'exhalation et y apporte un appoint. De là vient que l'exhalation continue jusqu'à ce que l'accumulation du liquide ait satisfait l'élasticité pulmonaire dans une mesure telle, qu'il s'établisse une sorte d'équilibre entre les forces qui retiennent la sérosité dans les vaisseaux et celles qui tendent à l'en faire sortir. On conçoit maintenant que, si la rétraction pulmonaire agit avec plus de force, il se peut faire que l'exhalation de sérosité se produise encore alors même que tout travail inflammatoire semble avoir disparu. Or, c'est précisément ce qui a lieu quand le poumon est demeuré plus ou moins longtemps comprimé par un épanchement pleural. Il s'affaisse, perd sa souplesse, devient rigide et oppose une certaine résistance à l'air qui voudrait le distendre. Aussi l'épanchement pleural tendra-t-il incessamment à se reproduire quand on l'aura extrait, et se reproduira-t-il jusqu'au point où la rétractilité pulmonaire sera satisfaite, aussi longtemps que le poumon n'aura pas repris sa souplesse primitive.

« La thoracentèse capillaire, en fournissant le moyen d'évacuer le liquide dès qu'il se trouve en quantité suffisante pour exercer une compression notable sur le poumon, a chance, par conséquent, d'abréger notablement la durée de ces épanchements pleuraux, dont l'action toute mécanique est une cause de persistance pour eux.

« Ainsi je m'explique comment après deux ou trois piqûres, dont chacune vide en partie la plèvre, un épanchement jusque-là très-rebelle finit par ne plus se reproduire. Ainsi il se trouve que cette simple piqûre, outre l'avantage d'évacuer un liquide incommode et dangereux, peut avoir encore une action *réellement curative* et une influence notable sur la durée totale de *la maladie.* » (1).

Toutes ces observations sont, à mon avis, éminemment justes, je demande toutefois la permission de le faire remarquer :

Le jour où nos confrères auront compris qu'ils peuvent aujourd'hui, grâce *aux ventouses, sangsues mécaniques ou térabdelles*, pratiquer *la saignée locale*, comme jusqu'ici ils ont pratiqué *la saignée générale*, ils ne regarderont pas à payer *le plus puissant des aspirateurs* le prix que réellement il vaut, parce que ce prix quelqu'il soit d'ailleurs, sera toujours insignifiant si l'on considère que, pour tirer 60 grammes de sang par minute au moyen de la succion pneumatique qu'il exerce,

(1) Voyez page (24), la mention de la thoracentèse capillaire à succion, en 1845, ainsi que de ses *immenses* avantages parce qu'elle ne produit que des piqûres insignifiantes pouvant être répétées un grand nombre de fois et ainsi permettre au poumon de recouvrer peu à peu et graduellement *ses dimensions premières.*

Voyez page (75), *dix-huit thoracentèses capillaires* pratiquées sur un malade en 1857.

Voyez p. (88), une thoracentèse capillaire pratiquée à la clinique de la Faculté au mois d'avril 1869.

Voyez p. (85), une thoracentèse pratiquée en de bonnes conditions à Alençon, le 12 décembre 1871.

il fait l'ouvrage de *trois cents* sangsues qui, en détail, se payent encore aujourd'hui cent cinquante francs et de plus qu'il donne à ce travail, par sa puissance aspiratrice, une valeur thérapeutique d'une supériorité réelle, incontestable et incontestée.

LA DÉTENTE EN AÉRO-THÉRAPIE

Vérification expérimentale de la valeur de ce principe fondamental des ventouses, sangsues mécaniques ou térabdelles.

Pendant une application de ventouses où un seul de mes deux verres était employé, j'ai eu dernièrement la pensée d'introduire mon pouce de la main gauche dans un petit verre de trois centimètres de diamètre, à l'embouchure, et embrassant exactement la base de cet organe, et j'ai été très-étonné de pouvoir supporter l'action continue d'un vide représenté par une colonne de 66 centimètres de mercure, et cela sans gêne notable, tandis que l'application de l'embouchure de ce même verre m'était à peine tolérable dans le creux de la main.

Dans ces conditions, voulant apprécier l'effet *du plein* instantanément substitué *au vide* ou, ce qui revient au même, la valeur du principe de la détente en aéro-thérapie, toutes les secondes environ, je déplace et je replace le verre ou, ce qui revient au même, j'en ouvre ou j'en ferme l'orifice, et, chaque fois, quelque chose d'indéfinissable, *une sorte de courant de chaleur vivifiante* se fait sentir dans toute l'étendue du pouce *au moment même de la brusque rentrée de l'air.*

Depuis lors, je répète chaque jour ce fait curieux de

physiologie expérimentale qui, se reproduisant avec la précision d'une expérience de physique, est un argument sans réplique parce qu'il s'adresse victorieusement *au sens du toucher* de l'observateur lui-même.

AU TRÈS-RÉVÉREND PÈRE FÉLIX

Prédicateur des stations de Notre-Dame de Paris.

MON TRÈS-RÉVÉREND PÈRE,

Auditeur et lecteur assidu de vos conférences de Notre-Dame, je me suis sans cesse inspiré de vos pensées pour travailler à introduire pratiquement l'idée de Dieu dans la science; il était donc bien juste que je vous fisse tout d'abord hommage de mes travaux en même temps que je les fais déposer aux pieds du Souverain Pontife en le priant d'agréer l'humble tribut de ma soumission la plus entière à notre très-sainte mère la sainte Eglise catholique ainsi qu'à son auguste chef.

Vous souvient-il, mon très-révérend père, qu'il y a dix ans, si je ne me trompe, j'eus l'honneur, un soir, de 7 à 8 heures, avant votre départ pour Paris, d'avoir une conférence avec vous au presbytère de Notre-Dame d'Alençon ?

Nous tombâmes enfin d'accord et vous voulûtes bien même m'engager à aller vous voir à Paris pour vous tenir au courant de mes recherches ultérieures.

Plusieurs fois je me suis, en conséquence, présenté au n° 39 de la rue de Sèvres, sans jamais avoir eu le bonheur de vous y rencontrer.

Enfin j'ai cru devoir, cette année, réunir tous mes travaux en un volume ; et je considère comme un devoir de commencer par vous l'offrir. La thèse sur laquelle nous finîmes par nous entendre, était celle-ci :

La décomposition sociale, dont nous gémissons aujourd'hui a pour cause *une idolâtrie matérialiste universelle* qui elle-même résulte d'*une erreur flagrante* de méthode dans la recherche de ce qui est ou du vrai.

De même que le Créateur nous a donné, pour agir, une intelligence et une main composée de cinq doigts, il nous a de même pourvus aussi pour connaître, d'une intelligence et de cinq sens.

Ainsi donc *chez l'homme*, l'action comme la connaissance ne sont point le fait de la main ou des sens, mais bien le privilége exclusif *de l'intelligence.*

Choisir un d'entre nos cinq sens, le plus brillant, mais aussi le plus superficiel de tous, par exemple, qui est le sens de la vue, pour lui donner le monopole de la recherche du vrai, ce n'est rien moins que déposséder la raison.

Cette idolâtrie, aussi vieille du reste que la chute originelle, fut vivement surexcitée par la découverte des lunettes au temps de Galilée ; et de nos jours encore nous l'avons vue s'exaspérer de nouveau d'une part, par l'application du microscope à l'anatomie des tissus ; et de l'autre, par les brillants résultats des dernières recherches télescopiques.

De part et d'autre, les observateurs les plus en renom se sont pour ainsi dire entendus pour prétendre que c'étaient *les corps eux-mêmes* qu'ils observaient immédiatement ; et c'est pourquoi, à l'occasion de chaque phénomène nouveau qu'il leur est arrivé de rencontrer, nous les avons entendus élever la voix, comme s'il leur avait été donné de découvrir un nouveau monde, et d'assister à des révolutions inouïes, soit dans les corps environnants, soit dans le soleil lui-même, et cela sans qu'ils aient paru même se douter que *les corps et le soleil réels* pourraient bien *être également invisibles directement*, et ne se revéler à nous que par leurs phénomènes ou images.

Ces illusions *puériles*, déjà signalées d'ailleurs en très-bons termes par le professeur Gerdy, nous ont été officiellement présentées comme la fine fleur de la science à la faculté de médecine de Paris, par le professeur Robin, et je ne saurais vous exprimer, mon très-révérend père, combien j'ai été profondément attristé en acquérant la certitude que le révérend père Secchi, directeur de l'observatoire romain, si justement célèbre d'ailleurs par ses innombrables travaux d'analyse scientifique, s'est bien réellement montré, sous ce rapport, le Robin de l'astronomie contemporaine.

....

Agréez, je vous prie, mon très-révérend père, l'hommagede mes sentiments respectueux et dévoués.

H. D.

P. S. Veuillez me permettre, mon très-révérend père, de mettre ici, sous vos yeux, à propos de *notre idolâtrie matérialiste universelle*, une pensée d'un théologien que je ne peux pas nommer ici : « Sachez-le, dit-il, avant que les hommes « eussent oublié l'infaillible métaphysique de Dieu enseignée « sur la terre par l'Esprit-Saint, et que les plus tendres enfants « eux-mêmes exposaient clairement à la face des tyrans, il n'y

« avait personne qui ignorât qu'en Dieu il y a une parole « infaillible, infinie, image vivante et consubstantielle de Dieu « le père, parce qu'elle l'exprime et le représente tout entier. « *Son nom est le verbe de Dieu.*

« Or, cette parole ineffable qui d'un mot crée ciel et terre, « s'est écrite d'elle-même par l'Esprit-Saint avec son propre « caractère éternel d'infinie lumière dans le sein d'une humble « Vierge plus pur que les cieux d'où elle naquit ensuite dans « une chair terrestre, livre divin où est imprimée toute la « beauté infinie du nom substantiel même de Dieu. *Et le verbe « s'est fait chair.*

« Et voilà le Roi des Rois et la Vierge des Vierges portant « la candeur de la lumière éternelle, l'un : hypostatiquement « dans toute sa chair; l'autre tellement en elle-même qu'elle « est au-dedans et au-dehors enveloppée de ce soleil infini. »

NOTA. — Pour vous faire une idée juste de la part faite à la foi dans le présent ouvrage, veuillez, mon très-révérend père, avoir la bonté de lire les articles commençant aux pages 165, 172, 185, 192, 250, 313, 323, 328, 330, 333, 344, 350, 375 et 379.

CONCLUSION

Une importante discussion vient d'avoir lieu dans le sein de la société scientifique des médecins de Marseille. Son illustre président, M. le docteur Bertulus, dans un article dont la haute raison dépasse encore la verve et l'éloquence, vient de porter enfin des coups décisifs à notre grande peste morale et sociale qu'il a si heureusement nommée *la théophobie.* Dans la thèse qu'il a soutenue et qu'il vient de publier sous ce titre: *du positivisme dans la science,* M. le docteur Seux fils, secrétaire général et aussi professeur à l'École de Médecine de cette ville, est arrivé logiquement de son côté à cette conséquence : que «l'idée de Dieu est absolument nécessaire, inévitablement liée à celle de la science, et que la science n'est possible qu'avec Dieu. »

« Le réalisme s'affirme de plus en plus, ajoute-t-il, le besoin de tout nier par les sens et de n'accepter que les faits palpables, est le résultat moins encore d'une nécessité scientifique déguisée sous le nom de progrès, que l'*inertie* à laquelle les esprits sont aux prises actuellement. Il est des hommes pour lesquels tout effort moral est impossible; *penser est un travail trop fatigant*, il est bien plus simple de regarder en dehors de soi et de constater les faits extérieurs. »

« De ce dégoût pour le travail de la pensée, joint au scepticisme en matière de principe, est né le mouvement réaliste qui a produit en *peinture* non moins qu'en *littérature* et en *musique*, des travaux si tristement mesquins...

« Les savants n'ont pas résisté à ce mouvement général, *le positivisme qui n'est en somme que le réalisme scientifique* s'est emparé des esprits, les médecins plus que les autres ont suivi la voie nouvelle, et l'École de Paris a tenu à honneur de se distinguer entre toutes par la rapidité de sa course.

« A part quelques esprits courageux et convaincus, les hommes qui la personnifient s'occupent fort peu de doctrines et d'idées générales. Les savants ne semblent plus préoccupés pour la plupart que d'analyser, d'expérimenter, d'amasser ce qu'ils appellent des faits en grand nombre. L'indifférence est absolue en tout ce qui touche aux principes.

« La science ne s'attaque plus qu'aux faits de détail. On se borne à prouver de part et d'autre qu'on a bien vu et bien constaté, que les conditions de l'expérience ont été telles ou telles, et qu'elles ne pouvaient être différentes. La vraie discussion n'existe plus; les uns nient, les autres affirment; tout est là, point d'argumentation suivie, point de preuves, point de conclusions sérieuses.

« Les tendances positivistes de nos Écoles médicales ont eu un résultat plus triste encore. Nos médecins ont contribué à répandre le goût du positivisme et ont préparé les esprits à se débarrasser de toute contrainte.

Leurs noms trop connus et trop populaires, ont donné une sorte de *sanction morale* à des doctrines dont les masses se sont bien vite emparées. »

Je suis on ne peut plus heureux de voir que des opinions qui, pour moi, ont été le fruit des études de toute ma vie, soient aussi noblement représentées dans la société scientifique des médecins de Marseille.

Pour remédier dans la mesure de mes forces au mal si bien décrit, si finement analysé par mes très-distingués confrères, j'ai cru devoir commencer par me bien pénétrer des profondes doctrines de Stahl : et les trois propositions suivantes extraites de sa préface au lecteur en tête de sa *theoria medica vera,* ont été mes plus habituelles lumières :

« Hœc est *sapientia in naturam converti et* eò undè error expulit, restitui.

« Certè ipsæ corporis ægritudines sunt ipsi *lapsus,* quibus è *Naturæ integritate corpus excidit.*

« Ipsam dico veram methodum, *non magis corpus* quam *motus corporis conservatores* tanquam in potestate habendi. »

Ces mouvements conservateurs du corps, dont la contemplation attentive est certainement le spectacle le plus divin qui soit donné à l'homme sur cette terre, se résument à mes yeux en un seul qui est *la douche une et universelle du sang rouge,* dont la toute puissante vertu supporte notre édifice organique tout entier, et représente *l'Esprit* qui opère *tout en tout* (omnia in omnibus operatur). Telle est pour moi la base de l'ordre naturel.

Cet Esprit, c'est-à-dire ce même sang, lorsqu'il coule de la chair du Rédempteur crucifié, répand une lumière qui guérit et sauve ceux qui le contemplent.

Il s'en échappe une voix plus éloquente que celle du sang d'Abel, parce qu'elle nous révèle l'infinie bonté du Père céleste, et qu'elle met en mouvement *l'organisme spirituel divinement préétabli* dans nos cœurs, de la même manière que le contact de l'atmosphère aux orifices des voies de l'air, chez le nouveau-né, met en jeu l'appareil respiratoire préexistant, mais inerte. Tel est, en réalité, le principe de l'ordre *surnaturel.*

Comme je suis, grâce à Dieu, aussi éloigné qu'il est possible, de toute prétention quelconque à l'infaillibilité, j'aime à m'autoriser, en terminant, de profondes et décisives paroles qu'au sein même de l'Académie, M. Dumas, secrétaire perpétuel, vient d'adresser à M. Chevreul, et où je découvre une admirable formule de la précieuse méthode de Descartes, qui comprend toute la philosophie des sciences :

« Vous aimez la vérité avec passion, lui dit-il, et vous « la poursuivez sans cesse, fidèle à la devise modeste « que vous avez depuis longtemps empruntée à Male- « branche :

« *Tendre à l'infaillibité sans y prétendre.*

« Mais, si vous recherchez avant tout les faits exacts, « vous n'êtes pas néanmoins un de ces expérimenta- « teurs à l'esprit étroit qui placent toute la science dans « les faits ; vous donnez à la pensée la part qui lui re- « vient, et vous démontrez que dans les recherches de « l'inconnu, il faut toujours *aller du concret à l'abstrait* « *et revenir de l'abstrait au concret.* »

A M. LE DOCTEUR CHAUFFARD

Professeur de pathologie générale à la faculté de médecine de Paris.

—

TRÈS-HONORÉ CONFRÈRE ET MAITRE,

C'est bien le moins que je ne termine pas sans vous faire hommage d'un ouvrage dont je puis le dire, vous avez déterminé la publication et dont j'ai pris la liberté de vous emprunter la préface.

Avez-vous fait attention, très-honoré confrère et maître, à un remarquable article de physiologie religieuse par le docteur Sales-Girons à propos d'un ouvrage nouveau d'un professeur de théologie à la Sorbonne? (1) Or j'adresse à notre très-distingué confrère un reproche que je crois très-grave, c'est de n'avoir pas dit un mot de la question capitale du *bien* et du *mal*.

J'espère très-honoré confrère et maître, que la préoccupation constante de cette question qui a

(1) *Revue méd.*, p. 417.

inspiré tous mes travaux leur conciliera votre bienveillance.

C'est par là que je crois être arrivé à la solution de cette question suprême inscrite en toutes lettres, si je ne me trompe, dans notre économie vivante, mais dont je n'ai point encore produit la formule.

Pour moi donc aujourd'hui, l'arbre trachéo-bronchique et ses feuilles, qui constituent le parenchyme des poumons, voilà *l'arbre de la vie ou du bien* (1)

Notre double arbre vasculaire au sang rouge et au sang noir, au contraire, tel est à mes yeux *l'arbre de la science du bien et du mal* ou de *la vie* et *de la mort.*

Il m'a paru, très-honoré confrère et maître, que l'édifice de la science pouvait s'élever sur cette base, en partant des immortels travaux de Bichat sur la vie et la mort et je me suis mis à l'œuvre.

Veuillez agréer, très-honoré confrère et maître, l'expression respectueuse de mes sympathies confraternelles.

H. D.

Alençon, le 13 octobre 1872.

(1) Cet arbre mystérieux entre les branches et les feuilles duquel *la source* de notre existence se renouvelle à chaque instant, a depuis longtemps reporté ma pensée vers cet autre où la foi nous découvre l'arbre de la vie et qui est l'arbre de la croix.

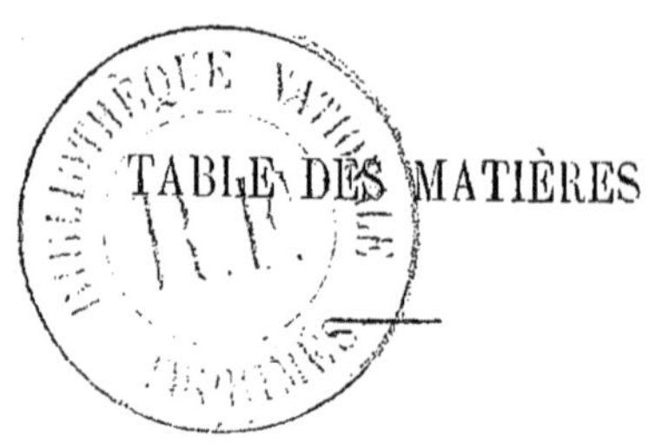

TABLE DES MATIÈRES

PREMIÈRE PARTIE

DEUXIÈME PARTIE

AVANT-PROPOS

Année 1866.

Année 1867.

Année 1868.

Voyez à ce propos, page 340, la fondamentale question de la matière, que M. le docteur Amédée Latour n'a même pas abordée dans ses très-spirituelles argumentations.

ERRATA

Préface. page 11, 12e ligne, au lieu de *célébrale*, lisez : cérébrale.

Page 2 du livre, 19e ligne, au lieu de *périné,* lisez : périnée.

Page 9, 11e ligne, au lieu de : *et sont dispersés,* lisez : et qui sont dispersés.

Page 43. 10e ligne, au lieu de : *c'est là où s'accumulent,* lisez : c'est là que s'accumulent et deux lignes plus bas, au lieu de : *où ils disparaissent,* lisez : qu'ils disparaissent.

Page 101, 8e ligne, au lieu de : *et le va et vient,* lisez : et du va et vient.

Page 104, avant-dernière ligne, au lieu de : *ont,* lisez : on.

Page 112, 11e ligne, p. 113, 22e ligne, au lieu de : *célébrale,* lisez cérébrale.

Page 117, dernière ligne, au lieu de : *et regardent,* lisez : et ils regardent.

Page 197, 1re et 2e lignes, au lieu de : *de la religion pure et de la science véritable,* lisez : de la religion et de la science.

Page 342, dernier mot de l'avant-dernière ligne, au lieu de *fondamentale,* lisez : fondamental.

Page 348, 25e ligne, au lieu de : *organa*, lisez : organe.

Alençon. — E. De Broise. — Oct. 1872

www.ingramcontent.com/pod-product-compliance
Ingram Content Group UK Ltd.
Pitfield, Milton Keynes, MK11 3LW, UK
UKHW020607230726
13926UKWH00005B/2251